高血壓
降壓常備菜147道

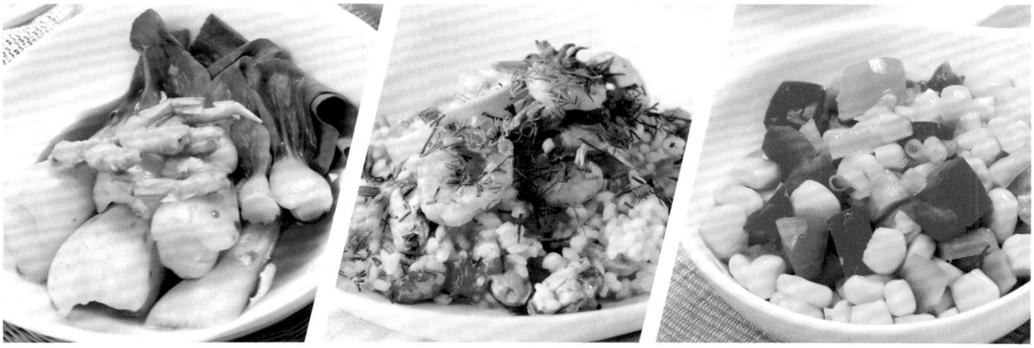

繪虹

血壓居高不下？！

降血壓靠這招，餐餐吃降壓常備菜，顧血壓享健康！

根據衛福部統計，臺灣18歲以上的民眾，平均每4人就有1人罹患高血壓，更嚴重的是，高達3/4的年輕患者根本不知道自身血壓偏高，正是因為高血壓幾乎沒有特別顯著的症狀，因此建議高危險族群定期測量血壓以及維持良好的生活型態，才能避免高血壓悄悄找上門！

如果已罹患高血壓，也不要不以為意，病情逐漸惡化的話，恐會引發如腦中風、心肌梗塞等危及性命的重大疾病！

保持血壓穩定的關鍵訣竅，就是「健康的飲食」，比一般飲食攝取更多的蔬果，以及富含鈣、鎂、鉀的食材，幫助血管恢復彈性，降血壓。

但對於許多高血壓朋友來說，每餐要準備降壓料理，有時難免會力不從心，像是上班太忙碌而無法抽空備餐，或是花太長時間煮菜，煮完錯過正確的進食時間等等，這些因素無形中會帶給他們壓力。

如何不費力地準備好降壓料理呢？「常備菜」就是一個很棒的方法！找一個週末，花2到3個小時，一次採買好降壓食材，一次做好一週或數天分量的「降壓常備菜」，煮好後冷藏或冷凍。然後，根據高血壓飲食型態，將降壓常備菜直接熱來吃，不必再額外花時間準備，不僅省時，又能輕鬆達到維持血壓穩定的目的，吃得美味又營養！

本書由胡大一、李寧、成向東這三位專業醫師，親自挑選降壓食材、精心設計降壓食譜，並詳細介紹每種食材功效和適用量，讓每位高血壓的朋友都可以簡單且健康地安排飲食，跟著吃4週，高血壓說掰掰！

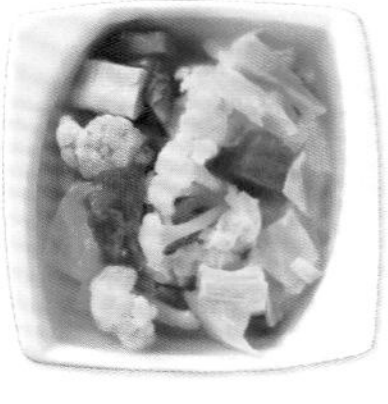
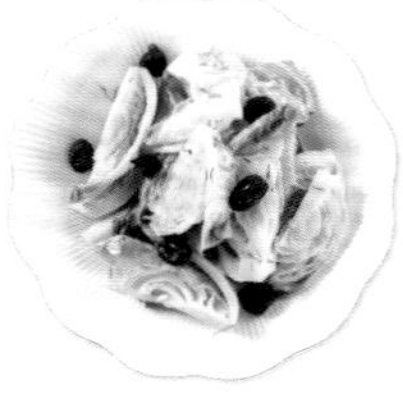
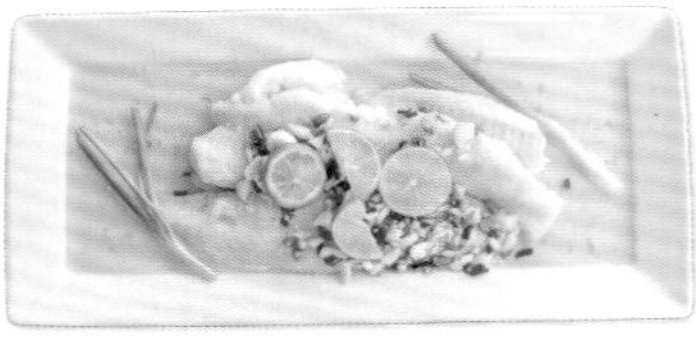
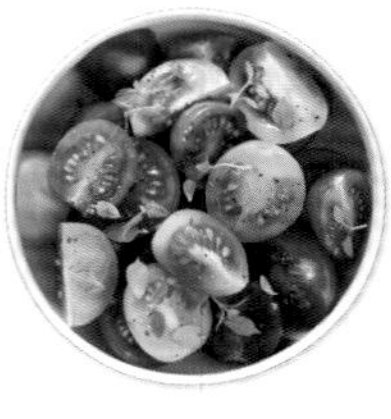

CONTENTS

目錄

CONTENTS

目錄

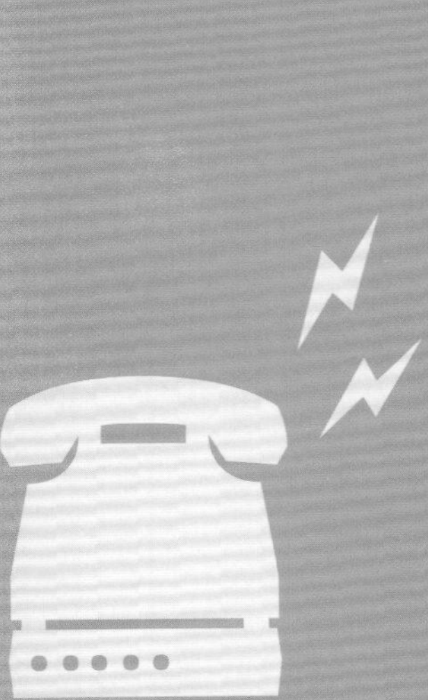

不可不知的高血壓常識

高血壓是全世界最常見的心血管疾病之一，不但發病率高，而且可能引起嚴重的心、腦、腎併發症，致殘率和死亡率極高。其實，高血壓是可以預防的，如果你有高血壓的好發因素，只要在飲食和生活習慣上做一些適當的改變，便能有效地避免發病。

高血壓的危害有多大？

高血壓是心、腦血管病的重要危險因素。高血壓患者併發腦中風、心肌梗塞、糖尿病的相對危險分別為正常血壓者的3.41、2.23和3.06倍。

以腦中風為例，70～80％的腦中風患者有高血壓病史。血壓每增加5％，腦中風的發病率就增加50％以上。台灣每年患腦中風而存活下來的患者有500～600萬，其中75％以上留有不同程度的殘疾。

高血壓與末期腎臟疾病和心臟衰竭有密切的關係，即使透過治療控制血壓，也不能完全阻斷上述的進展過程。許多需要洗腎的患者，就是因為長期的高血壓所致。

如何早期發現高血壓？

如果家中有高血壓病患者，不光患者需經常測血壓，家人也應該經常測量血壓。

35歲以上的人應定期體檢、勤測血壓。有機會就應該測量自己的血壓，例如在藥妝店、醫院等。同時，也不要忽略輕微的頭痛、頭暈等症狀。

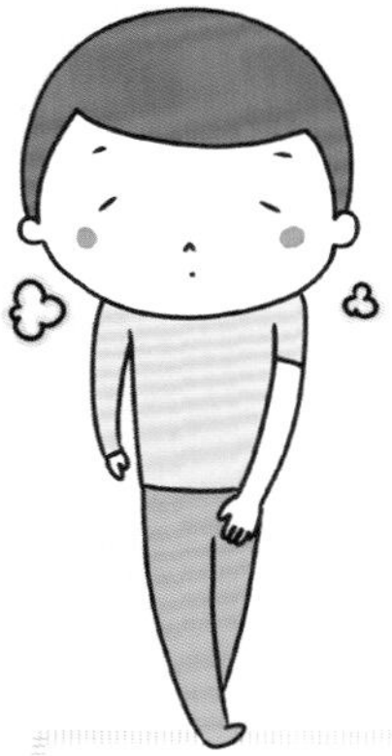

哪些人容易罹患高血壓？

◎父母患有高血壓的人

◎肥胖的人

◎攝取動物脂肪較多的人

◎長期飲酒的人

◎攝取鹽分較多的人

◎長期精神緊張、承受噪音干擾的人

◎常吸菸的人

★測驗罹患高血壓的機率★

高血壓是目前發病率較高、併發症較多且不容易根治的慢性非傳染性疾病之一。高血壓的發病原因與不良的生活和飲食習慣及某些精神因素有關。雖然高血壓難以治癒，但卻是可以預防的。做做以下的測試，看看你的發病機率有多高？

1	有飲酒的嗜好，幾乎每天都喝。	是（　　）否（　　）
2	喜歡吃鹹的食物，鹽的攝取量過多。	是（　　）否（　　）
3	每天工作10小時以上。	是（　　）否（　　）
4	長期生活在噪音分貝過高的環境中，有時會因此感到不舒服。	是（　　）否（　　）
5	體重超重，且超過標準體重的20%。	是（　　）否（　　）
6	很少運動且沒有外出散步的習慣。	是（　　）否（　　）
7	生活不規律，起居和飲食沒有固定的時間。	是（　　）否（　　）
8	經常熬夜。	是（　　）否（　　）
9	情緒波動大，容易激動，愛發脾氣。	是（　　）否（　　）
10	經常攝取過多的動物脂肪和動物內臟。	是（　　）否（　　）
11	父母中有罹患高血壓。	是（　　）否（　　）
12	神經常處於緊張狀態，很容易被驚嚇。	是（　　）否（　　）
13	不注重飲食的均衡，只吃自己喜歡吃的食物。	是（　　）否（　　）
14	菸齡超過1年，且每天吸菸5支以上。	是（　　）否（　　）
15	工作壓力大，總怕做不好或總有做不完的工作。	是（　　）否（　　）
16	兩年內沒有做過健康檢查，甚至沒有測量過血壓。	是（　　）否（　　）
19	容易疲勞，跟其他人做相同的事，別人沒累，自己卻先喊累。	是（　　）否（　　）
20	長期失眠，只能借助於藥物，但即便這樣每天的睡眠仍不足6小時。	是（　　）否（　　）

查看你做過的題目，如果勾選的「是」越多，表示罹患高血壓的機率就越高，請在日常生活中自我修正或避免那些容易引發高血壓的行為；勾選的「否」越多，表示你罹患高血壓的機率越小，請繼續保持預防高血壓的健康生活方式。

高血壓的診斷標準

根據世界衛生組織的標準，在未服用降壓藥物的情況下，舒張壓≧90毫米汞柱或收縮壓≧140毫米汞柱者，可診斷為高血壓。

高血壓常見症狀有哪些？

頭暈

頭暈是高血壓最常見的症狀，有些是突發性的，常在突然站起來或蹲下時出現；有些是持續性的。頭暈時，病人的頭部有持續性的沉悶及不適感，影響工作、妨礙思考，對周圍的任何事物都失去興趣。當出現高血壓跡象或腦動脈供血不足時，可能出現與內耳眩暈相似的症狀。

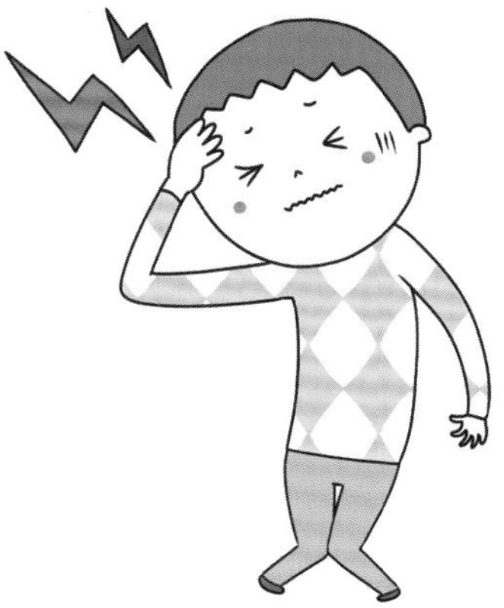

煩躁、心悸、失眠

高血壓病患者性情大多較為急躁，遇事敏感，易激動。高血壓導致的心臟肥大、擴張等 都會使心臟功能不正常，出現心悸的症狀。失眠多為入睡困難或早醒、惡夢不斷、睡眠品質不佳、易驚醒。

頭痛

頭痛也是高血壓的常見症狀，多為搏動性的脹痛或持續性的鈍痛，甚至有炸裂感的劇痛。常在早晨睡醒時發生，起床後活動及飯後逐漸減輕。疼痛部位多在後腦勺和額部兩側的太陽穴。頭暈和頭痛往往是發現高血壓的警訊。

耳鳴

多是雙耳耳鳴，持續時間較長，耳鳴時感覺響聲如蟬鳴，或腦中「嗡嗡」作響。

腎臟功能異常

長期高血壓會導致腎小動脈硬化。腎功能減退時，恐引起夜尿、多尿，尿中含蛋白、管型及紅細胞。尿濃縮功能低下時，恐出現氮質血症及尿毒症。

手腳麻木

常見於手指、腳趾麻木或皮膚有如蟲子爬行的感覺或背部肌肉酸痛、緊張。部分病人還會感覺手指不靈活。

注意力不集中

記憶力減退的現象是注意力容易分散，很難記住近期的事情。

出血

其中以鼻出血最多見，其次是眼底出血、結膜出血、腦出血。

高血壓患者應何時測量血壓？

每天清晨醒來時測量血壓

此時的血壓反映了所服降壓藥物的藥效能否持續到次日清晨。如果早晨血壓極高，則應測24小時內的動態血壓，以便了解睡眠時的血壓狀況。

如果血壓在夜間睡眠時和白天的大致相同，則應當在睡前加服降壓藥；

如果夜間睡眠時的血壓低而清晨卻突然升高，則應根據實際情況在醒來時，甚至清晨3～5點時提前服用降壓藥。

測量服降壓藥後2～6小時的血壓

因為短效藥劑一般在服藥後2小時，即可達到最大程度的降壓效果；而中效及長效藥劑降壓作用高峰分別在服藥後2～4小時、3～6小時出現，此時段測量血壓，基本上反映了藥物的最大降壓效果。

透過正確掌握自己測量血壓的時間，患者可以比較客觀地了解用藥後的效果，從而也有助於醫生及時調整藥物劑量及服藥時間，以及採用更為適當的治療或用藥方法來幫助患者更有效地控制血壓。

高血壓黃金飲食原則

減少食鹽量

文明病學調查證明，食鹽攝取量與高血壓的發病機率呈正比，食鹽銷售量大的地區，高血壓的發病率顯著升高。有資料顯示，如果能限制鹽的

高血壓健康護理的主要方式

健康護理內容	目標
控制體重與減肥	使體重指數（見第24頁）保持在20～24
鹽分適量攝取	在5克／日以下
限制酒、咖啡，戒菸	提倡不飲酒與咖啡，每日飲酒量應≦50克白酒（30克的酒精量）；提倡不吸菸，已吸菸者請戒菸或5支／日以下
均衡飲食	食物攝取多樣化，以穀類為主，並多攝取新鮮蔬果以及喝牛奶；每日所吃脂肪的熱量＜總熱量的30%，飽和脂肪＜10%（高血壓患者＜7%）
適量有氧運動	堅持一種適合自己的有氧運動如散步、慢跑、倒退走、騎車、游泳、太極拳、跳舞、跳繩、爬山、踢毽等
從事休閒活動	參加氣功、瑜珈、音樂、書法、繪畫等活動，以降低交感神經系統活動性，避免緊張刺激
定期測量血壓	家庭、社區衛生所定期測量血壓

攝取量，不僅可使降壓藥物的劑量減少，還可提高降壓藥物的療效，大大減少降壓藥物的藥品費用和副作用。早期或輕度高血壓患者，單純限鹽就有可能使血壓恢復正常。所以無論是從預防高血壓的角度還是治療高血壓，限鹽都是很有幫助的。

一般建議，凡有輕度高血壓或有高血壓家族史者，其鹽分攝取量最好控制在每日5克以下，對血壓較高或併發心臟衰竭者，攝鹽量更應嚴格限制，每日用鹽量以1～2克為宜。

適量攝取蛋白質

近年來的研究證實，適量攝取優質蛋白質，可以降低高血壓的發病率。高血壓病人每日攝取蛋白質的量為每公斤體重1克為宜。每週吃2～3次魚類蛋白質，可改善血管彈性和通透性，增加尿鈉排出，進而降低血壓。但高血壓併發腎功能不全時，則應限制蛋白質的攝取。

TIPS

鹽（鈉）

調節細胞和血液中的水分，有助於細胞功能的正常發揮，預防脫水。因此，改善高血壓不能驟然降低食鹽的攝取量，而應分階段遞減，否則會破壞體內水分平衡，引發脫水。

每100克高鹽食物含Na+（鈉）量及折合食鹽量

精鹽	39000毫克Na	100克食鹽
醃芥菜頭	7250毫克Na	19克食鹽
醬蘿蔔	6880毫克Na	18克食鹽
醬油	5800毫克Na	15克食鹽
榨菜	4250毫克Na	11克食鹽
黃醬（大豆醬）	3600毫克Na	9克食鹽
醃雪裡紅	3300毫克Na	8.5克食鹽
香腸、火腿	1000毫克Na	2.6克食鹽

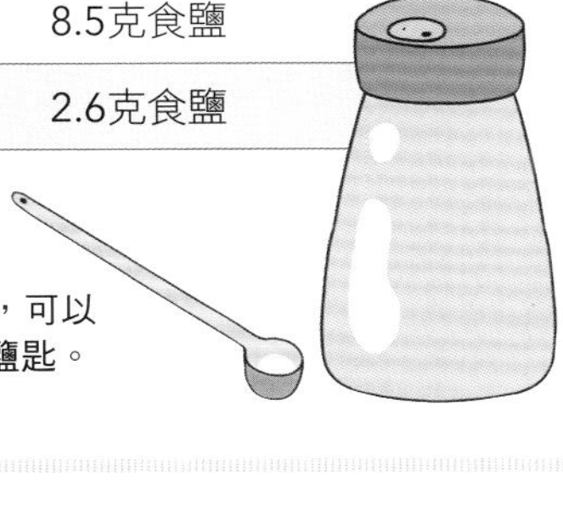

為方便控制鹽的攝取量，可以在家中準備限鹽罐和限鹽匙。

增加含鉀食物的攝取

醫學方面的科學家在動物實驗和臨床觀察中發現，鉀能對抗鈉所產生的副作用，也就是說，多吃含鉀高的食物有利於降低血壓。文明病醫學證實，高血壓與鉀攝取及尿鈉／鉀比值密切相關，即血壓與鉀的代謝呈反比，與尿鈉／鉀比呈正比。所以高血壓患者，尤其對鹽敏感者，更應注意補充鉀，這對於防治高血壓十分有益。衡量食物的降壓作用，不僅要看其鉀的含量，更要看其鉀／鈉比值（即K因數）的大小，含鉀越高且其K因數越大的食物，其降壓作用就越好。一般來說，K因子高於或等於10的食物，對高血壓有較好的防治作用，而一般植物性食物的K因數均在20以上。

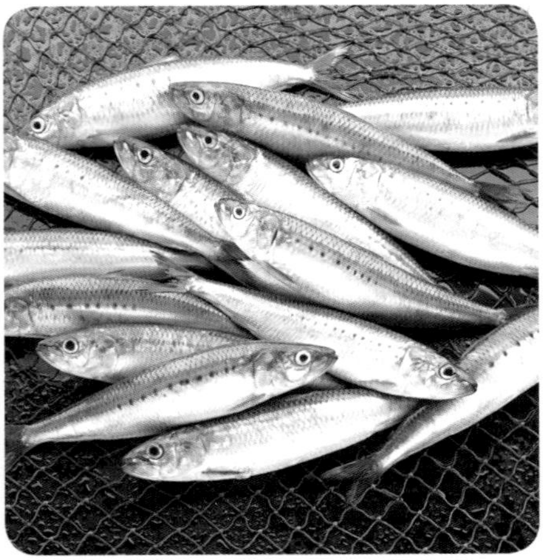

注意多吃含酪胺酸豐富的脫脂牛奶、優酪乳、海魚等，對高血壓患者控制病情有益。

常見食物鉀含量明星榜（毫克／100克可食部分）

食物	口蘑（註1）	紫菜	金針	龍眼乾	銀耳	香菇	木耳	冬菇	乾紅棗
含量	3106	2083	1363	1348	1254	1228	875	599	514

註 口蘑，是一種菌類，產於中國大陸北地塞外，特別以張家口一帶所生長者為最著稱。凡菌類可食者，多數味鮮美，尤其曬乾後再烹製，另有一種清香，是其他食物所難以比擬的。

多吃新鮮蔬果

新鮮蔬菜和水果含有大量的維生素C及膳食纖維，有利於改善血液循環和心肌功能，還能使體內多餘的膽固醇排出體外，進而有效地防止動脈硬化的發生。

另外，新鮮蔬菜和水果含有人體所需要的各種電解質和一些利尿成分，能幫助身體排除多餘的水分和鹽分，有利於降低血壓。

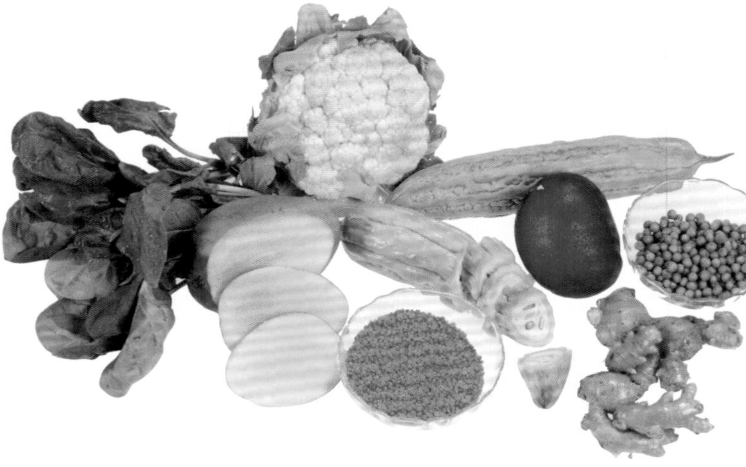

控制脂肪的攝取量

研究顯示，飽和脂肪酸和膽固醇與血壓呈正比。肥胖者腎臟的排鈉能力較低，進而會降低對血壓的控制。動物性脂肪含飽和脂肪酸高，可升高膽固醇，易導致血栓形成，使高血壓腦中風的發病率增加；而植物性油脂含不飽和脂肪酸較高，能延長血小板凝集時間，抑制血栓形成，降低血壓，預防腦中風。但所有脂肪攝取過多恐導致肥胖，因此高血壓患者一定要控制脂肪的攝取量。

高血壓患者食物脂肪的熱量比應控制在25％左右，最高不超過30％。嚴格限制肥肉、蛋黃、奶油、魚子等含高脂肪和高膽固醇的食物，尤其應少食動物油和油炸食品。食用油宜多選植物油，其他食物也宜選用低飽和脂肪酸、低膽固醇的食物，如蔬菜、水果、全穀食物、魚、禽、瘦肉及低脂奶等。

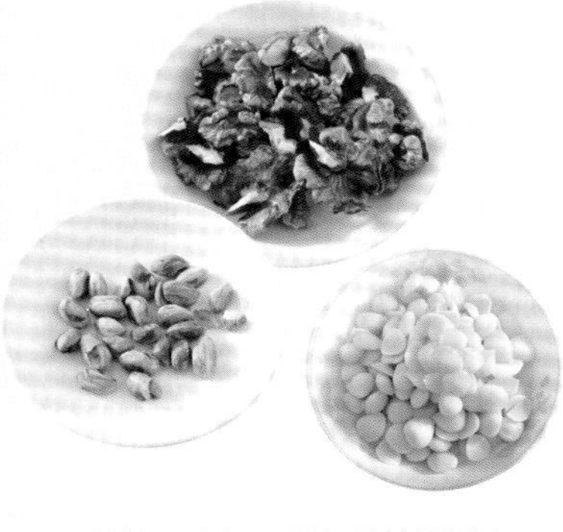

核桃、杏仁、開心果等堅果中含有豐富的不飽和脂肪酸，可提高優質膽固醇水準，高血壓患者可常吃。

常見食物鈣含量明星榜（毫克／100克可食部分）

食物	低脂乳酪	白帶魚	無花果（乾）	杏仁（過油炸乾）	小黃魚	青江菜	黃豆	小白菜	鯽魚
含量	522	431	363	291	191	148	123	117	79

攝取充足的鈣

鈣攝取充分時，可增加尿鈉代謝，減輕鈉對血壓的不利影響，有利於降低血壓。鈣還可以降低細胞膜通透性，促進血管平滑肌鬆弛，並能夠對抗高鈉所致的尿鉀代謝增加，產生保鉀作用。有文明病學調查結果發現，透過增加膳食中鈣的攝取，可使患者血壓趨於下降。因此，及早注意飲食中鈣的供應和吸收，對防治高血壓是有益的。

一般說來，每日從膳食中攝取的鈣為400～600毫克。而世界衛生組織建議，每日補鈣至少應在800毫克以上，老年人更應在1000毫克以上。

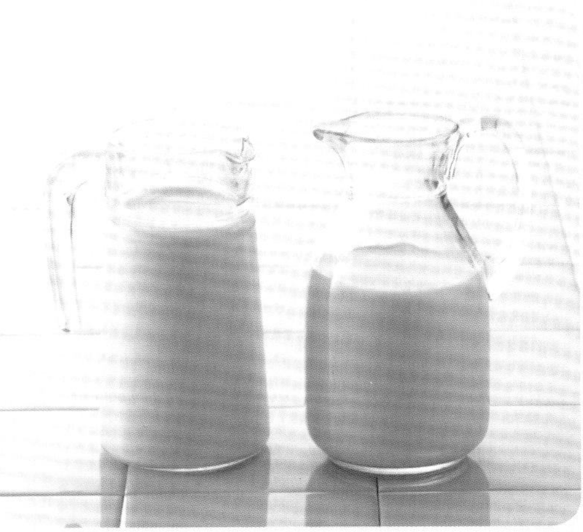

每100克牛奶含鈣量達110毫克，並且鈣的吸收率可達40%，是補鈣的首選食品。

飲食有規律

高血壓患者如果能均衡調整飲食規律、改善飲食結構，可降低危險因素，進而使血壓下降。高血壓患者應做到「一日三餐」飲食原則，定時定量，不過餓、不暴飲暴食。

高血壓患者每天的食譜可做以下安排：碳水化合物200～350克（主要指主食），新鮮蔬菜400～500克，水果100克，植物油20～25克，牛奶250克，高蛋白食物3份（每份指：瘦肉50克，或雞蛋1顆，或豆腐100克，或雞、鴨50克，或魚蝦50克。其中雞蛋每週3～5顆即可）。

高血壓患者的晚餐不宜大量食用肉類、蛋類等含膽固醇較高的食物。

適量喝水

適時補充水分，對高血壓患者來說非常重要。因為水分攝取過少會導致血容量不足、血液濃縮，血液黏稠度增高，容易誘發腦血栓的形成。但喝水也不是越多越好。喝水過多，若再同時攝取過多的鹽分，會造成水鈉滯留，加重心臟、腎臟的負擔，反而使血壓升高。

高血壓患者最好的飲水方法是：每天早晨喝一杯溫水，可以補充一夜的水分蒸發，預防血栓的形成，還能減少便祕的發生；晚上睡覺前喝一點水，能稀釋血液，預防夜間血栓的形成。高血壓患者要少量多次飲水，每次不要超過200克，每天飲水量以1200～1500克為宜。

另外，水的硬度還與高血壓的發生有密切關聯。研究顯示，硬水中含有較多的鈣、鎂離子，它們是參與血管平滑肌細胞收縮功能的重要調節物質，因此高血壓患者要盡量飲用硬水，如泉水、深井水、天然礦泉水等。

限制飲酒

大量研究顯示，長期飲酒過量（每日攝取超過30克酒精即為飲酒過量）會增加罹患高血壓和中風的危險，尤其是在天氣寒冷的季節，由於人體血管收縮，血壓升高、血液黏稠度增加，過量喝酒往往會導致血壓大幅升高，如果本身就有高血壓，則更為明顯升高，加上高血壓患者本身血管彈性小、順應性差，容易發生出血性腦中風。因此，對不飲酒者，我們並不提倡用少量飲酒來預防心腦血管病。而飲酒者，一定要適度，不要酗酒，男性每日飲酒的酒精含量不應超過20～30克，女性不應超過15～20克。

不同種類的酒的適量標準（30克／日）

酒類（酒精度數）	啤酒（5%）	發泡酒（5%）	燒酒（25%）	燒酒加水（10%）	烏梅酒（13%）	紹興酒（18%）	葡萄酒（12%）	威士卡加（43%）	白蘭地（43%）
適量	1大瓶內（600克）	1大瓶內（600克）	1玻璃杯（120克）	2燒酒杯（300克）	2玻璃杯（230克）	5小杯（165克）	2～5葡萄酒杯（250克）	2小杯（60克）	2小杯（60克）

6種有效降血壓的營養素

高血壓的發生及發展，與營養素的不足有一定關聯。均衡補充營養素，有利於高血壓患者降低和控制血壓穩定。因此高血壓患者應該積極地補充這些營養素。

維生素B_3

降血壓原理：維生素B_3能擴張血管，降低體內膽固醇和三酸甘油脂含量，促進血液循環，從而達到降低血壓的作用。

建議攝取量：每天宜攝取13～14毫克。

食物來源：維生素B_3廣泛存在於動物肝臟、腎臟、瘦肉、魚子、酵母、麥芽、全麥製品、花生、無花果等食物中。

補充小提醒：維生素B_3是少數存在於食物中相對穩定的維生素，可利用色胺酸自行合成，但體內如缺乏維生素B_1、維生素B_2和維生素B_6，則不能造出維生素B_3。所以要確保維生素B群的供給。

ω-3脂肪酸

降血壓原理：ω-3脂肪酸可以提升體內一氧化氮的含量，能更好地舒張血管平滑肌，使血液流通順暢，從而降低血壓。

建議攝取量：每天宜攝取600～1000毫克。

食物來源：ω-3脂肪酸在深海高脂魚中含量較高，如鳳尾魚、三文魚、鯡魚、鯖魚、沙丁魚、鱒魚、湖鱒魚和金槍魚，核桃、亞麻及亞麻子油中含量也很豐富。

補充小提醒：烹調含ω-3脂肪酸的食物時不宜採用燒烤、油炸、紅燒等烹調方式，以免破壞ω-3脂肪酸，降低食物的營養價值。最好採用清蒸的方法烹飪。

維生素C

降血壓原理：維生素C能夠促進人體合成氮氧化物，而氮氧化物具有擴張血管的作用，從而有助於降低血壓。

建議攝取量：每天宜攝取100毫克。

食物來源：維生素C在蔬果中含量較豐富，如柑橘類水果、番茄、辣椒、小蘿蔔、瓜類、鮮綠葉菜、鮮棗、奇異果、刺梨等。

補充須知：維生素C在酸性環境中較穩定，如果能和酸性食物同時食用，或炒菜時放些醋，可提高其利用率。

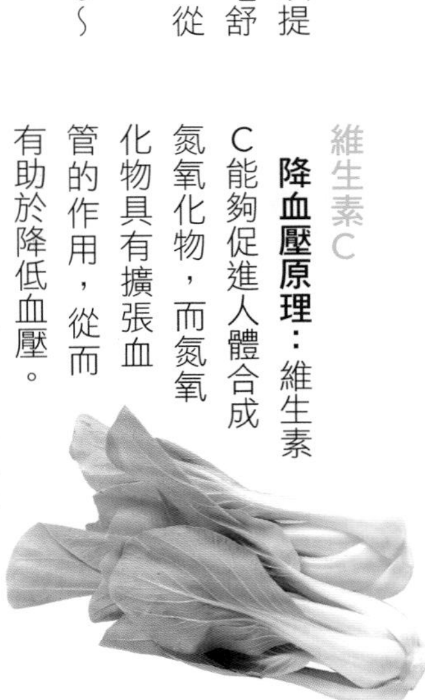

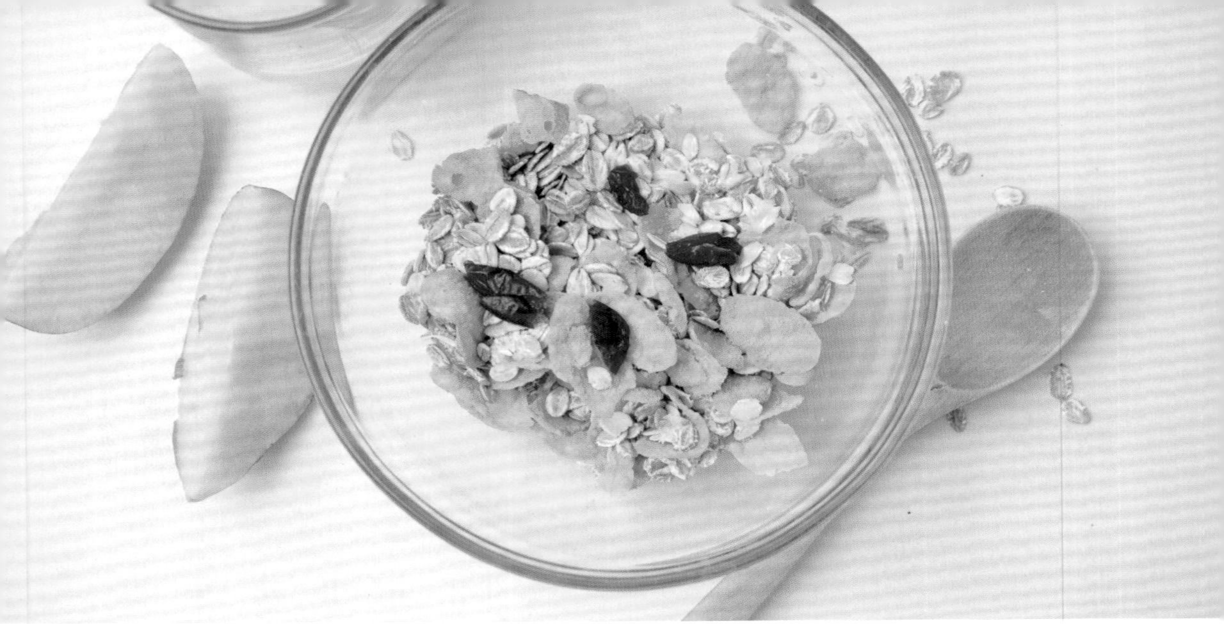

鈣

降血壓原理：人體如攝取充分的鈣，能增加尿鈉代謝，減輕鈉對血壓的不利影響，有利於降低血壓。

建議攝取量：每天宜攝取８００毫克。

食物來源：含鈣豐富的食物有奶及乳製品、豆類及豆製品、芝麻醬、綠色蔬菜類、海帶、魚蝦等。

補充小提醒：食用含鈣豐富的食物時，不宜同時食用含草酸較多的菠菜、莧菜等蔬菜，以免影響鈣的吸收，若同時食用，最好先汆燙菠菜、莧菜，再進一步烹煮。

鉀

降血壓原理：鉀可抑制鈉從腎小管的吸收，促進鈉從尿液中代謝，同時鉀還可以對抗鈉提升高血壓的不利影響，對血管的損傷有防護作用，有助於減少降壓藥的用量。

建議攝取量：每天宜攝取２０００毫克。

食物來源：草菇、紫菜、金針、桂圓、銀耳、香菇等食物中含鉀非常高。此外，水果和蔬菜中鉀含量也較豐富，如葉菜類、番茄、馬鈴薯、柑橘類水果、香蕉等，穀物、小麥胚芽、堅果中也含有鉀。

補充小提醒：夏天天氣炎熱，出汗量較多，鉀會隨汗水排出，體內容易缺鉀，應適量多吃些富含鉀的食物。

鎂

降血壓原理：鎂能穩定血管平滑肌細胞膜的鈣通道，啟動鈣泵，泵入鉀離子，限制鈉內流，還能減少應激誘導的去甲腎上腺素的釋放，從而達到降低血壓的作用。

建議攝取量：每天宜攝取３５０毫克。

食物來源：鎂在堅果類、乳製品、海鮮、黑豆、香蕉、綠葉蔬菜、小麥胚芽等食物中含量都很豐富。其中綠葉蔬菜是鎂的最佳來源。

補充小提醒：在吃富含鎂的食物時，要避免同時吃富含脂肪的食物，否則會干擾人體對鎂的吸收。

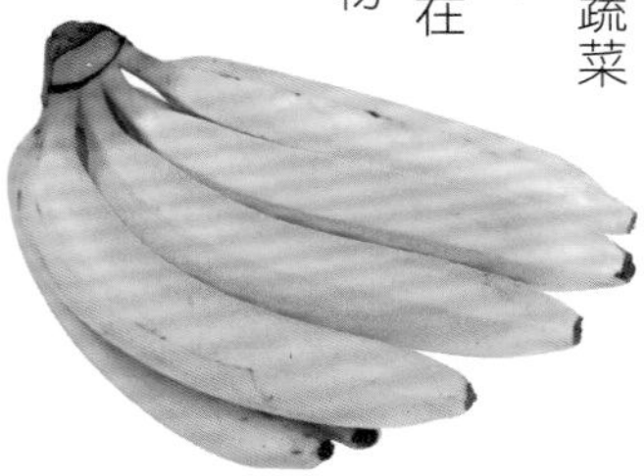

鋅

降血壓原理：研究發現，人體內鋅鎘的比值降低時血壓會上升，增加鋅的攝取量，能防止因鎘增高而誘發的高血壓。

建議攝取量：女性每天宜攝取11.5毫克，男性每天宜攝取15毫克。

食物來源：鋅主要存在於海鮮、動物內臟中，如牡蠣、鯡魚、蝦皮、紫菜、豬肝等，瘦肉、魚粉、芝麻、花生、豆類等也含有豐富的鋅。

補充小提醒：在吃含鋅的食物時，應同時吃些富含維生素A的食物，如胡蘿蔔等，以促進鋅的吸收。

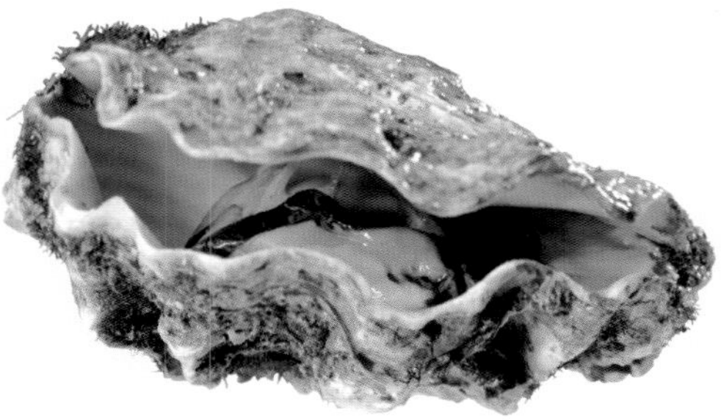

膳食纖維

降血壓原理：膳食纖維具有調整糖類和脂類代謝的作用，能結合膽酸，避免其合成為膽固醇沉積在血管壁上升高血壓。同時膳食纖維還能促進鈉的排出，降低血壓。

建議攝取量：每天宜攝取25～35克。

食物來源：膳食纖維一般在蔬菜、水果以及全穀類、未加工的麩質、全麥製品、海藻類、豆類、根莖菜類等食物中。

補充小提醒：膳食纖維不宜攝取過多，否則會引起腹痛、腹瀉等不適，還可能會造成鈣、鐵、鋅等重要礦物質和一些維生素的流失。

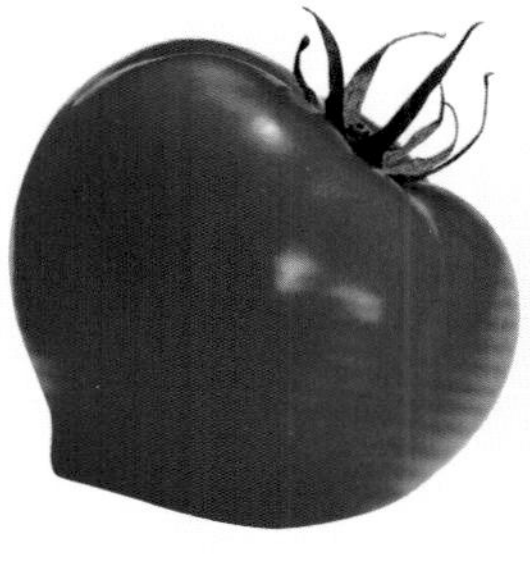

走出常見的飲食迷思

迷思一：植物油多吃沒關係？

很多高血壓患者都知道控制血壓要減少脂肪，少吃動物油，而對植物油不加以控制。這種認知是錯誤的。植物油對人體雖然是有益的，但是食用過多並沒有什麼好處。

因為攝取過多，自然熱量產生也多，每2克脂肪可產生9大卡熱量。熱量多了，體內脂肪分解就少了，體重便會逐漸增加。此外，多吃植物油並不能使血中原有膽固醇降低，卻可使膽結石的發病率比吃普通飲食者高2倍，因此，植物油多吃也是無益的。高血壓患者每天烹調所用的植物油以不超過25克為宜。

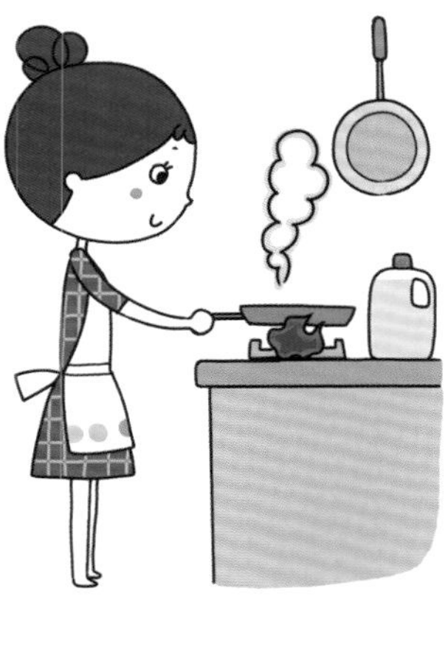

迷思二：無須限制糖的攝取？

研究顯示，如果長期攝取高糖食物，高濃度狀態下的血糖就會因身體利用不完，經肝臟轉化為脂類物質，引起血脂指數相對升高。尤其是血清低密度脂蛋白和極低密度脂蛋白的升高，將導致血管壁的脂質沉積，造成血管壁損害及硬化程度加重。一方面會使高血壓併發冠狀動脈阻塞的發病率增高，另一方面可因小動脈硬化程度加重，小動脈口徑變得狹窄，增大外圍阻力而使血壓升高，並阻礙降壓藥物的發揮，進而導致血壓持續升高，對病人的健康十分不利。

此外，長期攝取高糖食物，波動的血糖可影響膠原纖維的降解，引起心肌細胞內的膠原纖維累積，促使心肌肥厚的程度加重，進一步減低心室舒縮功能，成為高血壓併發心肌肥厚的危險因素之一。

綜合以上所述，高血壓病人同樣需要重視「糖」的限制問題，特別是存在體重超重和肥胖的高血壓病人，即使沒有罹患糖尿病，也要適當限制糖的攝取。

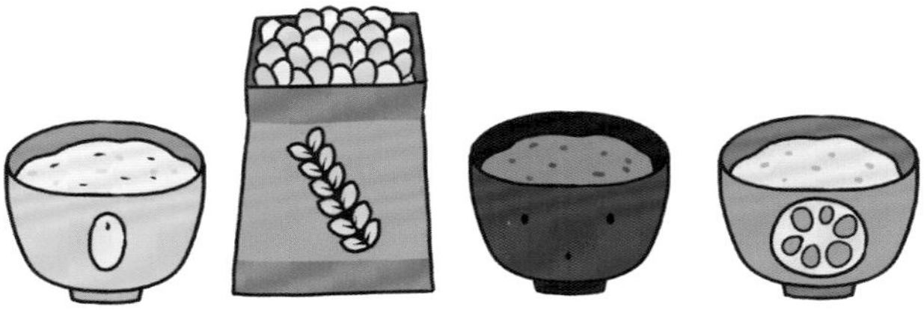

豆漿粉、袋裝麥片、黑芝麻糊、藕粉等沖調飲品，其含糖量在60%左右，高血壓患者應謹慎食用。

各種飲料中含有的糖和鹽（克／100克）

飲料名稱	糖分	鹽分
礦泉水	0	0
綠茶	0	0
紅茶	0	0
黑咖啡	0	0
果汁（100%橙汁）	10	0
蔬菜汁（100%番茄汁）	4.5	0.5
碳酸飲料	10	0
運動飲料	7.5	0.1

迷思三：綠茶能降壓，多飲無妨？

一項醫學研究發現，喝綠茶可以減少高血壓發生的機會。

每天喝綠茶120克以上，持續超過1年，發生高血壓的機率就比不喝茶的人減少四成以上。這項研究使有些高血壓患者誤以為喝綠茶可以降低血壓，多多益善。其實，這種觀念是錯誤的。

高血壓患者飲茶必須適量，而且忌飲濃茶。因為濃茶中所含的茶鹼量高，可能引起大腦興奮、不安、失眠、心悸等不適，進而使血壓上升。

另外，綠茶約含10%的鞣酸，不但能與鐵質結合，還能與食物中的蛋白質結合生成一種不易消化吸收的鞣酸蛋白，導致便祕的產生，易引發血壓升高。

飲茶最好以80～85℃的溫開水隨泡隨飲，不要沖泡過度或放置過久，且每次不宜過濃。服用降壓藥的高血壓患者，最好服藥2～3小時後再喝茶，以免影響藥效。

容易忽視的飲食細節

注意含有「隱形鈉」的食物

雖然我們會注意控制菜餚等食鹽量，但對於一些「隱形」含鈉的食物卻容易忽視。因此除鹽之外，高血壓病人還要注意限制以下含「隱形鈉」食物的攝取：

❶ 1湯匙（10 ml）的醬油含有700～800毫克的鈉，最好選用低鈉或少鈉的醬油。

❷ 高血壓患者忌用發酵法製作的麵食做為主食。因為發酵麵食裡都放鹼，食用鹼的主要成分是碳酸氫鈉或碳酸鈉，會增加身體器官對鈉鹽的攝取。需要嚴格忌鹽的高血壓病人，最好以米為主食，或食用以酵母發麵的麵食。

❸ 含「隱形鈉」較高的食物有皮蛋、板鴨、鯡魚、香腸、火腿、香乾、豆干、蜜餞、橄欖、泡菜等食物。高麗菜做成泡菜之後，其中的鈉就可從10幾毫克變成1560毫克，增加近100倍之多。

TIPS

低鹽飲食的訣竅

- 炒菜出鍋時再放鹽或把鹽撒在菜上，這樣鹽分均勻分散在表面，能減少攝鹽量。
- 炒菜時盡量少放鹽，可使用其他適量調味品（酸、辣、甜）烹製。
- 鮮魚類可採用清蒸等少油、少鹽的方法。
- 做菜時，用醬油、豆瓣醬、芝麻醬調味或用蔥、薑、蒜等香料提味。
- 在油炸食品上擠檸檬汁。
- 烹飪菜餚時少加糖，以免掩蓋鹹味，不知不覺中增加鹽的用量。
- 用醋或有天然酸味的檸檬、橘子、番茄等做涼拌菜以減少鹽的用量。

早餐進食流質

高血壓患者吃早餐前應空腹先喝點流質食物，這對健康很有幫助。因為經過一夜的時間，人體消耗不少體液，血容量也相對減少，早晨適當補充一些液體，可稀釋血液，增加血容量，改善血液循環，有利於心血管的自我狀態調節。

晚餐要講究

高血壓患者的晚餐有很多需要注意的。首先，時間最好安排在晚上6點左右，盡量不要超過晚上8點。一般來講，8點之後最好不要再吃東西了，因為晚餐吃得太晚，不久之後就要上床睡覺，無形中增加罹患尿道結石的風險，但可以適量飲水。

其次，晚餐不宜過飽，以七、八分飽為宜，自我感覺不餓即可。晚餐吃得太飽會發胖，還會造成胃腸負擔加重，影響睡眠，長期下去容易引起神經衰弱等疾病。

最後，高血壓患者晚餐宜少吃雞、鴨、魚、肉、蛋等葷食，以免增加體內膽固醇含量，誘發動脈硬化和冠心病。

高血壓患者的假日飲食

有些人在假日期間過度興奮、激動，會刺激交感神經末梢和腎上腺素的分泌，加上飲食不節制，容易導致血壓升高，高血壓患者的假日飲食尤其要注意遵守以下原則：

❶ 每天應該吃500克新鮮蔬菜及水果，適量多吃些富含鉀的綠葉蔬果。

❷ 盡量不吃肝、腦、心等動物內臟；飲酒宜少量。

❸ 飲食清淡，減少烹調用鹽量，盡量少吃醬菜等鹽醃食品，盡量少吃或不吃糖果、點心、飲料、油炸食品等高熱量食品。

❹ 少食多餐，細嚼慢嚥，以七、八分飽為宜。

❺ 每天攝取250～350克主食，而且要粗、細糧搭配食用。

❻ 每天進食3～4份含蛋白質的食物，每份指豆腐100克，或魚蝦50克，或雞鴨50克，或瘦肉50克，或每週進食雞蛋3～5顆，其中以豆類和魚蝦的蛋白質為佳。也可用優酪乳或兩倍的豆漿來代替。

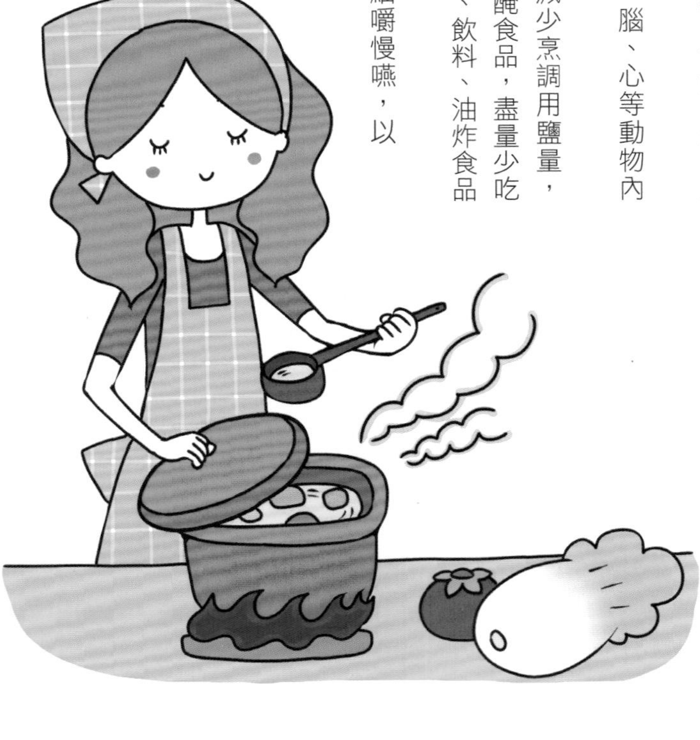

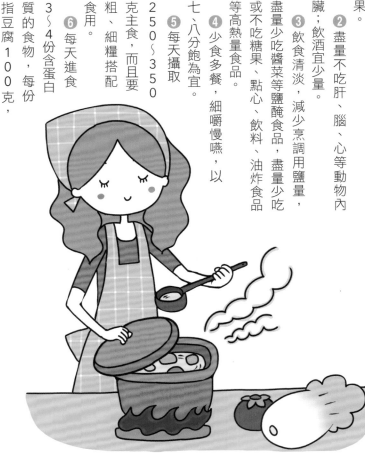

五色食物與高血壓

綠色食物

◎指各種綠色的新鮮蔬菜、水果，其中以深綠色的葉菜最具代表性。

◎綠色蔬菜都含有豐富的膳食纖維，膳食纖維具有調整醣類和脂類代謝的作用，能結合膽酸，避免其合成為膽固醇沉積在血管壁，使血壓升高。同時膳食纖維還能促進鈉的排出，降低血壓。綠色食物中還含有維生素C，能夠促進人體合成氮氧化物，而氮氧化物具有擴張血管的作用，從而有助於降低血壓。

綠色蔬菜中的鉀可抑制鈉從腎小管的吸收，促進鈉從尿液中排出，同時鉀還可以對抗鈉升高血壓的不利影響，對血管的損傷有防護作用，有助於減少降壓藥的用量。

◎哪些是綠色食物？

菠菜、茼蒿、空心菜、芥藍菜、青江菜、綠花椰花、青椒、韭菜、蔥、絲瓜、黃瓜、苦瓜、青豆、豌豆、蘆筍、香瓜、芭樂、奇異果……。

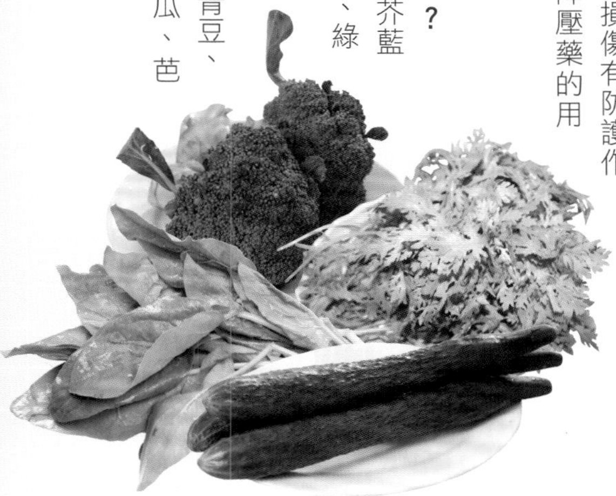

紅色食物

◎指偏紅色、橙紅色的蔬菜、水果及各種畜肉類的肉及肝臟。

◎紅色的蔬果富含鐵質，能幫助造血。胡蘿蔔素和番茄紅素等脂溶性物質，可用油炒的方式來烹調，能增加吸收率。

紅色的肉類富含優質蛋白質和脂肪，能為人體提供足夠能量，維持人體造血功能，提高興奮感，促進食慾；其中豐富的礦物質能維持人體生理系統的平衡。

◎哪些是紅色食物？

牛肉、羊肉、豬肉、豬肝、胡蘿蔔、紅辣椒、紅甜椒、紅莧菜、茄子、紅紫蘇、枸杞子、山楂、番茄、西瓜、紅蘋果、紅棗、柿子、草莓、南瓜、櫻桃、李子、桑椹、葡萄、紅米、紫山藥、紅豆、地瓜……。

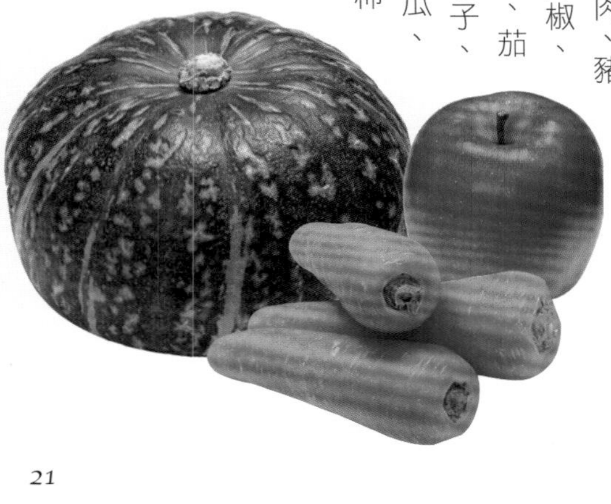

黃色食物

◎多為五穀根莖類、豆類和黃色蔬果。

◎五穀類主要含澱粉和醣類，是熱量的主要來源。五穀中雜糧，如玉米、小米、芝麻、燕麥等，可降低血液中膽固醇的含量，幫助腸道蠕動，排除多餘的膽固醇。

黃色蔬果中含豐富的維生素C和胡蘿蔔素、番茄紅素，是很好的抗氧化食物。

五穀雜糧中的黃豆與芝麻都是輔助治療高血壓的好食物，用醋泡過的黃豆，可治療高血壓和肥胖症。

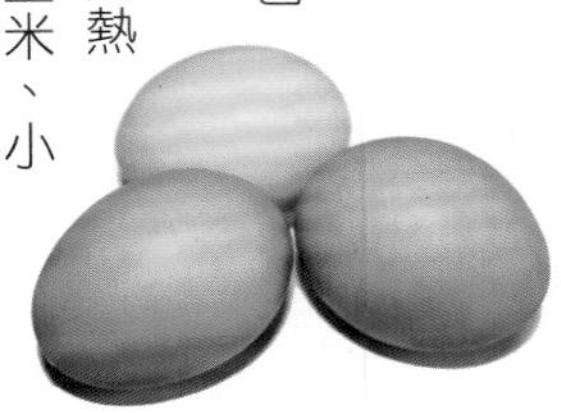

◎哪些是黃色食物？

薏仁、燕麥、糙米、玉米、花生、甘薯、黃花菜、玉米筍、韭黃、黃豆、豆製品、檸檬、鳳梨、香蕉、木瓜、柳丁、柑橘、銀杏、枇杷……

黑色食物

◎以黑色菌菇類、海藻類為主。

◎含多種維生素，對骨骼及生殖功能都有幫助；含豐富的礦物質，如鋅、錳、鈣、鐵、碘、硒等，能平衡體內電解質，使生理功能正常。如香菇中含多醣體，能抑制腫瘤，增加細胞免疫和體液免疫的功能，提高身體免疫能力，抵抗多種疾病。

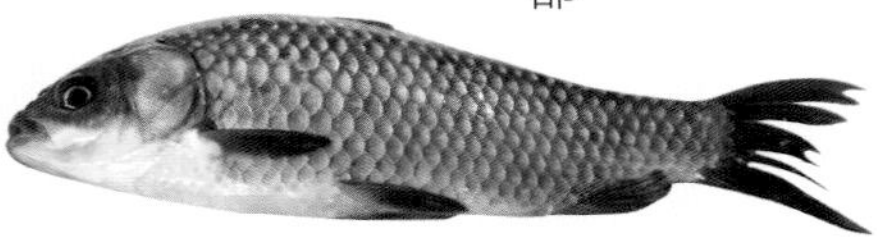

註 本書「推薦降壓食譜」菜名後使用的圖示，表示這道菜所用食材的顏色。
食物五色的具體標示如下：G綠色食物　R紅色食物　Y黃色食物　W白色食物　B黑色食物

◎哪些是黑色食物？

黑米、黑芝麻、黑木耳、黑豆、海帶、香菇、黑棗、海苔、皮蛋、豆豉、烏梅、醬油、黑醋……

白色食物

◎指的是米、奶、蛋、魚類及蔬果中的瓜類、果實、筍類等。

◎白色的瓜果中富含水分和水溶性膳食纖維，能補充水分，滋潤皮膚；筍類富含膳食纖維，能加速大腸蠕動，幫助排便。白色食物中的主食，如米類是人體熱量的來源。白色的魚類、蛋類能提供優質蛋白質，用於組織細胞的修補。

白色食物中富含鎂，能穩定血管平滑肌細胞膜的鈣通道，啟動鈣泵，泵入鉀離子，限制鈉內流，還能減少去甲腎上腺素的釋放，從而達到降低血壓的作用。白色食物中含ω-3脂肪酸，可以提升體內一氧化氮的水準，能更好地舒張血管平滑肌，使血液流通順暢，從而降低血壓。

◎哪些是白色食物？

雞肉、魚肉、大米、糯米、馬鈴薯、山藥、蓮子、麵粉、杏仁、洋蔥、冬瓜、竹筍、茭白筍、蓮藕、金針菇、蘑菇、雞蛋、梨、荔枝、柚子、椰子、銀耳、白蘿蔔……

PART1

高血壓患者如何安排日常飲食

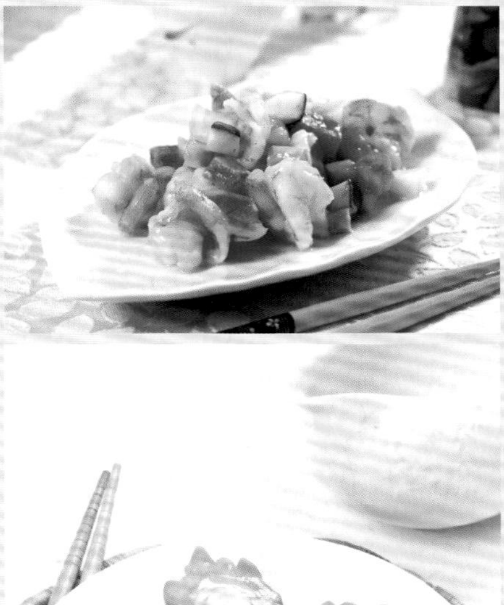

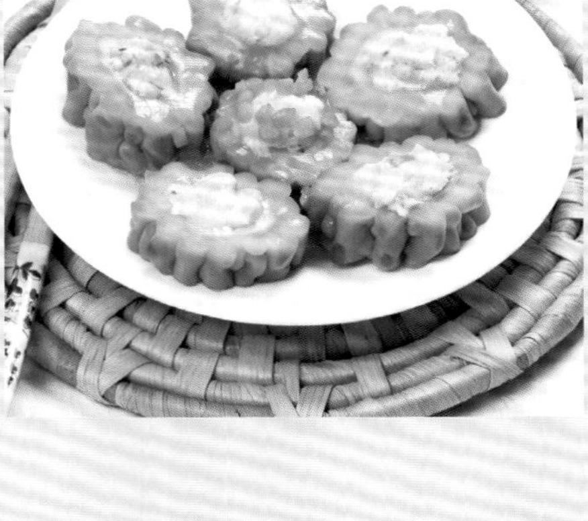

高血壓與飲食有直接而密切的關係，
健康的飲食方式有利於控制血壓，穩定病情。
1天3餐，只要控制得當，
什麼都可以吃，降血壓一點也不難！

高血壓患者的營養規劃

高血壓與膳食營養密切相關，均衡飲食是控制病情的關鍵祕訣。所以高血壓患者要吸收一些有關營養配餐知識，在日常生活中適當規劃自己的飲食，做自己的健康管理師。

第1步 攝取合適的熱量

高血壓患者每天膳食熱量適當的攝取。攝取過少，不利於身體健康；攝取過多，會使體重增加，易造成肥胖，對穩定血壓無益。我們應努力透過飲食攝取合適的熱量，使體重保持在標準或接近標準體重為佳。

如何才能使攝取的熱量適合本身的需求呢？這需要透過具體的熱量計算來確定。為了讓讀者更好地掌握熱量計算的方法，以下用這個範例，一步一步地詳細講解。

1.計算標準體重

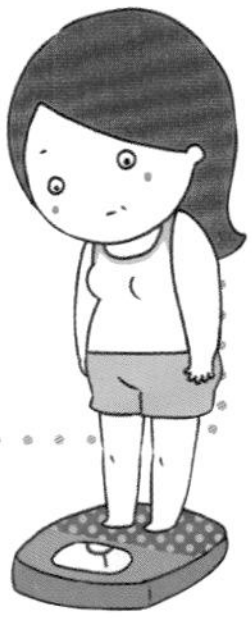

範例 有位女性高血壓患者王女士，無併發症，年齡40歲，身高160公分，體重75公斤，從事會計工作，計算她的標準體重。

標準體重＝身高（公分）－105

=160－105=55公斤

2.計算體重指數（BMI）

體重指數（BMI）是用來判斷現有體重是消瘦還是肥胖的參考數值。

BMI＝現有體重（公斤）÷〔身高（公尺）〕^{2}

那麼王女士的體重指數（BMI）=75÷（1.6）^{2}=29.3

得出體重指數的數值，對照下表查詢後得知，患者王女士屬於肥胖。

◎健康指數與BMI◎

成人肥胖定義	身體質量指數（BMI）
體重過輕	BMI＜18.5
體重正常	18.5≦BMI＜24
體位異常	過重：24≦BMI＜27 輕度肥胖：27≦BMI＜30 中度肥胖：30≦BMI＜35 重度肥胖：BMI≧3

＊BMI不適用於未滿18歲的青少年、孕婦及哺乳婦、老年人、運動員

3.判斷勞動強度

勞動強度一般分為五種情況：極輕體力勞動、輕體力勞動、中等體力勞動、重體力勞動和極重體力勞動，具體的界定方法如下：

◎最新勞動強度分級的參考標準◎

成人肥胖定義	身體質量指數（BMI）
極輕度體力勞動	以坐著為主的工作，如會計、祕書等辦公室工作
輕度體力勞動	以站著或少量走動為主的工作，如教師、銷售員等
中度體力勞動	如學生的日常活動等
重度體力勞動	如體育運動，非機械化農業勞動等
極重度體力勞動	如非機械化的裝卸、伐木、採礦、砸石等

4.查出每日每公斤標準體重需要的熱量

勞動強度一般分為五種情況：極輕體力勞動、輕體力勞動、中等體力勞動、重體力勞動和極重體力勞動，具體的界定方法如下：

◎不同勞動強度下熱能需要量◎

不同勞動強度	每日每公斤標準體重所需要的熱量（大卡）
極輕度體力勞動	30～35
輕度體力勞動	35～40
中度體力勞動	40～45
重度體力勞動	45～50
極重度體力勞動	勞動50～55（或60～70）

患者王女士身體肥胖，所需的熱量應再降一級，則對應的熱量供給值是25～30大卡。

5.計算每日所需總熱量

標準體重（公斤）×每日每公斤標準體重需要的熱量（大卡）

=55×（25～30）=1375（約1400大卡）～1650大卡，每天需熱量取中間值1500大卡。

第2步 一日三餐吃多少？

1. 一日三餐的熱量應該怎樣分配

營養學家們的研究成果顯示，一日三餐熱量的適當分配方式是：早餐占當天總熱量的30～40%；午餐占40～50%；晚餐占20～30%。這是符合正常健康人一天生理活動中熱量的消耗量，大致上也適合高血壓患者的情況。

範例 在前面的例子中計算出患者王女士每天需要的總熱量約為1500大卡。如果按早餐、午餐、晚餐30～40%、40～50%、20～30%的比例來分配三餐的熱量，如下：

早餐的熱量=1500大卡×(30～40%)=450～600大卡

午餐的熱量=1500大卡×(40～50%)=600～750大卡

晚餐的熱量=1500大卡×(20～30%)=300～450大卡

2. 一日三餐的營養需求

碳水化合物占全天攝取總熱量的60～65%，蛋白質可占全天攝取總熱量的15～20%，總脂肪的攝取量不超過全天攝取總熱量的 25%，膽固醇每天限制在300毫克以內。每天蔬菜的食用量在400～500克，水果的食用量為200克。

3. 三大營養素每天所需量計算

首先，根據上一點提到的高血壓患者每日膳食中三大生熱營養素的生熱比，來計算三大營養素所占的熱量：

碳水化合物占全天攝取總熱量的60～65%
蛋白質可占全天攝取總熱量的15～20%
總脂肪的攝取量不超過全天攝取總熱量的25%

以前述患者王女士為例（取其每天需要的總熱量為1500大卡），計算其每天三大營養素所占的熱量：

碳水化合物1500大卡×(60～65%)=900～975大卡
蛋白質1500大卡×(15～20%)=225～300大卡
脂肪1500大卡×25%=375大卡

碳水化合物、蛋白質、脂肪三大營養素的生熱係數為：4大卡/克、4大卡/克、9大卡/克，所以全天碳水化合物、蛋白質、脂肪的所需量為：

碳水化合物每天碳水化合物供給的熱量÷4 =碳水化合物每天所需量
蛋白質每天蛋白質供給的熱量÷4=蛋白質每天所需量
脂肪每天脂肪供給的熱量÷9=脂肪每天所需量

由此可知，患者王女士每天所需的三大營養素的供給量如下：

碳水化合物(900大卡～975大卡)÷4=225～244克
蛋白質(225大卡～300大卡)÷4=56～75克
脂肪325大卡÷9=36克

高血壓特殊族群的飲食原則

高血壓特殊族群主要包括：老年高血壓患者、妊娠高血壓患者、兒童高血壓患者。因所處的生理階段不同，而且血壓又高，他們的飲食不但要適合本身的生理需要，還要對降壓產生較好的效果，這樣才有益於這些人的病情穩定。

老年高血壓患者的飲食原則

❶ 控制熱量攝取，保持理想體重。

❷ 限鹽。每日用鹽量宜控制在5克以內，血壓高時則限制在3克以內，對血壓較高或合併心衰者攝鹽量應更嚴格限制，每日用鹽量以1～2克為宜。

❸ 控制脂肪的攝取量。烹調時宜少用油，盡量選用植物油，少用動物油。忌吃油煎或油炸食物。宜選用低飽和脂肪酸、低膽固醇的食物，如全穀食物、魚肉、低脂奶類等。

❹ 適量多吃些新鮮蔬菜、水果等含維生素C較為豐富的食物。研究發現，老年高血壓患者中血液中維生素C含量最高者，其血壓最低。

❺ 攝取充足的鈣量。老年高血壓患者每天鈣的攝取總量可以達到2000毫克。

❻ 忌吃得過飽。老年人消化機能減退，過飽易引起消化不良。同時，吃得過飽可使橫膈肌位置上移，影響心肺的正常功能和活動。另外，消化食物需要大量的血液集中到消化道，心腦供血相對減少，極易引發中風。

❼ 忌過量飲酒。過量飲酒可使老年高血壓患者的胃黏膜萎縮，容易引起炎症和出血，甚至肝硬化。建議飲用少許紅酒，每日不超過50ml。

食物選擇

宜吃食物

多吃一些蔬菜、水果，尤其是深色蔬菜；適當增加海產品的攝取，如海帶、紫菜、海產魚類等。

少吃或不吃的食物

油炸食品、糖果、點心、甜飲料等高熱量食物；醬菜、腐乳、鹹魚等鹽醃食品；肥肉及各種動物性油脂，動物內臟、魚子等高膽固醇食物。

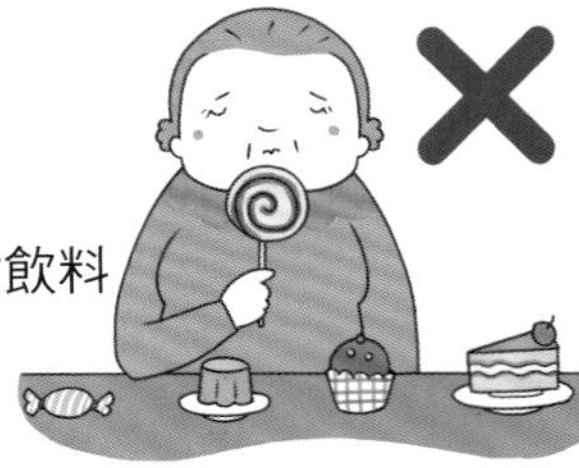

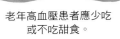

老年高血壓患者應少吃或不吃甜食。

妊娠高血壓患者的飲食原則

❶ 控制熱量和體重。妊娠高血壓患者要適當控制每日的進食量，不是「能吃就好」地無節制進食，應以孕期正常體重的增加為標準調整進食量。

❷ 口味要清淡，每天的食鹽量限制在 2 克左右，如果浮腫嚴重，尿量過少，可以採用無鹽飲食。

❸ 控制水分的攝取，每天飲水量不超過 1000 克（包括茶水、湯汁在內）。

❹ 及時補充從尿液中流失的蛋白質，每天每公斤體重攝 1.2～1.5 克蛋白質。

❺ 少吃菠菜等草酸含量較多的蔬菜，以免增加腎臟負擔。

❻ 限制辛辣食物及調味料的攝取。

❼ 懷孕前有高血壓史的孕婦應避免食用動物內臟等膽固醇含量較高的食物。

❽ 常吃些富含維生素 C 的蔬菜和水果。

❾ 常吃些冬瓜等具有利尿功效的食物。

❿ 注意適量多吃些富含膳食纖維的食物，以促進腸道蠕動，預防便祕。

食物選擇

宜吃食物

奶類及其製品、瘦肉、魚蝦、番茄、冬瓜、黃瓜、茄子、茭白筍、玉米、紅豆、綠豆、橘子、鮮棗、西瓜、蜂蜜等。

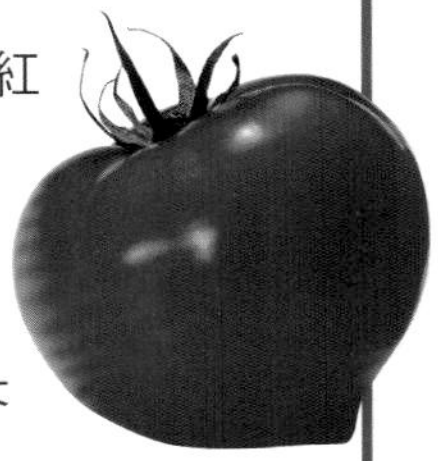

少吃或不吃的食物

鹹菜、醬菜、火腿、鹹肉、臘腸、大蒜、酒、含酒精飲料、花椒、八角、芥末、魚子、魷魚、動物內臟、肥肉等。

◎孕婦體重增加參考標準◎

孕前BMI	體型	體重體重增加值（公斤）
＜18.5	消瘦	12.5～18
18.5～23.9	正常	11.5～16
24～27.9	超重	7.5～11.5
28	肥胖	6～6.8

兒童高血壓患者的飲食原則

1. 適量控制熱量，降低脂肪和膽固醇的攝取，控制體重。
2. 採取高維生素、適量蛋白質、低鈉、低脂肪、低膽固醇的飲食。
3. 兒童高血壓患者在治療時，如果需要服用單胺氧化抑制劑，用藥期間就要避免食用高酪胺食物，如扁豆、蘑菇、醃魚肉、優酪乳、乾酪、葡萄乾、香蕉等
4. 限制鈉鹽的攝取量，採用低鹽飲食。每天食鹽量限制2～2.5克（鈉攝取量 2000毫克左右）。
5. 增加鈣和鎂的攝取量。鈣的攝取量每天應為800～1500毫克。應用利尿劑治療時需補充鎂，每天每公斤體重應達到8毫克。此外，還需補充鋅，每天可口服50～200毫克。
6. 必須保證有足夠的蛋白質，尤其是優質蛋白質。
7. 多吃含鉀高的食物。鉀的攝取與鈉保持在1.5：1的比例。

食物選擇

宜吃食物

芹菜、番茄、胡蘿蔔、荸薺、黃瓜、蘆筍、海帶、木耳、香蕉、綠豆、香菇、洋蔥、海帶、紫菜、海魚、山楂、雞蛋、瘦肉、大豆及其製品、奶類及其製品。

少吃或不吃的食物

漢堡、薯條、炸雞腿等西式速食；洋芋片、餅乾等零嘴。

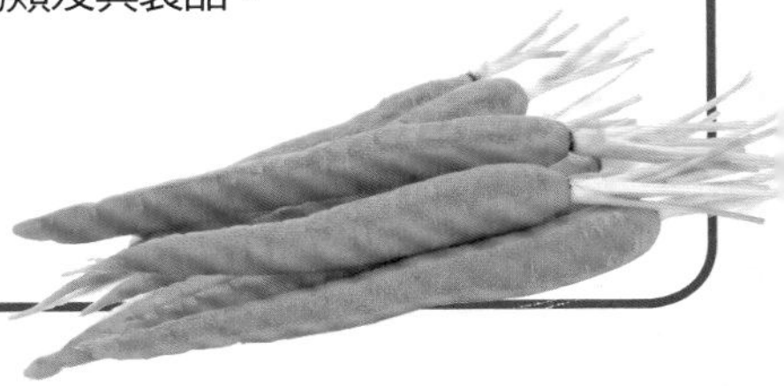

不易引起血壓升高的6大飲食祕訣

飲食控制是防治高血壓的基礎，本章節介紹一些可能會忽略的飲食細節，幫助你減輕高血壓的不適。

小祕訣1　正確攝取食鹽

1. 盡量不去餐廳吃飯，餐廳炒菜常使用較多的鹽來調味，正確的做法是，買新鮮的蔬菜自己烹調，除鹽外，盡量不用其他含鹽的調味料，逐漸習慣清淡的口味。
2. 建議家中備一支「小鹽匙」，能夠幫助高血壓患者更好地限鹽。有一種小鹽匙，平平的一勺就2克，高血壓患者放鹽時就好拿捏了。
3. 湯類食物和烹煮的食物，在烹調時使用的鹽溶入湯中，最好只吃其中的食物，盤子底部剩下的湯中含有較多的鹽，應避免食用。
4. 可將用鹽調味，換成用低鹽醬油調味。還可增加醋的用量，以減少醬油的使用。
5. 少吃洋芋片、泡麵，也會減少鹽的攝取量。
6. 調味時常使用的味精，其主要成分是谷氨酸鈉，在人體內會分解形成谷氨酸和鈉離子，相當於另一種形式的「鹽」，所以調味時味精應不放或少放。

小祕訣2　適時補充水分

高血壓患者體內水分不足時，血液循環容易受阻，誘發心腦血管疾病的機率會上升，所以要養成在口渴之前就補充水分的習慣，因為口渴時血液黏度已經升高了，如果血壓並沒有上升，容易形成血栓。另外，睡前也應喝一杯水，這樣夜裡身體水分流失也沒關係。

對高血壓患者來說，早晨是比較危險的時段，血壓相對較高，如果此時水分補充不足的話，會增加心腦血管疾病的發病風險。高血壓患者應養成在早晨起床後馬上喝一杯水的習慣，以減少心血管疾病的發病率。

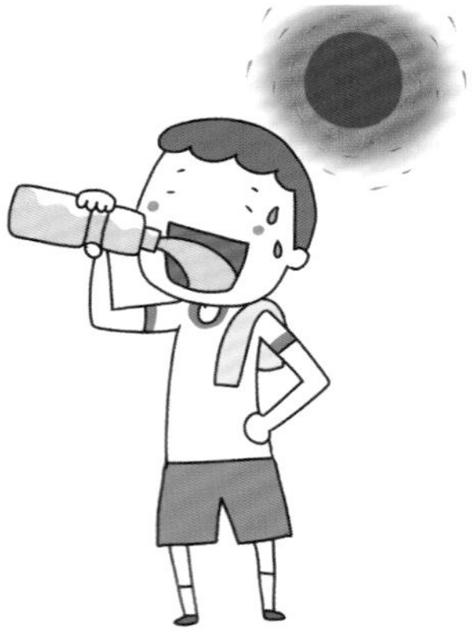
高血壓患者出汗後應及時補充水分。

小祕訣3 外出用餐需注意

1. 少喝湯。一般餐廳的湯裡，含鹽量1.2～2%，也就是100克的湯裡面就含有1.2～2克鹽，因為這樣做出的湯更加鮮美。只不過兩碗湯下肚，就可能吃下了5克鹽，再加上菜餚中的鹽，一天的鹽攝取量就會大大超標。另外，要少點排骨湯、雞湯、老鴨湯等肉湯，這類湯中含有大量的脂肪和膽固醇。
2. 少吃或不吃用油煎炸的食物，如果吃的話去掉外皮和肥肉部分再食用。
3. 清蒸等方法烹調的菜餚，口味會比較清淡。
4. 少吃肥甘厚味的食物，避免吃動物內臟等含脂肪和膽固醇較高的菜餚。
5. 炒飯、炒麵比白米飯與清湯麵脂肪更多，注意別食用過量。

小祕訣4 減少脂肪的攝取

1. 烹調時僅放少量的植物油，不吃動物油。
2. 不用油煎或油炸的方法烹調食物，多用燉、煮、汆、拌、蒸、滷等少油的做法烹調食物。
3. 最好吃瘦肉。吃鴨肉、雞肉時，要去除外皮和脂肪。
4. 最好食用低脂或脫脂的乳製品。少吃奶油類食物。盡量不吃乳酪或黃油。
5. 肉類烹調前汆燙，可降低其脂肪含量。
6. 涮清湯火鍋是一種降低脂肪含量的吃法。
7. 少吃速食麵，適量食用堅果類食物。

小祕訣5 適量飲酒

1. 少飲酒。男性每天攝取的酒精量不超過30克，女性不超過20克。
2. 高血壓患者每天喝酒應控制在白酒 30克、紅酒130克或啤酒360克以內。
3. 一定要在飲酒的同時吃一些食物，不然血壓容易升高。
4. 下酒菜要少吃油炸食品，盡量搭配蔬菜、魚類、大豆和低脂肪的肉類。

◎常見酒的熱量值◎

酒名	酒精度（%）	熱量（大卡/100克）
普通啤酒	5.4	33
黃酒	13	78
曲酒	55	330
高粱酒	58	352
紅葡萄酒	16	68
白葡萄酒	12	62

小祕訣6 注意食物的正確吃法

1. 雞胸肉的脂肪含量較少，可以食用，而雞皮、雞腿等脂肪含量較多，應少吃為宜。
2. 里肌肉脂肪含量少。煮的肉比用炒或油炸的肉更能降低脂肪。
3. 甜品類食物要有所選擇，乳酪蛋糕含糖較多應少吃，水果優酪乳可適量多吃。

適合高血壓患者的四季飲食

春季飲食

1. 多吃銀耳、牛奶、山藥、木耳、薏仁，以清肝養脾。
2. 適時補充維生素，可從當季蔬果攝取。

夏季飲食

1. 控制脂肪和穀類的攝取量。鹽分每日不超過4克為宜。
2. 增加含鉀、鈣豐富的蔬果和豆製品。
3. 增加魚類、禽類等富含優質蛋白質且脂肪含量較低的動物性食物。
4. 每天飲用250克牛奶，每週吃雞蛋不超過4顆。
5. 最好不飲白酒，如要飲用每人每日的飲酒量不超過20ml。

秋季飲食

1. 以清補平補為主，選擇營養豐富的降壓食物，如銀耳、山藥、蓮子、芹菜等，有助於增強體質。
2. 注意進食量，不宜大吃大喝。
3. 避免太油膩。飲食中可適當選用高蛋白、低脂肪的禽類、魚蝦類和大豆類製品，其中不飽和脂肪酸和大豆磷脂既養生又降壓。
4. 講究蔬果的攝取，適合常吃山楂、柚子、蘋果、香蕉、奇異果、蘿蔔、馬鈴薯、洋蔥、綠葉蔬菜、海帶、紫菜、香菇、木耳等富含鉀離子的蔬果，可對抗鈉離子升高血壓的作用，同時有生津潤燥、益中補氣的效果。
5. 秋季時，高血壓患者的血濃度容易提高，最好常吃黑木耳，黑木耳有降低血濃度、降低血脂的功效，常吃會使血液不黏稠，不易患腦血栓、冠心病。

冬季飲食

1. 有頭昏頭暈、口乾心煩、面紅上火、耳鳴、腰酸、舌紅、脈象細等症狀的高血壓患者，屬虛熱體質，宜選用甲魚、冬蟲夏草、龜板、西洋參、枸杞子、牛膝等補陰藥。
2. 高血壓患者隨意服用人參、鹿茸等具有濕熱、升散特性的補氣壯陽藥，不僅對降血壓無益，反而會加重病情。
3. 氣虛的高血壓患者採用藥性平和的補氣方劑進行緩補。
4. 若常感胸悶、苔膩不化的高血壓患者，最好在醫生指導下，先服用具有健脾化濕及祛痰等功效的中藥調理，待上述症狀緩解後，再酌情選服用補藥。

PART2

吃對食物，有效緩解高血壓

Healthy Recipes

本章選用77種代表性的降壓食材，全面解析食材降壓的原理，使高血壓患者在獲得治療的同時，享受進餐的樂趣！

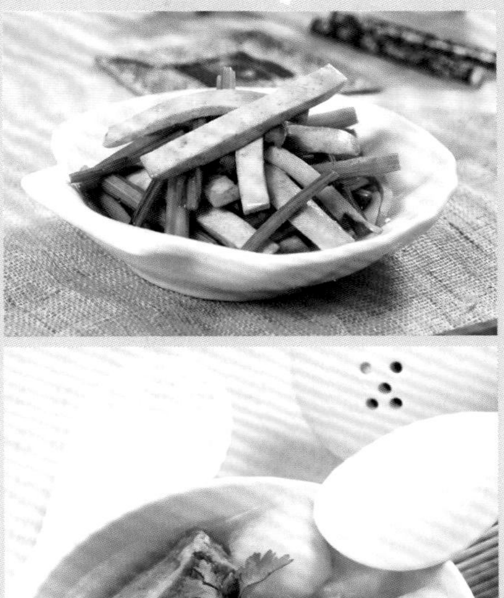

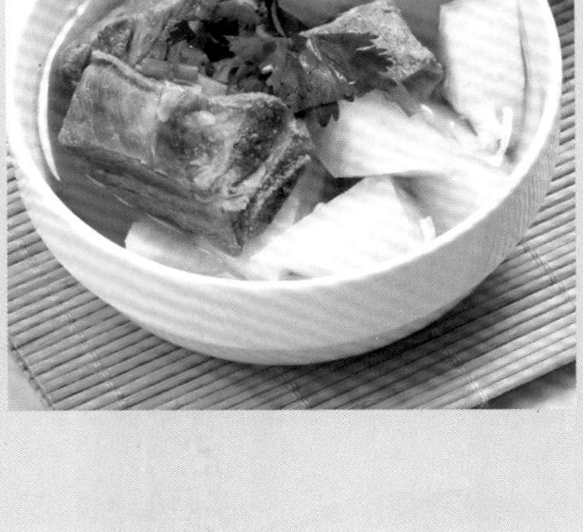

玉米

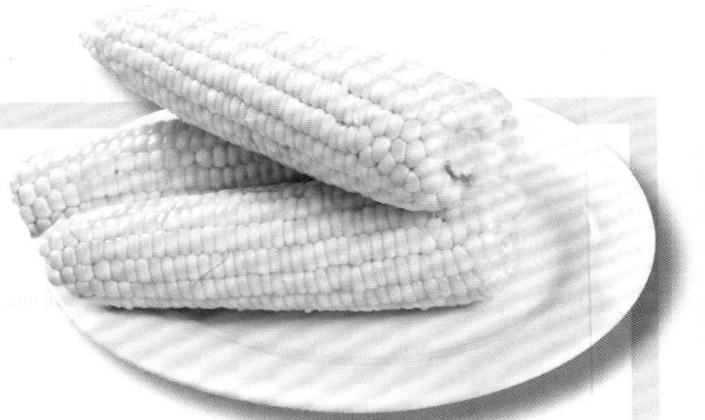

保持血管彈性

性味歸經：味甘，性平；入脾、胃經。
推薦用量：鮮玉米每餐宜吃 100 克；玉米製的麵食每餐宜吃 50 ～ 100 公克。

營養成分	營養功效
玉米含有穀胱甘肽、維生素B群、維生素E、維他命B_3、鈣、鎂、硒和油酸、亞麻油酸、棕櫚酸等營養素。	玉米含有的黃體素、玉米黃質，可以對抗眼睛老化；玉米胚芽所含的營養物質，可以增強人體的新陳代謝，調整神經系統功能。

降血壓關鍵字

維生素 E(✔)、亞麻油酸(✔)

對高血壓的益處

保持血管彈性。玉米中所含的亞麻油酸和玉米胚芽中的維生素 E 交互作用，可降低血液膽固醇濃度，並防止其沉積於血管壁，保持血管彈性，從而降低血壓。

對預防併發症的益處

降低心肌梗塞、中風等風險。玉米中的油酸、亞麻油酸可降低高血壓患者發生心肌梗塞、中風等疾病的風險。

特別提示

玉米胚芽的營養含量很高，食用玉米時，應全部吃進。

搭配宜忌

✔ 玉米＋豆類 ⇨ 預防皮膚粗糙

玉米蛋白質中缺乏色胺酸，僅單吃玉米容易造成皮膚粗糙，所以建議與富含色胺酸的豆類食品搭配食用。

✔ 玉米＋橘子 ⇨ 有利於吸收維生素

橘子中富含維生素 C，但卻極易被氧化；玉米中所含的維生素 E 有較強的抗氧化作用，兩者共同食用，更有利於人體對維生素的吸收。

✘ 玉米＋可樂 ⇨ 干擾鈣吸收

可樂和玉米都富含磷，兩者經常共同搭配食用，可能會攝取過量的磷，進而干擾體內鈣的吸收及保存。

降壓常備菜食譜

Ⓖ 綠色食物 Ⓡ 紅色食物 Ⓨ 黃色食物 Ⓦ 白色食物 Ⓑ 黑色食物

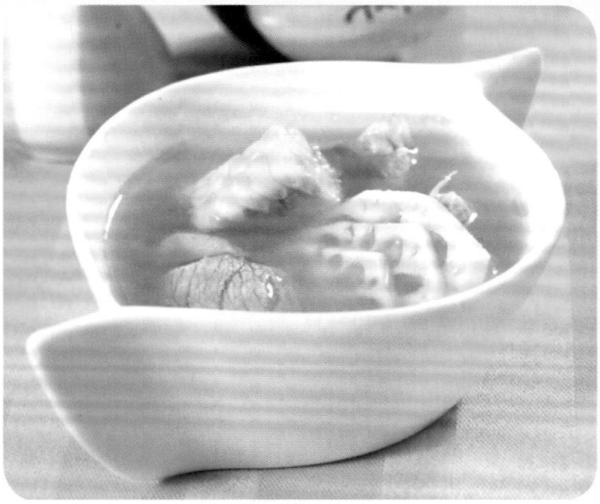

蓮藕玉米排骨湯 ⓇⓎⓌ

食材：豬排骨 300 克，玉米、蓮藕各 150 克。

調味料：薑片 5 克，米酒 10 克，鹽 3 克，陳皮少許。

做法：

1. 豬排骨洗淨切段，放入鍋中，加入適量清水，以大火煮沸，汆燙一下以除去血水，撈出瀝乾。
2. 蓮藕去皮切片，放入沸水鍋內汆燙；玉米切段，備用。
3. 鍋內注入適量清水，放入排骨、蓮藕片、玉米、薑片、陳皮、米酒，以以大火煮沸後，改小火煮 2 小時至材料熟爛，加鹽調味即可。

嫩玉米炒彩椒 ⒼⓇⓎ

食材：鮮玉米粒 200 克，青椒、紅椒各 25 克。

調味料：蔥花 5 克，鹽 3 克。

做法：

1. 玉米粒洗淨；青椒、紅椒洗淨，去蒂去籽，切丁。
2. 鍋置火上，倒入植物油燒至七成熱，放蔥花爆香，倒入玉米粒翻炒均勻，淋入少許清水，燒至玉米粒熟透，放入青椒、紅椒丁翻炒均勻，用鹽調味即可。

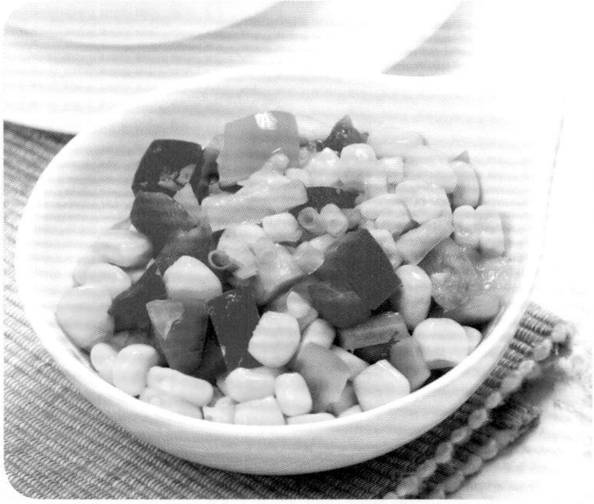

Expert 專家連線

高血壓患者應如何補充水分？

對高血壓患者而言，早晨是最危險的時刻。如果血壓升高，水分補充不足，會造成血液不流通。因此早晨起床時，應立即空腹喝 1 杯溫水；早晨外出運動回家後，再喝 1 杯溫水，以補充運動中流失的水分；下午，每過 1 小時就適當喝杯水。沐浴前後也需要各喝 1 杯水；睡前喝 1 小杯水，有助於清除體內的毒素。但是喝水也不是越多越好，每天以 1200 ～ 1500 克為宜。

蕎麥

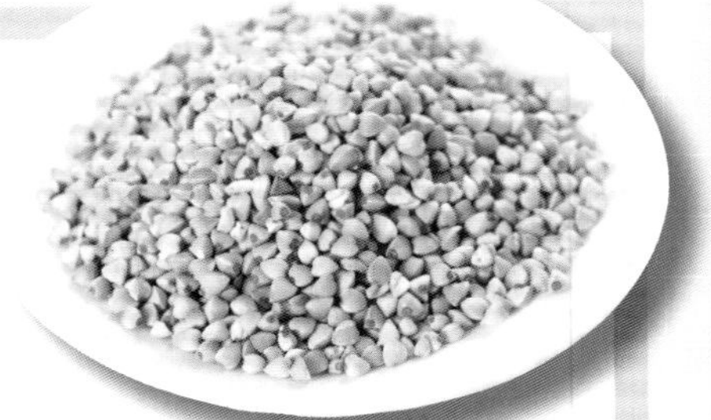

抑制血壓上升

性味歸經：性平，味甘；歸肝、脾、胃經。
推薦用量：每餐宜吃 60 克。

營養成分	營養功效
蕎麥富含膳食纖維、碳水化合物、維生素B1、維生素B2、鈣、磷、鐵、鉀等營養成分。	蕎麥具有清熱去燥、補中益氣、涼血、除煩止渴、潤腸通便、軟化血管及降低血脂等多種功能；蕎麥對防治動脈硬化、高脂血及便祕等症，具顯著的食療功效。

降血壓關鍵字

蘆丁（✔）

對高血壓的益處

抗氧化，有助於降低血壓。蕎麥富含其他五穀雜糧中含量很少的蘆丁，蘆丁能抑制讓血壓上升的物質，具有抗氧化作用，其含有的鉀有助於降低血壓。

對預防併發症的益處

預防動脈硬化。蕎麥中含有的蘆丁、蕎麥多元酶，兩者共同作用，可達到預防動脈硬化的功效。

特別提示

1. 蕎麥性涼，每餐不宜多吃，胃寒者更要避免，以防止消化不良等胃部不適感。
2. 蕎麥米的米質較硬，烹調前，應該用清水浸泡2小時左右。

搭配宜忌

✔ 蕎麥＋白米⇨營養更均衡

蕎麥是粗糧，用來煮粥或蒸飯時，可加些白米，粗細糧搭配食用，營養更均衡。

✔ 蕎麥＋優酪乳⇨降低膽固醇

優酪乳和蕎麥一起吃，可以降低膽固醇。

✔ 蕎麥＋雞蛋⇨維護皮膚和神經系統健康

蕎麥含有維他命 B3，雞蛋含色胺酸，共同搭配食用時，可以提高體內維他命 B3 含量，有助於維持皮膚，消化和神經系統的健康。

✘ 蕎麥＋黃魚⇨消化不良

古醫書記載，蕎麥麵性寒，不易消化，黃魚含脂肪較多，兩者同食，可能會引起消化不良。

降壓常備菜食譜

Ⓖ綠色食物 Ⓡ紅色食物 Ⓨ黃色食物 Ⓦ白色食物 Ⓑ黑色食物

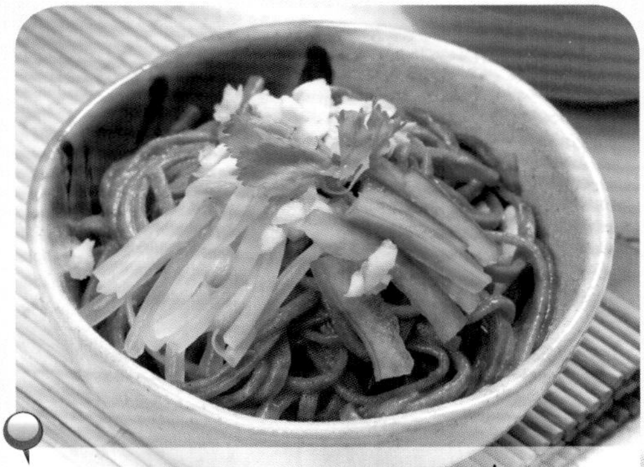

烹飪小幫手

芝麻醬請用涼開水調稀，千萬不行用自來水，以免引發腹瀉。

涼拌蕎麥麵 ⒼⓌ

食材：蕎麥麵 150 克，雞胸肉、青椒、綠豆芽各 50 克。

調味料：香菜末、蒜末、芝麻醬各 10 克，醬油、辣椒油、醋各 5 克，鹽 3 克，香油少許。

做法：

1. 雞胸肉洗淨，煮熟，撈出後撕成絲；青椒洗淨，去蒂，去籽，切絲；綠豆芽清洗乾淨，用沸水汆燙後撈出，瀝乾水分。
2. 芝麻醬放入小碗中，加入少許水調稀，加醬油、醋、蒜末、辣椒油、香油、鹽攪拌均勻，製成調味醬。
3. 鍋置火上，倒入適量清水燒開，加入蕎麥麵煮熟，撈入碗中，放入雞肉絲、青椒絲、綠豆芽，淋入調味汁拌勻，撒上香菜末即可。

蕎麥煎餅 ⒼⓌ

食材：蕎麥麵粉 100 克，麵粉 50 克，雞蛋清 1 個，高麗菜 150 克，豆腐絲 100 克。

調味料：蔥末、薑末、蒜末各 5 克，鹽 3 克。

做法：

1. 蕎麥麵粉和麵粉一同倒入大碗中，放入雞蛋清和適量清水，攪拌成稀麵糊；高麗菜洗淨，切絲；豆腐絲切成約 10 公分長的段，洗淨。
2. 平底鍋置火上，塗抹上植物油燒至五成熱，逐一淋入適量麵糊攤成薄餅狀，煎至兩面熟透，再盛出。
3. 鍋置火上，倒油燒至六成熱，放入蔥末、薑末一起爆香，再放入高麗菜、豆腐絲翻炒至高麗菜熟，加鹽和蒜末調味，盛出，捲入煎餅中食用即可。

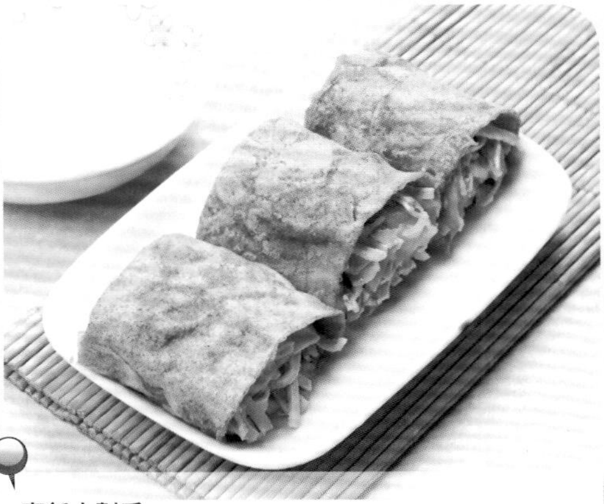

烹飪小幫手

調麵糊時，冷水要一點一點地慢慢加入，才能夠把麵糊調得更均勻。

燕麥

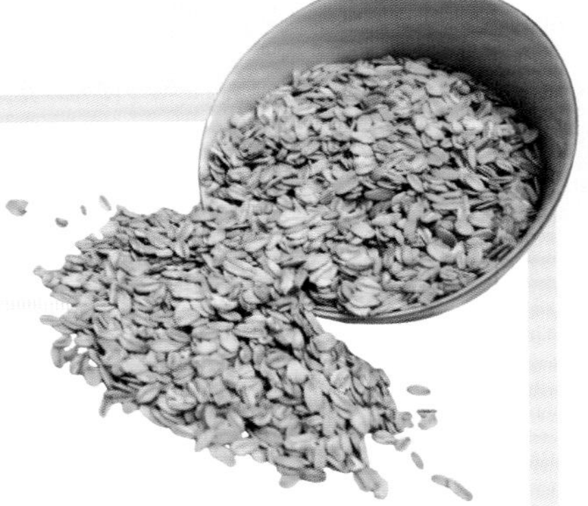

降低體內鈉含量，輔助降血壓

性味歸經：性平，味甘；歸肝、脾、胃經。
推薦用量：每餐宜吃40克。

營養成分	營養功效
燕麥含有人體所需的8種胺基酸與維生素B1、維生素B2、維生素E、葉酸及鈣、磷、鐵、鋅等多種礦物質。	燕麥可以促進血液循環，緩解生活及工作所帶來的壓力，預防心腦血管疾病；對脂肪肝、糖尿病、浮腫、便祕等有輔助療效，對老年人增強體力、延年益壽也大有裨益。

降血壓關鍵字

膳食纖維（✔）

對高血壓的益處

幫助排鈉，輔助降血壓。燕麥富含的膳食纖維具有吸附鈉的作用，使人體內多餘的鈉隨糞便排出體外，使體內鈉的含量降低，從而輔助降血壓。

對預防併發症的益處

預防高血壓合併血脂異常。燕麥能降低血液中膽固醇與三酸甘油脂的含量，可以達到調脂減肥的功效，預防高血壓合併血脂異常。

特別提示

1. 燕麥單次不宜吃太多，吃多了容易會發生胃痛、腹脹等不適感。
2. 即食燕麥片烹煮的時間不宜過久，會損害其營養。

搭配宜忌

✔ 燕麥＋大米⇨控制餐後血糖

燕麥具有抑制血糖值上升的作用，若與含澱粉較多、容易升高血糖含量的白米一起食用，有助於控制餐後血糖。

✔ 燕麥＋蝦⇨有利於牛磺酸的合成

蝦子中的牛磺酸含量相當豐富，可以護心、解毒；燕麥中富含維生素B6，有利於牛磺酸的合成。兩者搭配，有助於人體健康。

✔ 燕麥＋香蕉⇨改善睡眠

香蕉含有較多維生素B6，可以幫助提高人體內的血清素含量；燕麥穀皮有助於提高體內血清素含量，可改善睡眠狀況。兩者搭配，更有助提高血清素含量，改善睡眠。

降壓常備菜食譜

Ⓖ綠色食物 Ⓡ紅色食物 Ⓨ黃色食物 Ⓦ白色食物 Ⓑ黑色食物

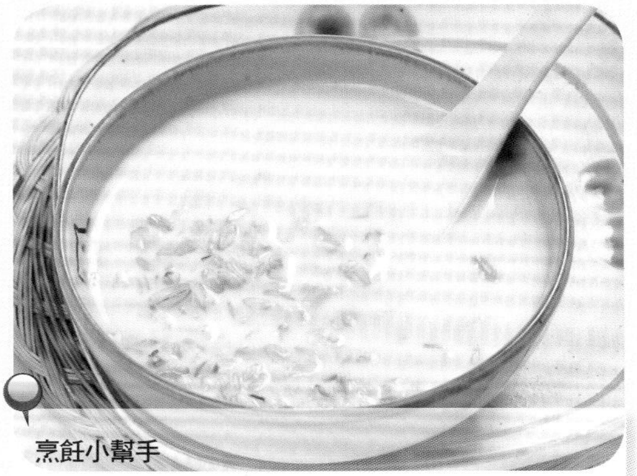

烹飪小幫手

沖入豆漿後的燕麥片，一定要悶足 10 分鐘，口感才會更滑爽、軟糯。

豆漿麥片粥 ⓎⓌ

食材： 黃豆 60 克，即食燕麥片 100 克，白糖 10 克。

做法：

1. 黃豆用清水浸泡 10 ～ 12 小時，洗淨；燕麥片倒入大碗中。
2. 把浸泡好的黃豆，倒入全自動豆漿機中，加水至上下水位線間，待豆漿做好，倒入裝有燕麥片的大碗中，加入白糖，蓋上碗蓋悶 10 分鐘，攪拌均勻即可。

燕麥黑米糊 ⓌⒷ

食材： 蕎燕麥、黑米、糯米各 15 克，蜂蜜 15 克。

做法：

1. 燕麥、黑米、糯米分別清洗乾淨，用清水浸泡 24 小時，撈出，放入調理機中，加入足量的清水攪碎。
2. 鍋內倒入攪打好的米糊，以小火煮至口感略稠且軟糯的粥狀，放置溫熱至略涼，加蜂蜜調味即可。

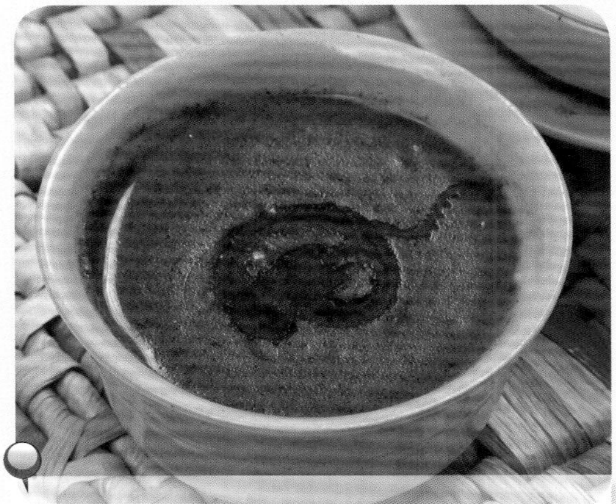

烹飪小幫手

蜂蜜必須在米糊溫熱後略涼時再加入，否則高溫會破壞蜂蜜的營養。

Expert 專家連線

高血壓患者為何要遠離咖啡因？

咖啡因能夠使血壓上升 5 ～ 15 毫米汞柱，尤其是在精神緊張時，咖啡因的刺激再加上緊張的情緒，把血壓提高到不利健康的程度。研究顯示，喝一杯咖啡之後，血壓升高的時間可長達 12 小時。因此高血壓患者應避免在工作壓力大時，喝含咖啡因的飲料。

小米

幫助高血壓患者調養身體

性味歸經：性微寒，味甘；歸脾、胃、肺經。
推薦用量：每餐宜吃60克。

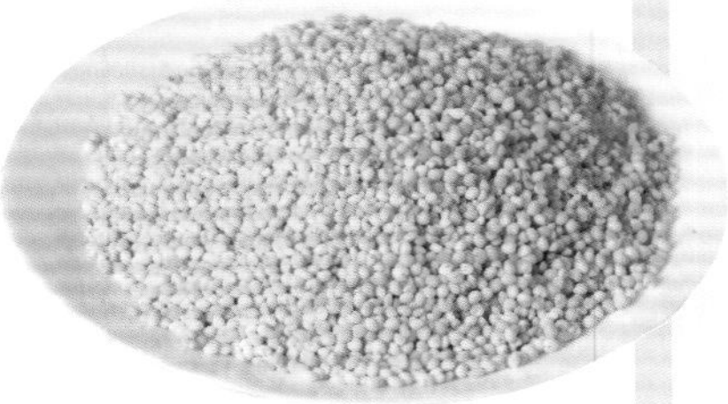

營養成分	營養功效
小米富含膳食纖維、碳水化合物、維生素B1、維生素B2、維他命B3、鈣、磷、鐵、硒、鋅、鎂等。	小米能清熱解渴、健胃祛濕、輔胃安眠、緩解嘔吐，有效預防血管硬化，還有利於恢復體力，調養孕婦及生產後的虛寒體質。

降血壓關鍵字

維生素B群（✔）、維他命B（✔）、膳食纖維（✔）、鈣（✔）

對高血壓的益處

抑制血管收縮、降低血壓。小米所含有的維生素B群、維他命B3、膳食纖維及鈣等多種營養成分，能達到抑制血管收縮、降低血壓的作用。

特別提示

1. 小米煮粥時，不宜加食用鹼，這會破壞內含的維生素B群。另外，小米粥也不要熬得太稀，熬得稍微濃稠，更有利於營養吸收。
2. 小米性微寒，體質虛寒者應少吃，氣滯者忌食。

搭配宜忌

小米＋肉類⇨補充賴氨酸

小米適合與肉類搭配在一起食用，因為小米中的胺基酸缺乏賴氨酸，肉類的胺基酸中富含賴氨酸，可彌補小米缺乏賴氨酸的不足。

小米＋黃豆⇨護膚、護眼

小米的類胡蘿蔔素在維生素A缺乏時，可轉化成維生素A，與黃豆的異黃酮發生作用，可以保護皮膚，對眼睛視力有好處。

小米＋南瓜⇨輔助降低血壓

小米可以抑制血管收縮、降低血壓；南瓜所含膳食纖維可以吸附體內的鈉，使體內鈉含量降低，從而輔助降低血壓。

降壓常備菜食譜

Ⓖ綠色食物 Ⓡ紅色食物 Ⓨ黃色食物 Ⓦ白色食物 Ⓑ黑色食物

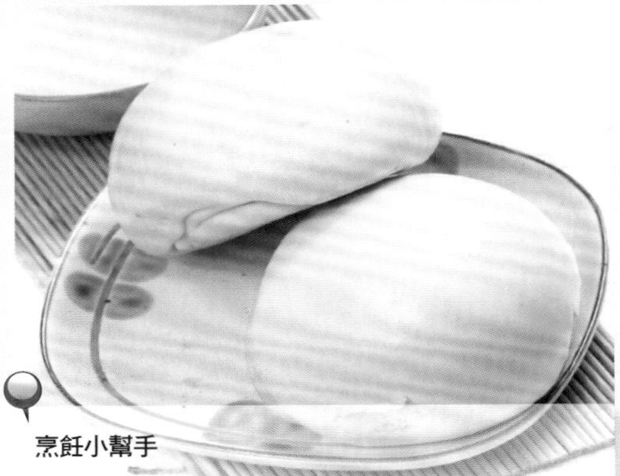

烹飪小幫手

調化酵母不宜用開水，因為會讓酵母菌因高溫死亡，使酵母不再具有讓麵發酵的功能。

雜糧饅頭 ⓎⓌ

食材：小米麵粉 80 克，黃豆麵粉 30 克，麵粉 50 克，酵母 5 克。

做法：

1. 將酵母用約 40℃的溫水調勻；小米麵粉、黃豆麵粉、麵粉倒入容器中，慢慢地加酵母水和適量清水攪拌均勻，揉成表面光滑的麵團，靜置發酵 40 分鐘。
2. 將發酵好的麵團搓揉成粗條，切成約 15 公分見方的麵團，揉成圓形，製成饅頭生坯，送入燒開的蒸鍋蒸 15 ～ 20 分鐘即可。加入白糖，蓋上碗蓋悶 10 分鐘，攪拌均勻即可。

雞蓉小米羹 ⓎⓌ

食材：小米 50 克，雞胸肉 100 克，蛋白 1 個。

調味料：蔥末 10 克，雞湯 1000 克，鹽、3 克，胡椒粉 1 克，太白粉少許。

做法：

1. 小米清洗乾淨；雞胸肉洗淨，切小丁，加蛋白和太白粉攪拌均勻，靜置 10 分鐘。
2. 鍋倒油燒至七成熟，蔥末爆香，倒入雞湯和小米大火燒開，轉小火煮至九分熟，加入雞肉煮熟，加鹽和胡椒粉調味，用太白粉勾芡即可。

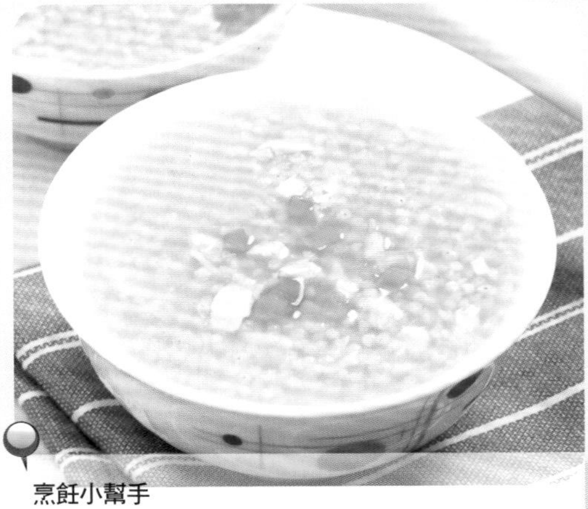

烹飪小幫手

雞肉切好後，加上太白粉拌製，可以讓煮熟後的口感鮮嫩不乾硬。

Expert 專家連線

含鈉較高的食物有哪些？

醃製食品、話梅、麵包、餅乾、碳酸性飲料、皮蛋、板鴨、香腸、火腿、豆腐腦、豆干、橄欖、罐裝的番茄汁、罐裝的玉米、罐裝的泡菜等食物含鈉均較高。

薏仁

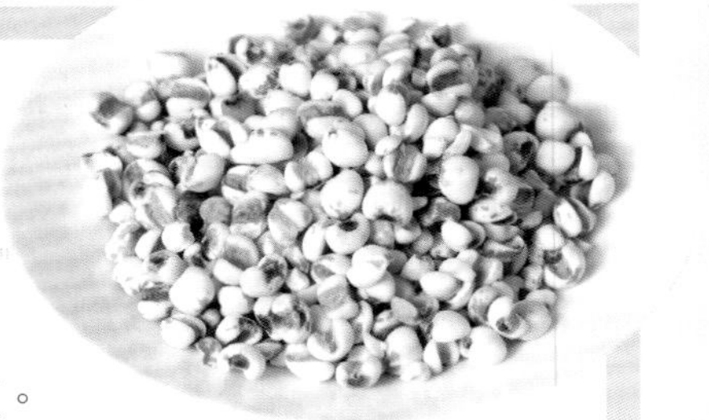

適合脾胃虛弱的高血壓患者食用

性味歸經：性微寒，味甘淡；歸脾、胃、肺、大腸經。
推薦用量：每餐宜吃 40 克。

營養成分	營養功效
薏仁含有多種維生素和礦物質，其中維生素B群及維生素E的含量較為豐富。	常吃薏仁可使皮膚光澤細膩，有助於消除粉刺、黑斑、改善膚色，還能使身體輕盈，增強免疫力，減少腫瘤的發病機會。薏仁還能輔助調養水腫、脾虛泄瀉等病症。

降血壓關鍵字

維生素（✔）、膳食纖維（✔）

對高血壓的益處

有助於擴張血管，有助降低血壓。薏仁富含維生素及膳食纖維等多種營養成分，具有較好的利水去濕、健脾養胃、清熱潤肺等功效，尤其適合脾胃虛弱的高血壓患者食用。此外，科學研究和臨床實踐證明，薏仁能擴張血管，有助降低血壓。

對預防併發症的益處

薏仁有助於降低血糖，適合高血壓併發糖尿病的患者食用。

特別提示

1. 薏仁有顯著的抗癌作用，適合放療、化療的癌症患者食用。
2. 薏仁具有健脾益胃、改善脾虛泄瀉的作用，但在食用前，建議先炒一下，再用於烹調，可以緩解薏仁本身的寒性。

搭配宜忌

✔ 薏仁＋紅豆

⇨ 適合脾胃虛弱型高血壓患者

薏仁富含胺基酸、維生素及膳食纖維，具有較好的利水去濕、健脾養胃、清熱潤肺的功效，適宜痰濕內阻造成的脾胃虛弱型高血壓患者食用。紅豆屬於高蛋白、低脂肪的優質植物蛋白，並且含有豐富的鐵，兩者同食，對高血壓患者有益。

降壓常備菜食譜

Ⓖ綠色食物 Ⓡ紅色食物 Ⓨ黃色食物 Ⓦ白色食物 Ⓑ黑色食物

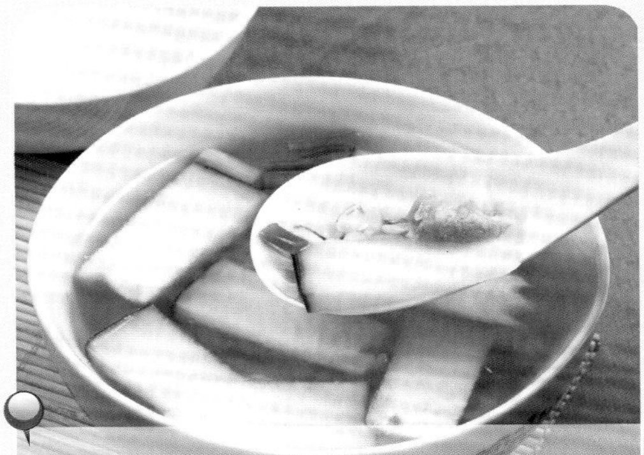

烹飪小幫手

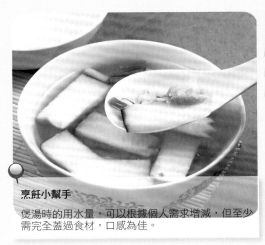

煲湯時的用水量，可以根據個人需求增減，但至少需完全蓋過食材，口感為佳。

冬瓜薏仁瘦肉湯 ⓇⓌ

食材：薏仁 30 克，冬瓜 150 克，豬瘦肉 100 克。

調味料：蔥段、薑片各 10 克，鹽 3 克，香油少許。

做法：

1. 薏仁清洗乾淨，先以清水浸泡 1 小時；冬瓜去瓤和籽，洗淨，帶皮切成塊；豬瘦肉洗淨，切塊。
2. 砂鍋放入蔥段、薑片、薏仁、瘦肉，加入 2000 克清水，大火燒開後轉小火煮 1 小時，加入冬瓜塊煮至透明，用鹽調味，淋上香油即可。

薏仁枸杞粥 ⓇⓌ

食材：薏仁 50 克，糯米 30 克，枸杞 10 克。

調味料：白糖少許。

做法：

1. 薏仁、糯米分別清洗乾淨，用清水浸泡 3 小時；枸杞洗淨。
2. 鍋置火上，倒入適量清水燒開，加入薏仁、糯米，大火燒開後，轉小火煮至米粒九分分熟，放入枸杞煮至米粒熟透、略稠的粥，加白糖調味即可。

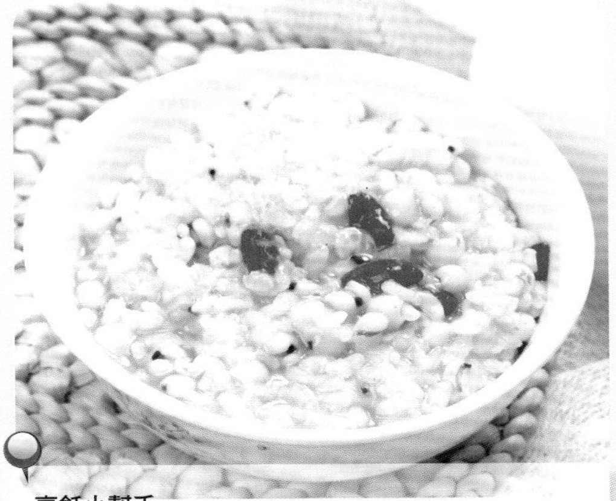

烹飪小幫手

枸杞不宜與薏仁和糯米一同下鍋，枸杞若長時間烹煮，容易被煮破，影響粥的口感及整體外觀。

Expert 專家連線

哪些食物可以減少降壓藥物的副作用？

治療高血壓時，常將降壓藥與利尿劑配合使用，有些利尿劑在排出鈉和水分的同時，也把鉀排掉，而會引起乏力、肌肉麻痹、感覺遲鈍等症狀。因此在服用利尿劑期間，高血壓患者應多吃富含鉀元素的食物，如西瓜、柿子、脫脂奶粉、大豆、葡萄乾、番茄、菠菜等。每天吃 2 顆番茄，就能夠補充大約 1 克的鉀，滿足人體的需要。

番薯

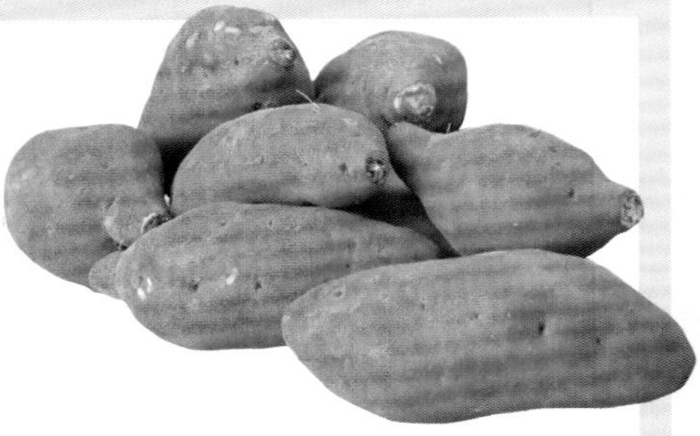

保持血管彈性，有助降血壓

性味歸經：性平，味甘；歸脾、胃、大腸經。
推薦用量：每餐宜吃 40 克。

營養成分	營養功效
番薯富含澱粉、膳食纖維、胡蘿蔔素、維生素E及鉀、鐵、銅、硒、鈣等礦物質。	番薯具有補中和血、暖胃、益五臟、增強免疫力、保護皮膚、延緩衰老、防癌抗癌的功效。番薯含有較多的膳食纖維，能刺激消化液分泌及胃腸蠕動，達到潤腸通便的作用。

降血壓關鍵字

黏蛋白（✔）

對高血壓的益處

番薯促進膽固醇的代謝，保持血管壁的彈性。番薯切開後，通常會滲出白色的漿狀物質，這種物質是黏蛋白，它能保護黏膜，促進膽固醇的代謝，保持血管壁的彈性，這就是有助於降低血壓的物質。

對預防併發症的益處

有效預防腦部動脈硬化。番薯具有消除活性氧的作用，由於活性氧可導致動脈硬化，高血壓患者常吃番薯可以有效預防腦動脈硬化的產生。

特別提示

1. 番薯一次不宜食用過多，很可能會出現燒心、胃酸過多、脹氣等不適感。
2. 番薯在胃中會產酸，胃潰瘍及胃酸過多的人不宜食用。

搭配宜忌

✔ 番薯＋白米 ⇨ 減輕脹氣等不適症狀

番薯可以降低血壓，並且保持血管壁的彈性，預防動脈硬化，和白米一起食用，可以減輕食用番薯後，多數人會出現的脹氣或排氣等不適症狀。

降壓常備菜食譜

Ⓖ綠色食物 Ⓡ紅色食物 Ⓨ黃色食物 Ⓦ白色食物 Ⓑ黑色食物

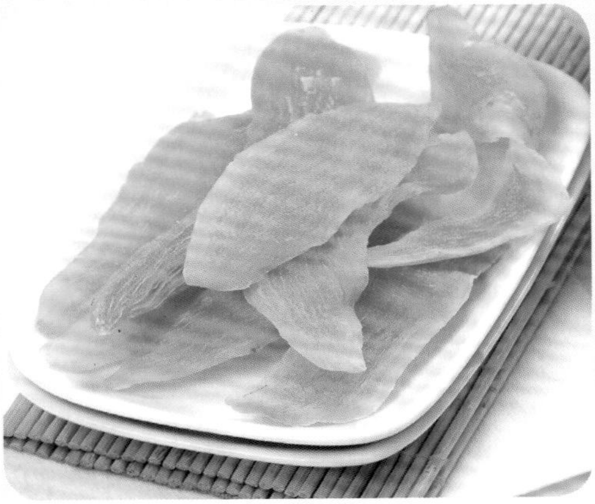

自製番薯乾 Ⓡ

食材：番薯 500 克。

做法：

番薯洗淨，蒸熟，取出放涼，再去皮，切片，擺放在室內通風且隔著玻璃能曬到陽光的地方，晾曬至乾即可。

烹飪小幫手

1. 剛買回來的番薯，最好放在陰涼通風處 4 至 5 天，讓水分蒸發一些，再製的番薯乾，味道會更香甜。
2. 番薯蒸熟冷卻後再切，才不容易被切得鬆散。

烤番薯 Ⓡ

食材：番薯 2 個（每個約 150 克）。

做法：

番薯洗淨，瀝乾水分，再用食品專用錫箔紙包好，放入烤盤中，用微波爐中火烘烤 4 分鐘，翻面後，再用中火烘烤 4 分鐘，取出食用即可。

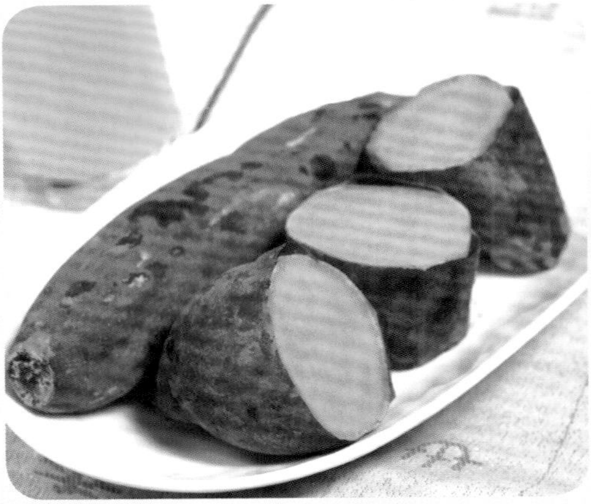

烹飪小幫手

1. 不建議選用過大的番薯，因為很可能番薯內部還沒烤熟，表皮已經焦了。
2. 兩個番薯烘烤時，要彼此留有一些距離，這樣受熱才會均勻，烤熟後口感更好。

Expert 專家連線

為何老年高血壓患者不宜經常赴盛宴？

老年高血壓患者在面對美食佳餚，容易吃得過多，加上長時間的交談，精神高度興奮，情緒激動，還會增加心臟負擔，容易引發心絞痛、心肌梗塞或腦中風等危險。因此，老年高血壓患者要減少赴宴或多在自家用餐。

綠豆

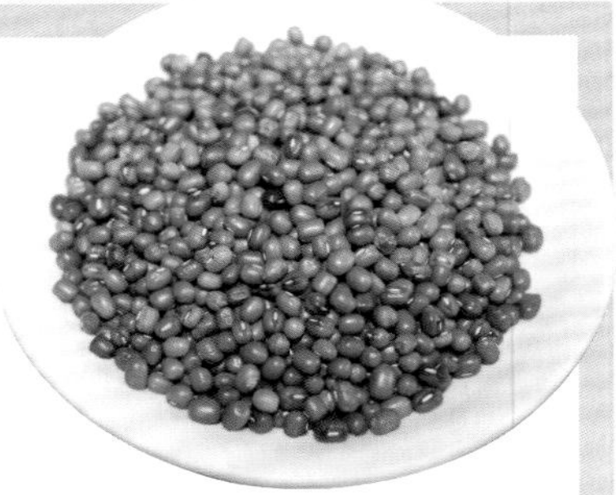

利尿、排鈉，輔助降血壓

性味歸經：性寒，味甘；歸心、胃經。
推薦用量：每餐宜吃 25 克。

營養成分	營養功效
綠豆富含胡蘿蔔素、維生素B1、維生素B2、維他命B3、醣類及鈣、磷、鐵等多種營養成分。	綠豆對葡萄球菌以及多種病毒能達到抑制作用，具有抗過敏作用，可輔助治療蕁麻疹，還能清熱降暑、解毒、止渴利尿、降血脂和膽固醇。

降血壓關鍵字

利尿（✔）

對高血壓的益處

減少對血管壁的壓力，輔助降壓。綠豆具有利尿的功效，可幫助人體從尿液中排出體內多餘的鈉，使得血管細胞中的水含量及血管內的血容量降低，心臟輸出的血量也會減少，從而減少血液對血管壁的壓力，達到輔助降壓的作用。

對預防併發症的益處

綠豆具有降血脂的功效，適合併發冠狀動脈硬化及血脂異常的高血壓患者食用。

特別提示

1. 服用溫補的中藥時，不宜吃綠豆，會降低藥物的藥效。
2. 綠豆性寒，脾胃虛寒及經常拉肚子的人不宜多吃。

搭配宜忌

✔ 綠豆＋南瓜 ⇨ 保健

南瓜和綠豆一起吃，有良好的保健作用。

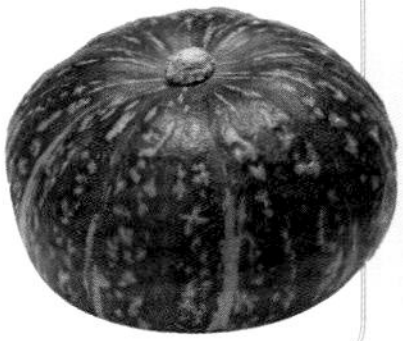

降壓常備菜食譜

Ⓖ綠色食物 Ⓡ紅色食物 Ⓨ黃色食物 Ⓦ白色食物 Ⓑ黑色食物

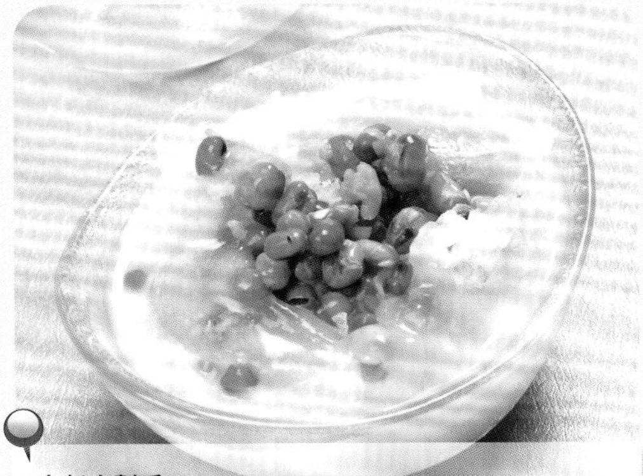

烹飪小幫手

煮綠豆時，必須隨時隨地用湯勺攪拌一下，以免燒焦。

綠豆牛奶冰 ⒼⓌ

食材：綠豆 100 克，牛奶 150 克，冰塊 100 克。

調味料：白糖 15 克。

做法：

1. 綠豆清洗乾淨，先用清水浸泡 4 小時；冰塊必須打成冰屑，先放入透明的玻璃杯中備用。
2. 鍋內放入綠豆及適量清水，大火燒沸後，轉小火煮至綠豆熟軟且湯汁黏稠，再加白糖調味，自然冷卻後，取適量放在杯中的冰屑上，淋上牛奶即可。

綠豆南瓜湯 ⒼⓎ

食材：綠豆 50 克，南瓜 150 克。

調味料：冰糖 10 克。

做法：

1. 綠豆清洗乾淨，先用清水浸泡 3 ～ 4 小時；南瓜去皮，除瓤去籽，切塊。
2. 鍋置火上，先放入綠豆及適量清水，大火燒沸後，轉小火煮至綠豆八分熟，加入南瓜塊煮至熟軟，再加冰糖煮至化開即可。

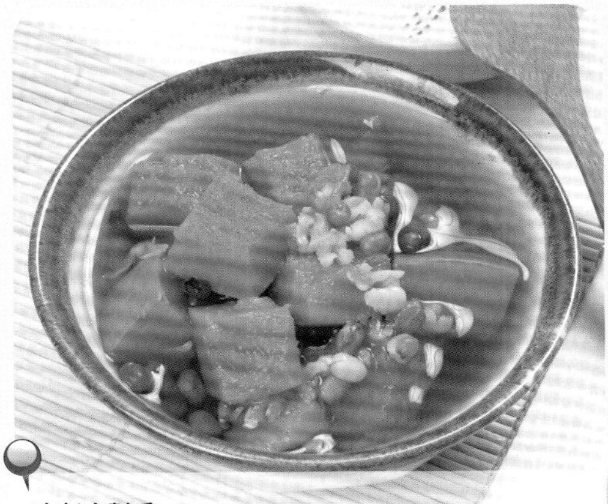

烹飪小幫手

建議挑選紅皮的南瓜，肉質較緊實，不容易被煮散。

Expert 專家連線

高血壓患者早上如何補充水分？

對於高血壓患者而言，早晨是最危險的時段。如果血壓升高，水分補充不足，會造成血流不流暢。所以有必要補充水分，減少心腦血管疾病的發病風險。方法很簡單，只需在起床後，立即喝 1 杯水即可。

黃豆

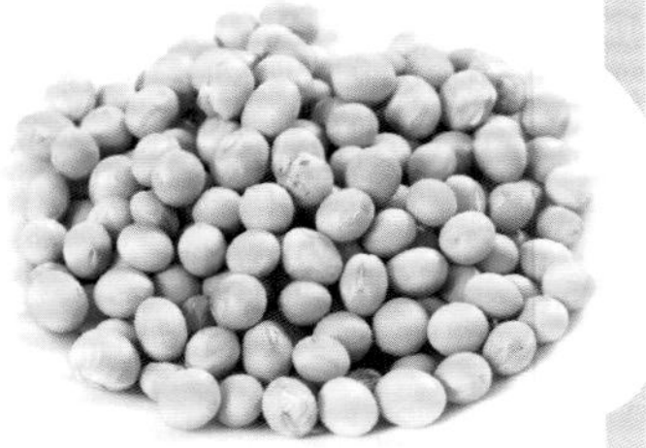

擴張血管，降低血壓

性味歸經：性平，味甘；歸脾、胃、大腸經。
推薦用量：每餐宜吃 25 克。

營養成分	營養功效
黃豆富含蛋白質、膳食纖維、脂肪、維生素B群、維生素E、鈣、磷、鐵、大豆異黃酮等。	黃豆可促進脂肪代謝，具有減肥瘦身的效果；黃豆含有的鈣質，對更年期的骨質疏鬆有很好的療效，黃豆還能預防脂肪肝、心腦血管疾病及多種癌症。

降血壓關鍵字

鉀（✔）

對高血壓的益處

促進排鈉，擴張血管，降低血壓。黃豆內富含的鉀能夠促進鈉的排出，擴張血管，降低血壓。長期服用含有利尿成分降壓藥（有排鉀作用）的高血壓患者，經常食用黃豆，對於補充鉀元素很有幫助。

對預防併發症的益處

減輕和預防動脈硬化。黃豆含有豐富的皂苷，不僅能有效降低血脂，還具有減輕和預防動脈硬化的作用。

特別提示

1. 黃豆一定要整粒吃，才能達成好的降壓效果，也可以用沸水煮熟做涼拌菜。
2. 高血壓腎臟病患者應慎食黃豆，因為多吃會容易導致高鉀血症，出現胸悶、心慌、心律不整等情況。

搭配宜忌

✔ 黃豆＋玉米 ⇨ 幫助吸收蛋白質

黃豆宜搭配玉米一起食用，因為黃豆中含有的色胺酸、賴氨酸含量豐富，玉米的賴氨酸、色胺酸含量較少，兩者搭配在一起吃，營養可互補，蛋白質的吸收利用率更好。

✔ 黃豆＋茄子 ⇨ 潤燥消腫

黃豆中含有豐富的營養素，可健脾寬中，潤燥清水；茄子含有維他命 B_3，可降低微血管的脆性和滲透性，共同搭配食用，可潤燥消腫。

✘ 黃豆＋芹菜 ⇨ 影響鐵的吸收

大豆富含鐵質，芹菜富含的膳食纖維，兩者搭配食用會影響人體對鐵的吸收，因此不宜同食。

降壓常備菜食譜

Ⓖ 綠色食物 Ⓡ 紅色食物 Ⓨ 黃色食物 Ⓦ 白色食物 Ⓑ 黑色食物

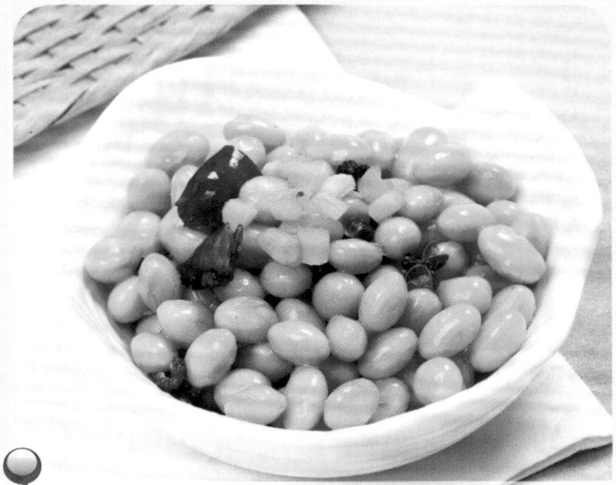

烹飪小幫手

花椒粒、乾辣椒爆香時，宜用小火，才能夠釋放出香味。

滷黃豆 Ⓨ

食材： 黃豆 100 克。

調味料： 蔥花 10 克，八角 1 個，花椒粒、乾辣椒各 3 克，鹽 4 克，白糖 5 克。

做法：

1. 黃豆用清水浸泡 10 ～ 12 小時，洗淨。
2. 鍋置火上，放入黃豆、八角、鹽、白糖和清水，大火燒開後轉小火煮 30 分鐘，熄火，燜 2 小時後撈出。
3. 鍋內倒油燒至七成熱，放入花椒粒及乾辣椒一起爆香後，放入煮好的黃豆翻炒均勻，撒上蔥花即可。

燜茄豆 ⓎⒷ

食材： 黃豆 100 克，茄子 300 克。

調味料： 蔥絲、香菜段各 10 克，花椒粒 3 克，醬油 5 克，鹽 2 克，香油少許。

做法：

1. 黃豆用清水浸泡 10 ～ 12 小時，洗淨；茄子去蒂，洗淨，切塊。
2. 炒鍋置火上，放入黃豆、花椒粒和蓋過黃豆的清水，大火燒開後，轉小火煮至黃豆八分熟，撿出花椒粒，放入茄子塊，淋入約 250 克清水，小火燒至茄子熟透，加醬油、鹽調味，淋上香油，撒上蔥絲和香菜段即可。

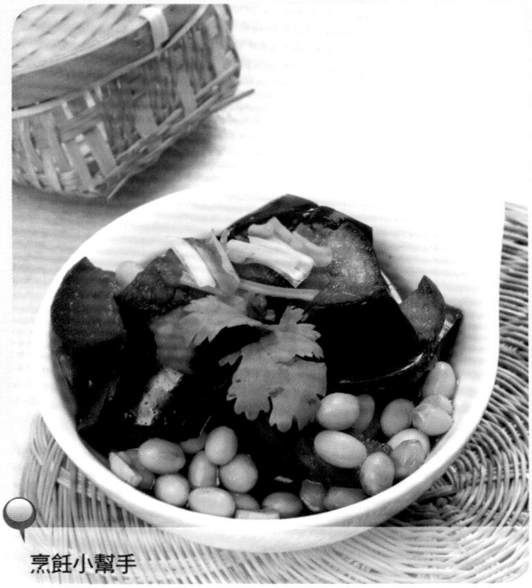

烹飪小幫手

花椒粒放入棉布袋中，或不銹鋼調味漏斗中，下鍋煮時，更容易撿出。

芹菜

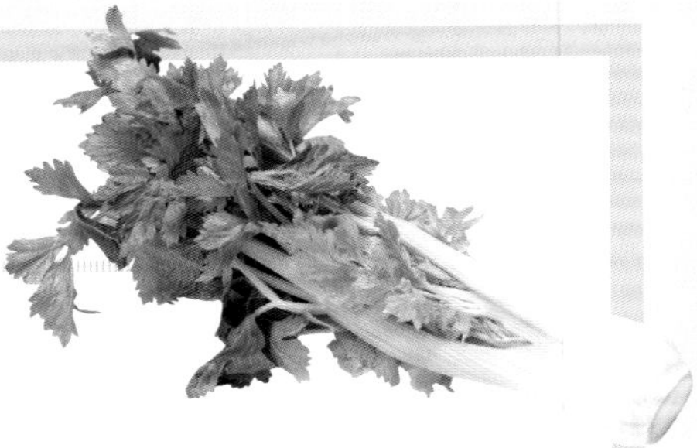

降低微血管的通透性

性味歸經：性涼，味甘；歸肺、胃、肝經。
推薦用量：每餐宜吃50克。

營養成分	營養功效
芹菜含有膳食纖維、維生素B群、維生素C、維生素P、胡蘿蔔素和鈣、鉀、磷、鐵等營養素。	芹菜含有大量的膳食纖維，能夠加快糞便在腸內的通行速度，防治便祕和直腸癌等疾病；芹菜還含有揮發性的芳香油，對增進食慾，幫助消化、吸收都大有好處。

降血壓關鍵字

維生素P（✔）

對高血壓的益處

增加血管彈性，防止微血管破裂。芹菜中的維生素P可降低微血管的通透性，增加血管彈性，具有降血壓、防止微血管破裂等功效，對於原發性、妊娠性及更年期高血壓均有療效。

對預防併發症的益處

有助於預防動脈硬化、血脂異常症等併發症。芹菜中含有豐富的鉀，對高血壓及動脈硬化、血脂異常症等併發症有輔助治療作用。

特別提示

芹菜炒熟後，它的降壓作用就減弱，所以芹菜最好生吃或涼拌，連葉帶莖一起嚼食，可以攝取最多的營養素。

搭配宜忌

✔ 芹菜＋堅果⇨抑制攝取過量油脂

芹菜及堅果非常適合一起食用，堅果可以補充芹菜欠缺的脂肪，由於芹菜富含膳食纖維，又能抑制攝取過量油脂，避免加重腸胃負擔。

✔ 芹菜＋番茄⇨降壓、降脂

芹菜含有豐富的膳食纖維，有明顯的降壓作用，番茄可健胃消食，對高血壓、高脂血患者尤為適用。

✔ 芹菜＋山楂⇨補血、消食、通便

山楂富含維生素C，與芹菜搭配，有利於人體吸收芹菜中所含的鐵元素，有補血作用；山楂可以開胃消食，芹菜中含有較多膳食纖維，兩者搭配，還有消化通便的作用。

降壓常備菜食譜

G 綠色食物 R 紅色食物 Y 黃色食物 W 白色食物 B 黑色食物

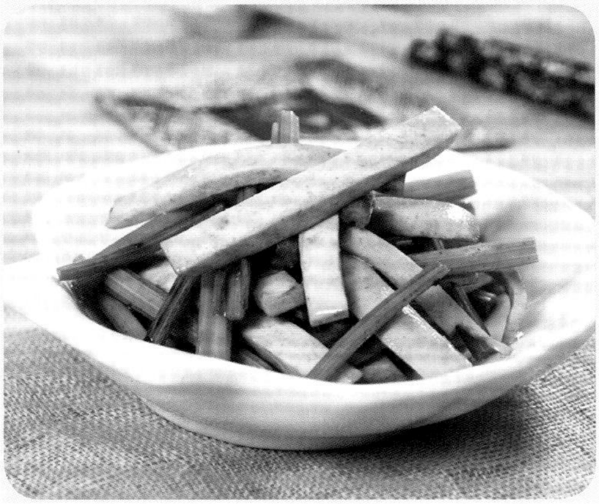

豆干炒芹菜 GY

食材：芹菜 250 克，五香豆干 300 克。

調味料：蔥末 5 克，鹽 3 克，米酒 10 克，香油 4 克。

做法：

1. 芹菜洗淨，先直剖細條，再切長段；五香豆干洗淨，切條。
2. 鍋置火上，倒油燒至七成熱，用蔥末爆香，放入芹菜快速翻炒，再放入豆干、米酒、鹽炒拌均勻，起鍋前淋上香油拌勻即可。

芹菜冬粉湯 GW

食材：芹菜葉 50 克，冬粉 10 克。

調味料：蔥花、薑末各 5 克，鹽 3 克，香油 4 克。

做法：

1. 嫩芹菜葉洗淨；冬粉用溫水泡至軟化。
2. 鍋內倒入植物油燒至五成熱，放入蔥花、薑末爆香，加入芹菜葉翻炒後注入適量的清水，加入冬粉一起煮，加鹽調味，沸騰後淋入香油即可。

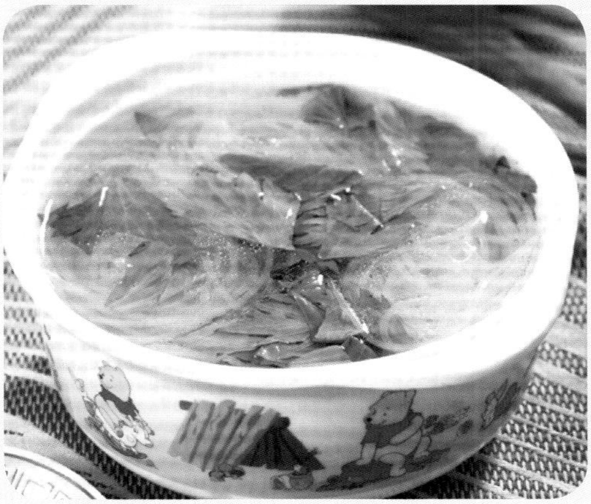

Expert 專家連線

高血壓患者選擇什麼樣的油脂比較好？

對於高血壓患者來說，植物油的選擇以「單元飽和脂肪酸」和「多元飽和脂肪酸」含量高者為佳。橄欖油、茶籽油含較高的單元不飽和脂肪酸，是首選；玉米油、花生油等含較高多元飽和脂肪酸，均可選用。現在主張動物油和植物油搭配食用，有利於健康。在動物油中，魚油含有多種不飽和脂肪酸，具有很好的降膽固醇作用，可適當選用。

菠菜

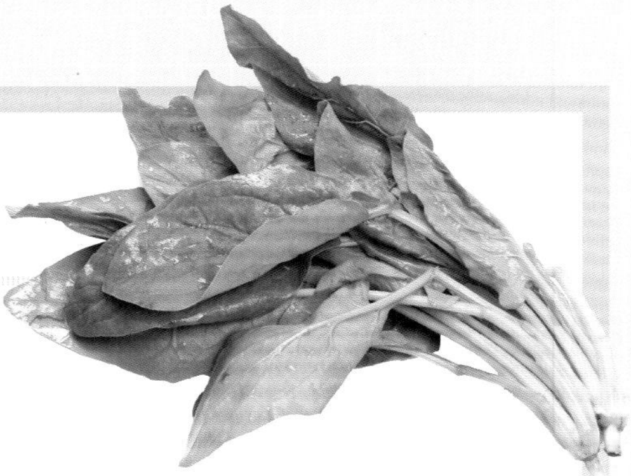

限制鈉內流

性味歸經：性寒，味甘；歸腸、胃經。
推薦用量：每餐宜吃 80 ～ 100 克。

營養成分	營養功效
菠菜含膳食纖維及葉酸、胡蘿蔔素、維生素B1、維生素B2、維生素C、鈣、磷、鐵、鉀等營養素。	菠菜富含維生素C和葉酸，維生素C可助於鐵的吸收，葉酸是重要的造血物質，因此常吃菠菜，對防治缺鐵性貧血有一定的幫助；菠菜中還含有一種類似胰島素的物質，作用與胰島素接近，能使血糖保持穩定。

降血壓關鍵字

鎂（✔）、鉀（✔）

對高血壓的益處

富含鎂、鉀，降低血壓。菠菜中含有的鎂能穩定血管平滑肌細胞膜的鈣通道，排出鈣離子，泵入鉀離子，加上菠菜本身也含鉀，能限制鈉內流，減少去甲腎上腺素的釋放，進而起到降壓的作用。

對預防併發症的益處

預防和輔助治療糖尿病性高血壓。菠菜有助於維持血糖穩定，對糖尿病性高血壓有預防和輔助治療的作用。

特別提示

菠菜富含草酸，會影響人體對鈣的吸收，所以烹調菠菜前宜用沸水將其汆燙以減少草酸的含量。

搭配宜忌

✔ 菠菜＋豬肝 ⇨ 補血

菠菜和豬肝搭配可增強補血效用，因為豬肝富含葉酸、維生素 B12 以及鐵等造血原料，菠菜也含有較多的葉酸和鐵，兩者共同食用，補血效果更強。

✔ 菠菜＋雞蛋 ⇨ 提高維生素 B12 吸收率

菠菜中含有類胡蘿蔔素，雞蛋中含有維生素 A，均可保護視力。菠菜含有葉酸，與雞蛋同食，可提高對雞蛋中維生素 B12 的吸收率。

✘ 菠菜＋豆腐
⇨ 不利於鈣的吸收，形成腎結石

菠菜含大量草酸，容易與豆腐中的鈣形成難以溶解的草酸鈣，不利於人體對鈣的吸收，還會生成腎結石。兩者同食時，要先用較多的沸水汆燙菠菜，去除大部分草酸。

降壓常備菜食譜

Ⓖ綠色食物 Ⓡ紅色食物 Ⓨ黃色食物 Ⓦ白色食物 Ⓑ黑色食物

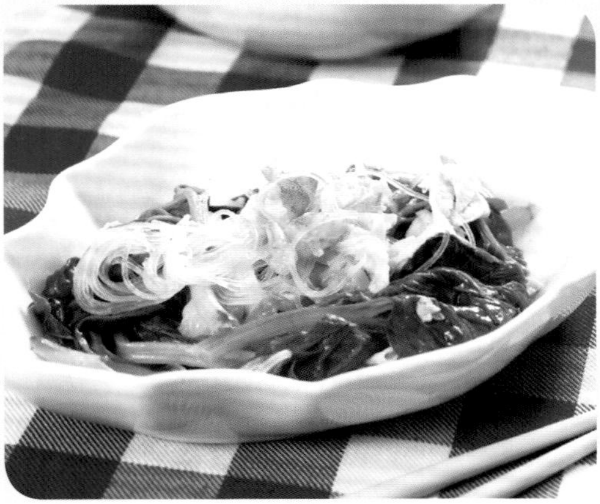

三彩菠菜 ⒼⓎⓌ

食材：菠菜350克，冬粉50克，蝦米30克，雞蛋2顆。

調味料：蒜末 5 克，鹽 3 克，醋 10 克，香油 5 克。

做法：

1. 菠菜洗淨，放沸水中汆燙，撈出後切成長段；冬粉泡發後，剪成長段；蝦米泡發；雞蛋加少許鹽打散。
2. 煎鍋倒油燒至五成熱，倒入蛋液攤開，待煎成蛋皮後，取出，切絲。
3. 炒鍋倒油燒熱，爆香蒜末、蝦米，加入菠菜、冬粉、雞蛋絲、鹽、醋、香油，翻炒至熟即可。

菠菜炒豬肝 ⒼⓇ

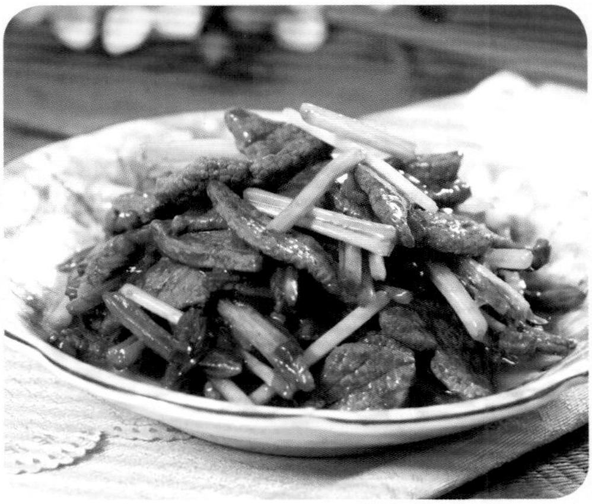

食材：豬肝 250 克，菠菜 150 克。

調味料：蔥末、薑末、白糖各 5 克，醬油、米酒各 10 克，澱粉 6 克。

做法：

1. 豬肝放自來水下沖洗乾淨，再放在清水裡，加幾滴醋，浸泡 2 小時，撈起瀝乾水分，用刀切成硬幣厚度的片狀，盛入碗中，加入太白粉拌勻；菠菜洗淨，切段，過水汆燙，撈出瀝乾。
2. 炒鍋倒油燒熱，放入豬肝，炒至變色時撈出，瀝乾油。
3. 鍋內留少許油，放蔥末、薑末爆香，放入豬肝片，依次加入醬油、米酒、白糖、菠菜，翻炒均勻後，用太白粉勾芡，沿同個方向翻炒 1 分鐘即可。

Expert 專家連線

高血壓患者如何均衡安排飲食？

飲食安排應少量多餐，每餐都避免過飽；高血壓患者常較肥胖，必須吃低熱量食物，總熱量宜控制在每天1600 ～ 2000千卡，每天主食約150 ～ 250克，動物性蛋白和植物性蛋白各占50%。沒有腎臟病或痛風併發症的高血壓病人，可多吃大豆、花生、黑木耳或銀耳及水果。晚餐應少量而清淡，過量油膩的食物會誘發中風。食用油要用含維生素 E 和亞麻油酸的油；不吃甜食。多吃高纖維食物以及少量魚、蝦、禽肉、脫脂奶粉、蛋白等。

青江菜

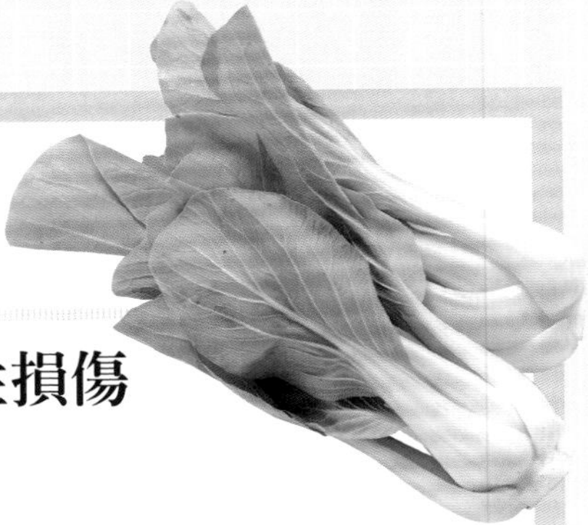

避免高血壓對動脈壁造成的物理性損傷

性味歸經：性涼，味甘；歸肝、脾、肺經。
推薦用量：每餐宜吃 150 克。

營養成分	營養功效
青江菜含有維生素 B 群、維生素 C、胡蘿蔔素、膳食纖維、鈣、磷、鐵等營養素。	青江菜具有促進血液循環、散血消腫的作用，能輔助治療孕婦產後淤血腹痛、丹毒、腫痛膿瘡等；青江菜中所含的植物激素，能夠增加自由基的形成，對進入人體內的致癌物質有吸附排斥作用，具有防癌功能。

降血壓關鍵字

鈣（✔）、鉀（✔）

對高血壓的益處

富含鈣、鉀，可降低血壓。青江菜中含有鈣，我國文明病學證實，人體缺鈣會引起血壓升高，鈣攝取量低者血壓高，反之則血壓低。青江菜所含的鉀，還能避免高血壓對動脈壁造成的損傷。

對預防併發症的益處

降低中風引起的腎衰竭等併發症。青江菜可使血管承受較大的壓力，從而降低中風引起的腎衰竭等併發症的發病率。

特別提示

吃剩的青江菜，若過夜後就不要再吃，以免造成亞硝酸鹽沉積，易引發癌症。

搭配宜忌

✔ 青江菜＋香菇 ⇨ 促進腸道代謝

青江菜和香菇都含有豐富的膳食纖維，兩者搭配食用，可以縮短食物在胃腸中停留的時間，促進腸道代謝，減少脂肪在體內的堆積，防治便祕。

✔ 青江菜＋蝦米 ⇨ 補鈣

青江菜和蝦米一同食用，不僅能提供豐富的維生素和鈣質，還能消腫散血、清熱解毒。

降壓常備菜食譜

Ⓖ綠色食物 Ⓡ紅色食物 Ⓨ黃色食物 Ⓦ白色食物 Ⓑ黑色食物

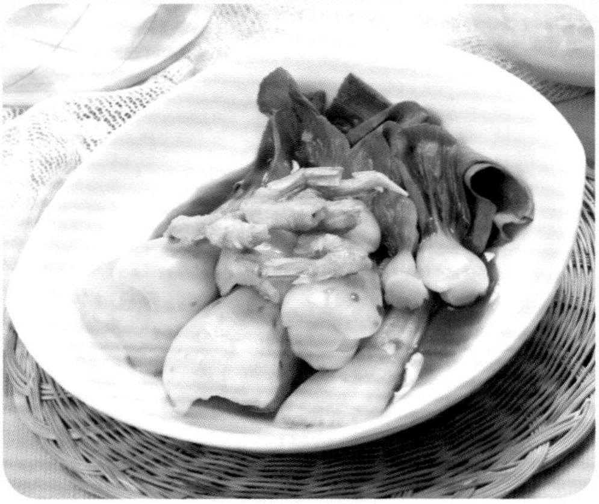

蝦米拌青江菜 ⒼⓎ

食材：嫩青江菜 200 克，蝦米 30 克。

調味料：鹽 3 克，醋 10 克，香油少許。

做法：

1. 青江菜洗淨；蝦米用溫水泡發洗淨，煮熟。
2. 青江菜放入沸水中汆燙，撈起後，放入冷水中過涼，瀝乾水分，切段，放在盤中。
3. 蝦米放青江菜上，用鹽、醋、醬油調成調味汁，撒在蝦米和青江菜上，拌勻即可。

香菇青江菜 ⒼⒷ

食材：青江菜 300 克，香菇 50 克。

調味料：鹽 3 克，太白粉 10 克，醬油、白糖各 5 克。

做法：

1. 青江菜清洗乾淨，瀝乾；香菇用溫水泡發，去蒂，擠乾水分，切片。
2. 炒鍋置火上，倒油燒熱，放入青江菜，加鹽，翻炒片刻，盛出待用。
3. 鍋置火上，倒油燒至五成熱，放入香菇翻炒均勻，然後調入醬油、白糖炒至香菇熟，用太白粉勾芡，放入炒熟的青江菜翻炒均勻即可。

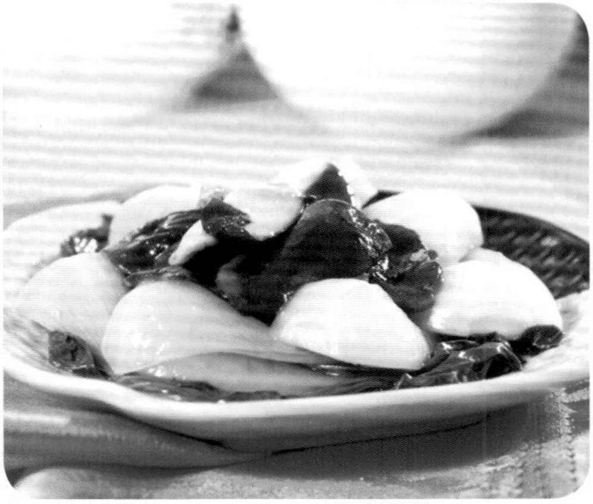

Expert 專家連線

為什麼高血壓患者不能攝取過多味精？

味精的主要成分是穀氨酸鈉，在體內會分解形成穀氨酸和鈉離子，相當於另一種形式的「鹽」，吃太多味精可造成體內水鈉滯留，導致血管管腔變細，血管阻力升高，同時血容量升高，加重心、腎負擔，進一步使血壓升高。越是血壓高的人，味覺越不靈敏，越是要求味道的濃重，所以很容易形成惡性循環。為了從根本控制病情，就應從忌口開始做起，少吃味精，慢慢糾正不健康的飲食習慣。

茼蒿

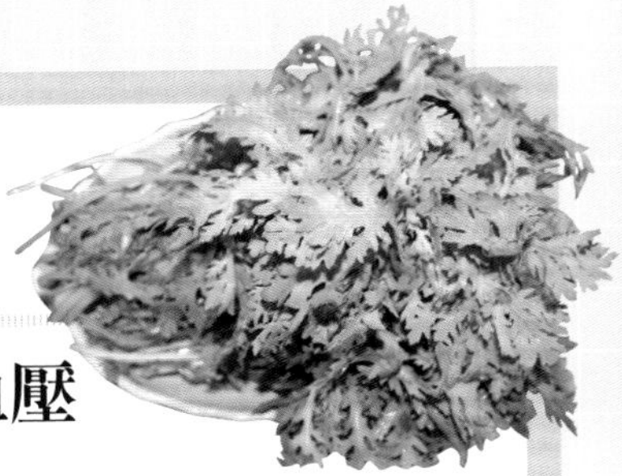

輔助治療脾胃不適引起的原發性高血壓

性味歸經：性溫，味甘澀；入肝，腎經。
推薦用量：每餐宜吃 50 ～ 100 克。

營養成分	營養功效
茼蒿含有膳食纖維、鈣、磷、鐵、鉀、胡蘿蔔素、維生素B1、維生素B2、維生素 C 、維他命B3、揮發油、膽鹼等營養素	茼蒿中含有特殊香味的揮發油，有助於寬中理氣，消食開胃，增加食慾，其所含膳食纖維有助腸道蠕動，促進排便；茼蒿還具有補腦、防止記憶力減退的作用。

降血壓關鍵字

揮發油（✔）、膽鹼（✔）

對高血壓的益處

輔助治療脾胃不適引起的原發性高血壓。茼蒿中的揮發油有健脾和胃的功效，有利於輔助治療脾胃不和引起的原發性高血壓，改善眩暈胸悶、食少痰多等症狀。茼蒿所含的膽鹼也有降低血壓的作用。

特別提示

1. 茼蒿中的揮發油遇熱易揮發，會減弱茼蒿的健胃作用，烹調時應大火快炒。
2. 用茼蒿榨汁，每天喝2杯，可以緩解因高血壓而引起的頭暈腦脹；用茼蒿水燙後加少許冰糖飲用，可以輔助治療熱咳濃痰；用茼蒿和菊花腦煮湯喝，每天喝2次，對煩熱頭昏、睡眠不安有一定的療效。
3. 慢性腸胃病和習慣性便祕者適宜多吃茼蒿。由於茼蒿氣濁，能助相火，所以一次不宜吃太多。

搭配宜忌

✔ 茼蒿＋肉、蛋
⇨ 促進胡蘿蔔素的吸收和利用

茼蒿含有較多的脂溶性維生素——胡蘿蔔素，適合搭配肉、蛋等葷食共同烹調，以促進胡蘿蔔素的吸收和利用。

✘ 茼蒿＋草魚 ⇨ 消化不良

降壓常備菜食譜

Ⓖ綠色食物 Ⓡ紅色食物 Ⓨ黃色食物 Ⓦ白色食物 Ⓑ黑色食物

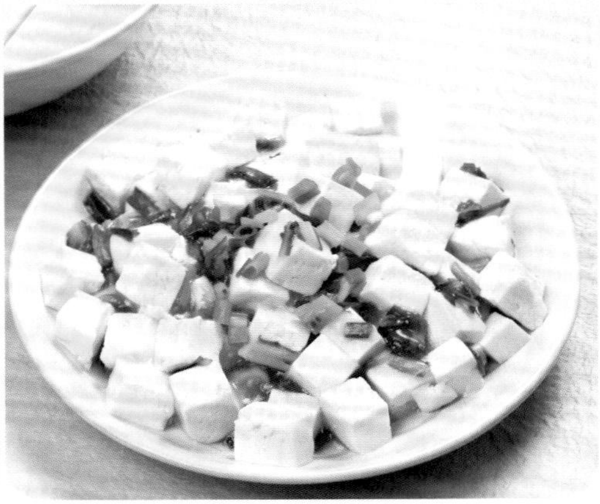

茼蒿豆腐 ⒼⓌ

食材： 茼蒿 150 克，豆腐 300 克。

調味料： 蔥花 5 克，鹽 3 克，太白粉 10 克。

做法：

1. 茼蒿清洗乾淨，切末；豆腐洗淨，切丁。
2. 炒鍋倒入植物油燒至七成熱，放蔥花炒香，放入豆腐丁翻炒均勻。
3. 鍋中加適量清水，燒沸後轉小火燒 5 分鐘，倒入茼蒿末翻炒 2 分鐘，用鹽調味，太白粉勾芡即可。

茼蒿腰片湯 ⒼⓇ

食材： 豬腰 150 克，茼蒿 100 克。

調味料： 蔥花、薑片各 5 克，香油、米酒、太白粉各 10 克，鹽 3 克。

做法：

1. 豬腰洗淨，橫刀剖開，去除白色筋狀物，洗淨，切片，加太白粉、米酒醃漬 20 分鐘；茼蒿洗淨，切段。
2. 鍋倒油燒至七成熱，放入蔥花、薑片和香油，倒入豬腰片滑熟，加適量清水煮熟，放入茼蒿段煮熟，用鹽調味即可。

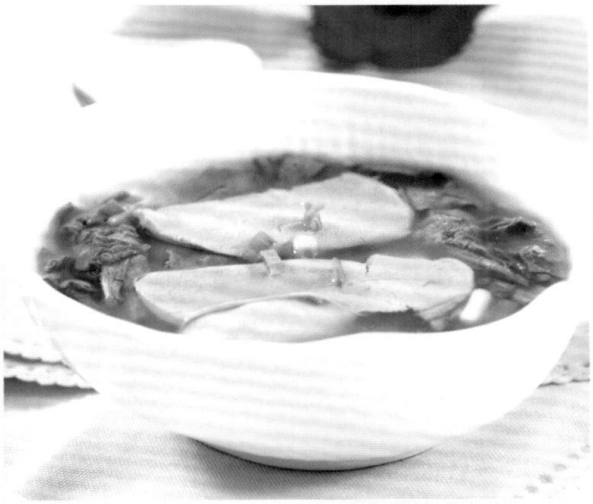

Expert 專家連線

高血壓患者可以吃蜂蜜嗎？

患有高血壓的老人，若能每日早晚各飲 1 杯淡蜂蜜水，對維持正常血壓非常有利。因為蜂蜜中含有豐富的鉀，鉀離子進入人體後有排除體內鈉離子的功效，從而達到維持血液中電解質平衡的作用。因此對患有高血壓性心臟病或動脈硬化性心臟病的老年人來說，常飲蜂蜜可達到保護血管和降壓通便的作用，並減少高血壓性心臟病突發事件。

薺菜

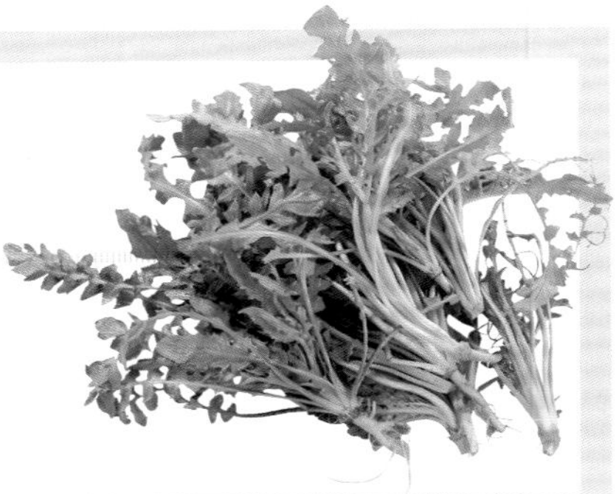

適合肝陽上亢型高血壓患者食用

性味歸經：性平、味甘；歸肺、脾、肝經。
推薦用量：每餐宜吃 50 ～ 100 克。

營養成分	營養功效
薺菜含有膳食纖維、胡蘿蔔素、維生素B1、維生素B2、維生素C及鈣、磷、鐵、鉀、鎂、錳、鋅、銅等多種礦物質。	薺菜所含的薺菜酸能縮短出血時間，可以止內出血，對內傷出血、便血、尿血、咯血等有較好的輔助治療作用；薺菜的生物鹼能促進膀胱和輸尿管平滑肌運動，利於結石排出。

降血壓關鍵字

膽鹼（✔）、乙醯膽鹼（✔）、薺菜酸鉀（✔）

對高血壓的益處

對肝陽上亢型的高血壓患者的降壓效果頗有助益。現代藥理研究證實，薺菜含有豐富的膽鹼、乙醯膽鹼、薺菜酸鉀等成分，有降低血壓的功能，尤其對於肝陽上亢型的高血壓患者降壓效果較佳。

對預防併發症的益處

對高血壓合併冠心病患者較有助益。薺菜中的黃酮類物質和芳香苷，能擴張冠狀動脈，增加冠狀動脈的血流量，對高血壓合併冠心病患者有較好的營養作用。

特別提示

薺菜的草酸含量較高，會影響人體對鈣的吸收，尤其是和豆製品、木耳、蝦仁搭配時，最好先用開水煮一下。

搭配宜忌

✔ 薺菜＋雞肉 ⇨ 滋陰補氣、減肥美容

薺菜和雞肉搭配食用可獲得滋陰補氣、減肥美容的功效，薺菜中的膳食纖維還能抑制人體對雞肉脂肪的吸收。

降壓常備菜食譜

Ⓖ綠色食物 Ⓡ紅色食物 Ⓨ黃色食物 Ⓦ白色食物 Ⓑ黑色食物

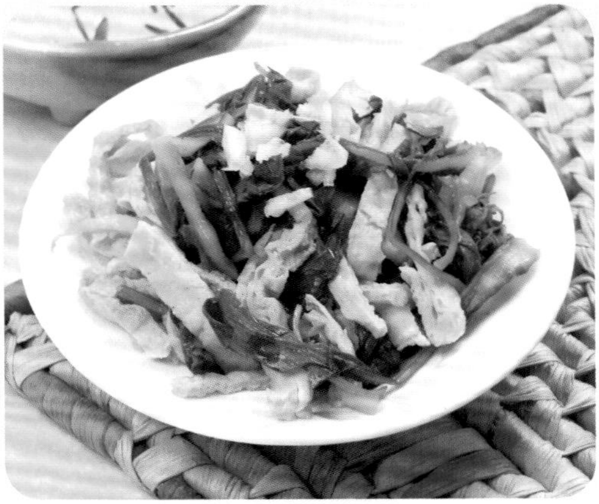

蛋皮拌薺菜 ⒼⓎ

食材：薺菜 250 克，雞蛋 2 顆。

調味料：蒜末 5 克，鹽 3 克，香油 10 克。

做法：

1. 薺菜洗淨，入沸水中汆燙 約 30 秒，撈出，放涼，瀝乾水分，切段；雞蛋打入碗內，打散。
2. 煎鍋置火上，倒入植物油燒至五成熱，淋入蛋液煎成薄蛋皮，盛出，切絲、取盤，放入薺菜段和蛋皮絲，用蒜末、鹽和香油調味即可。

薺菜炒雞片 ⒼⓌ

食材：薺菜 150 克，雞胸肉 100 克。

調味料：蔥花、薑末各 5 克，鹽 3 克。

做法：

1. 薺菜洗淨；雞胸肉洗淨，切片。
2. 鍋置火上，倒入植物油，待油溫燒至七成熱，將蔥花和薑末爆香，放入雞肉片快速翻熟，倒入薺菜炒熟，用鹽調味即可。

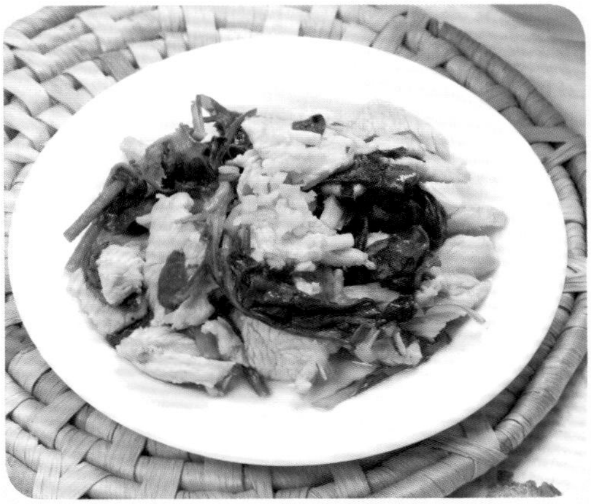

Expert 專家連線

高血壓患者如何進食脂肪類食物？

一般來說，高血壓患者要控制攝取含有膽固醇較高的動物脂肪及其製成的食品。脂肪是供給人體高品質的能源，其中所含的膽固醇並非一無是處，是人體必要的組成物質，是維持人體正常生理活動的「大功臣」，只是不能食用過量。因此，對於病情較輕、年齡在 40 歲以下且體型不胖的高血壓患者，血膽固醇值正常時，不主張限制脂肪的攝取量。而且，動物脂肪中也含有較多不飽和脂肪酸的油類，特別是海魚類，其含有一種叫「多烯康」的成分，是軟化血管的良藥。

蓴菜

藥理實驗證實可降血壓

性味歸經：性寒，味甘；入肝、脾經。
推薦用量：每餐宜吃 50 克。

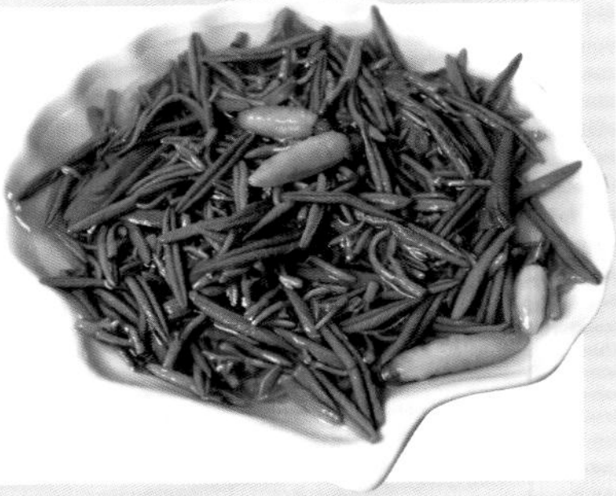

營養成分	營養功效
蓴菜含有維生素C、維生素E、維生素B12、甘露糖、鈣、鉀、磷、鐵、鋅及人體必需的多種胺基酸。	蓴菜的黏液質含有多種營養物質及多縮戊醣，有較好的清熱解毒作用，能抑制細菌的生長；蓴菜含有酸性雜多醣，能明顯地促進巨噬細胞吞噬異物，增強人體的免疫功能，預防疾病的發生。

降血壓關鍵字

多醣（✔）

對高血壓的益處

富含多醣，降低血壓。蓴菜的黏液質中富含多醣，經藥理實驗證實，這種黏液能降低血壓。經常食用，有利於輔助高血壓病情好轉。

特別提示

1. 蓴菜性寒，脾胃虛寒、腹瀉者應少吃，婦女生理期及產後也應少食。
2. 蓴菜含有較多的單寧物質，與鐵器相遇會變黑，所以忌用鐵鍋烹製。
3. 蓴菜細嫩軟滑，特別適合老人、兒童及消化能力弱的人食用。

搭配宜忌

✔ 蓴菜＋魚類 ⇨ 營養互補

蓴菜可與鯽魚、鯉魚、黃魚等魚類搭配食用，既能營養互補，又能增進蓴菜的香味，促進食慾。

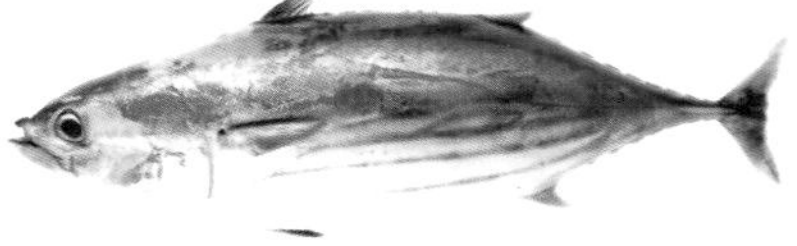

降壓常備菜食譜

Ⓖ綠色食物 Ⓡ紅色食物 Ⓨ黃色食物 Ⓦ白色食物 Ⓑ黑色食物

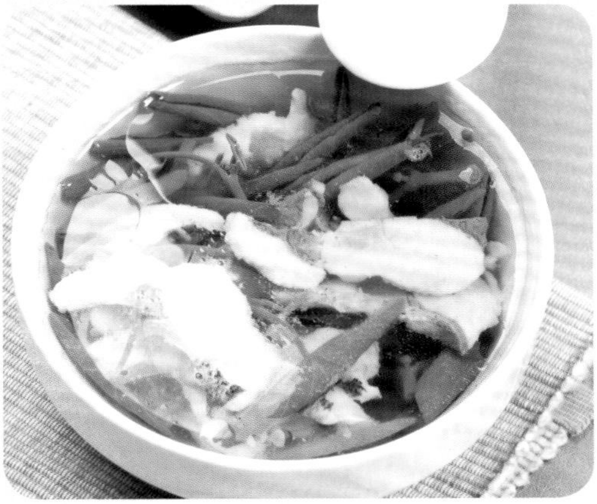

蓴菜魚片湯 ⒼⓌ

食材：蓴菜 250 克，草魚 1 條（約 500 克）。

調味料：蔥段、薑片各 5 克，米酒 20 克，鹽 3 克，香油 5 克。

做法：

1. 蓴菜洗淨，放入沸水中汆燙 1 分鐘，撈出，瀝乾水分，盛入湯碗中；草魚去鱗，除鰓和去內臟，取肉，切片，加米酒、蔥段、薑片和鹽抓勻，醃漬 15 分鐘。
2. 鍋置火上，倒入適量清水燒沸，放入魚片汆熟，用鹽調味，離火，倒入裝有蓴菜的碗中，淋入香油即可。

蓴菜湯 ⒼⓇⓌⒷ

食材：蓴菜 100 克，冬菇、熟火腿各 25 克，熟雞胸肉 50 克。

調味料：鹽 4 克，香油 8 克，高湯 350 克。

做法：

1. 將熟雞胸肉、熟火腿、冬菇均切成絲狀，備用。
2. 鍋置火上，加入適量清水煮沸，放入蓴菜，沸後立即撈出，瀝去水分，盛在湯碗中。
3. 將高湯在炒鍋內煮沸，放入冬菇、鹽，待湯沸後起鍋，澆在蓴菜上，再放入熟雞胸肉絲、熟火腿絲，淋上香油即可。

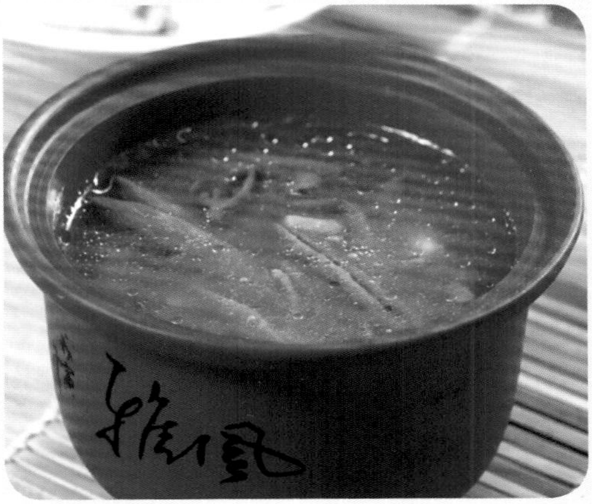

Expert 專家連線

更年期高血壓患者應如何安排膳食？

高血壓是更年期的常見多發病，患者除積極的藥物治療外，具有科學根據的膳食調理也非常重要，建議進入更年期的高血壓患者應該堅持以下原則：控制熱能攝取，減少高脂肪飲食；禁吃高膽固醇食物，如動物內臟、蛋黃、魚子、各種動物油；限制含糖高的食品，少吃甜的蛋糕、餅乾、點心、糖果等；控制食鹽的攝取，每人每日的食鹽攝取量控制在 3 克以下，少吃鹹菜、鹹肉、腐乳等食物；多吃新鮮蔬菜；嚴格控制飲酒。

蔬菜類

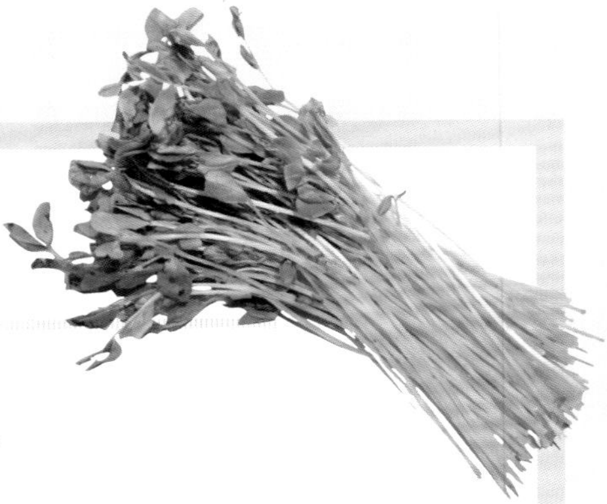

豌豆苗

防止由便祕引發的血壓升高

性味歸經：性平，味甘；歸心、脾、胃、大腸經。
推薦用量：每餐宜吃 50 克。

營養成分	營養功效
豌豆苗含有豐富的膳食纖維，還含有維生素B1、維生素B2、維生素C、胡蘿蔔素、維他命B3及鉀、鈣、磷、鐵、硒等礦物質。	豌豆苗富含維生素C和能分解體內亞硝胺的酶，可分解亞硝胺，達到防癌抗癌的作用；豌豆苗中豐富的鉀能幫助排除體內多餘的水分，有利於水腫型肥胖者減肥瘦身。

降血壓關鍵字

膳食纖維（✔）、鉀（✔）

對高血壓的益處

含膳食纖維和鉀，均可輔助降低血壓。豌豆苗中的膳食纖維能促進大腸蠕動，保持排便通暢，防止由便祕引發血壓升高；含有的鉀可促進排出人體內過剩的鈉，進而達到降低血壓的效果。

特別提示

豌豆苗越嫩越好，不要切，一定要大火快炒，炒時可加少量水，避免豆苗的水分出來。

搭配宜忌

✔ 豌豆苗＋禽類、畜類 ⇨ 維持人體的酸鹼平衡

在吃禽類、畜類等酸性食物時，可以搭配吃些豌豆苗，豌豆苗屬於鹼性食物，酸鹼食物搭配食用，可以維持人體的酸鹼平衡。

降壓常備菜食譜

Ⓖ綠色食物 Ⓡ紅色食物 Ⓨ黃色食物 Ⓦ白色食物 Ⓑ黑色食物

豌豆苗炒雞片 ⒼⓌ

食材：豌豆苗 150 克，雞胸肉 300 克，蛋白 1 個。

調味料：鹽 3 克，米酒、太白粉各 10 克，鮮湯 150 克。。

做法：

1. 豌豆苗清洗乾淨；雞胸肉洗淨，切片，用米酒、雞蛋清、太白粉拌勻；把鹽、米酒、太白粉、鮮湯調製成汁待用。
2. 鍋內倒油燒熱，倒入雞肉片滑熟，撈出，瀝油待用。
3. 鍋留底油燒熱，倒入豌豆苗翻炒片刻，倒入雞肉片炒勻，淋醬汁即可。

紫甘藍

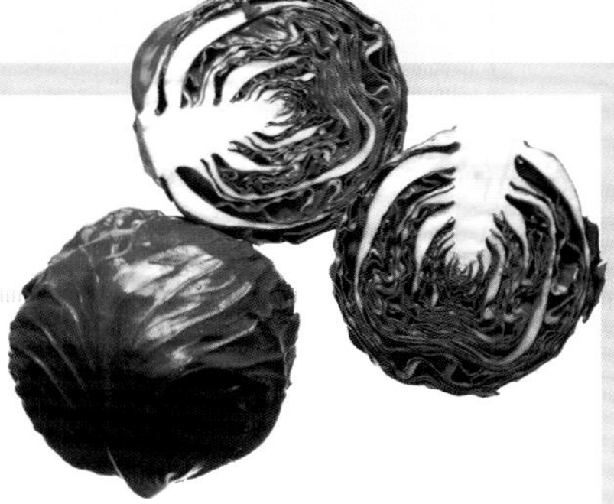

將人體中的鈉置換出來

性味歸經：性平，味甘；歸脾、胃經
推薦用量：每餐宜吃 50 克。

營養成分	營養功效
紫甘藍含有多種人體必需的胺基酸，還含有維生素C、維生素B1、維生素B2、維生素B6、胡蘿蔔素、維他命B3及鉀、鈣等礦物質。	紫甘藍中含有潰瘍癒合因子維生素B6，對潰瘍有很好的治療作用，能加速創傷表面癒合；新鮮的紫甘藍中含有植物殺菌素，有抑菌消炎的作用，對咽喉疼痛、外傷腫痛、蚊叮蟲咬、胃痛、牙痛有一定的作用。

降血壓關鍵字

鉀（✔）

對高血壓的益處

促進鈉排出，利於降低血壓。紫甘藍是鉀的良好來源，每一百克的紫甘藍含鉀約 120 毫克以上。鉀可以和人體血液中的鈉進行置換反應，將鈉排出體外，有利於降低血壓，是高血壓患者的理想菜餚。

特別提示

單純甲狀腺患者吃富含碘的食物時，不可吃紫甘藍，因為紫甘藍中的有機氰化物會抑制碘的吸收。

搭配宜忌

✔ 紫甘藍＋紫菜 ⇨ 有利於牛磺酸的吸收

紫甘藍與紫菜非常適合互相搭配食用，因為紫菜中牛磺酸的吸收需要維生素 B6 參與，而紫甘藍富含維生素 B6，兩者共同食用能使人體更好地吸收其營養成分。

降壓常備菜食譜

Ⓖ綠色食物 Ⓡ紅色食物 Ⓨ黃色食物 Ⓦ白色食物 Ⓑ黑色食物

三絲紫甘藍 ⒼⓇⓌ

食材：紫甘藍 100 克，甜椒、胡蘿蔔、雞胸肉各 50 克。

調味料：鹽 4 克，蔥花 5 克。

做法：

1. 紫甘藍、胡蘿蔔洗淨，切絲；甜椒洗淨，去蒂除籽，切絲；雞胸肉洗淨，切絲。
2. 鍋置火上，倒入植物油燒熱，放入蔥花爆香，放入雞肉絲和胡蘿蔔絲煸熟，加入紫甘藍絲和甜椒絲翻炒 1 分鐘，用鹽調味即可。

花椰菜

保障舒張血管的一氧化氮的供應

性味歸經：性平，味甘；歸腎、脾、胃經。
推薦用量：每餐宜吃 70 克。

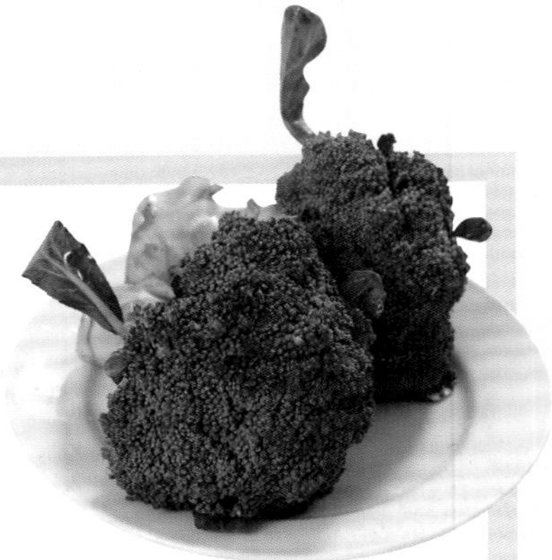

營養成分	營養功效
花椰菜富含膳食纖維、維生素B群、維生素C、維生素E、維生素K、維生素P、葉酸及鈣、磷、鐵等礦物質。	花椰菜富含鈣和維生素K，可促進骨組織鈣化，抑制破骨細胞引起的骨吸收，進而增加骨密度，對防治骨質疏鬆有很好的效果；花椰菜還含有豐富的維生素C，能增強肝臟的解毒能力，提高人體免疫力。

降血壓關鍵字

維生素C(✔)、葉綠素(✔)

對高血壓的益處

可清除自由基，調節血壓。花椰菜中的維生素C和葉綠素的含量都很高，具有抗氧化的作用，可清除自由基，保障體內舒張血管的一氧化氮的供應，能強有力地調節血壓。

對預防併發症的益處

預防心臟病、中風等高血壓併發症。花椰菜中的類黃酮能夠阻止膽固醇氧化，防止血小板凝結成塊，進而預防心臟病、中風等高血壓併發症。

特別提示

花椰菜富含鉀，尿少或無尿患者應減少鉀的攝取，因此不宜食用。

搭配宜忌

✔ 花椰菜＋海魚、海帶、紫菜
⇨ 滋陰補氣、減肥美容

花椰菜含有少量致甲狀腺腫大的物質，所以吃花椰菜時可透過食用海魚、海帶、紫菜等富含碘的食物來中和。

降壓常備菜食譜

Ⓖ綠色食物 Ⓡ紅色食物 Ⓨ黃色食物 Ⓦ白色食物 Ⓑ黑色食物

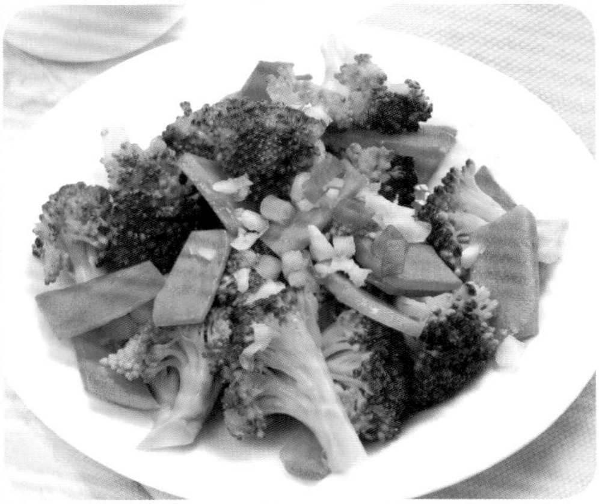

花椰菜炒胡蘿蔔 ⒼⓇ

食材：花椰菜 250 克，胡蘿蔔 50 克。

調味料：蔥花、蒜末各 5 克，鹽 3 克。

做法：

1. 花椰菜洗淨，掰成小朵，入沸水中略汆燙，撈出，瀝乾水分；胡蘿蔔洗淨，切片。
2. 炒鍋置火上，倒入植物油燒至七成熱，加蔥花、蒜末爆香，放入胡蘿蔔翻炒，倒入花椰菜炒熟，用鹽調味即可。

花椰菜炒牛肉 ⒼⓇ

食材：花椰菜 200 克，牛肉 150 克，胡蘿蔔半根。

調味料：米酒、太白粉、醬油各10克，鹽3克、白糖、蒜蓉、薑末各 5 克，胡椒粉少許。

做法：

1. 牛肉洗淨，切薄片，放入碗中，加米酒、醬油、太白粉醃漬 15 分鐘；花椰菜洗淨，掰小朵，用鹽水洗乾淨，瀝乾；胡蘿蔔去皮，洗淨，切片。
2. 鍋置火上，倒油燒至五成熱，下牛肉拌炒，待牛肉變色，撈出，瀝油。
3. 鍋留底油燒熱，下蒜蓉、薑末炒香，加入胡蘿蔔、花椰菜翻炒，將牛肉下鍋，加米酒略炒，再加鹽、白糖炒勻即可。

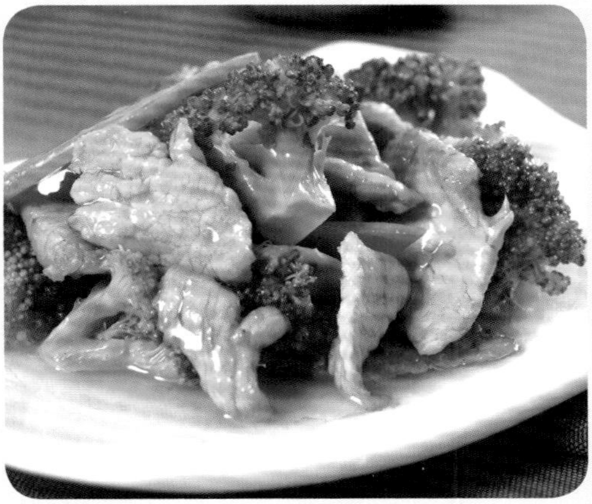

Expert 專家連線

為何高血壓患者不能喝運動飲料和碳酸飲料？

高血壓患者最好少喝運動型飲料和碳酸飲料。因為運動型飲料一般含有鈉等電解質，這類物質容易加重血液、血管、腎臟的負擔，導致血壓升高，心臟負荷加大引發不適；碳酸飲料中也含有鈉，研究發現，若一天喝 4 罐以上的可樂，患高血壓的比率則比少喝或不喝可樂者高出 28% 至 44%。即使是喝低糖可樂也會增加患高血壓的風險，只不過機率稍微降低一點而已。

蘆筍

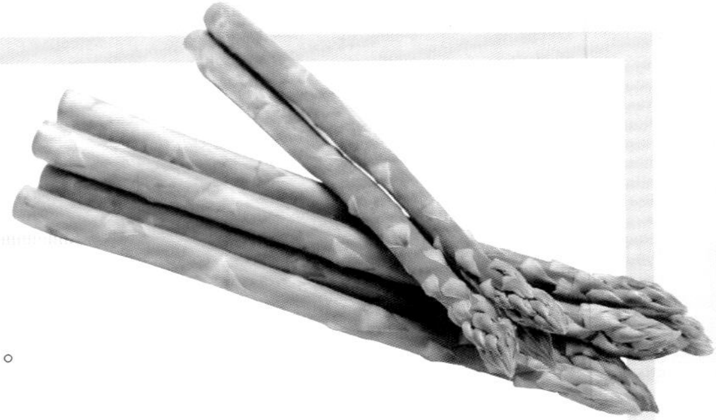

擴張末梢血管，降低血壓

性味歸經：性涼，味甘；歸肺、胃、膀胱經。
推薦用量：每餐宜吃 50 克。

營養成分	營養功效
蘆筍含維生素C、維生素K、蘆丁甘露聚醣、膽鹼、鉀、錳、鋅、銅、鐵及豐富的葉酸。	蘆筍中含有的天門冬醯胺，是一種能抑制癌細胞生長的物質，對幾乎所有的癌症都有一定的輔助治療作用；蘆筍含有較多的膳食纖維，可促進胃腸蠕動，排除毒素，幫助消化，促進食慾。

降血壓關鍵字

天門冬醯胺（✔）、槲皮黃酮（✔）

對高血壓的益處

擴張末梢血管，進而降低血壓。蘆筍中的天門冬醯胺可擴張末梢血管，降低血壓；所含的槲皮黃酮有增強微血管彈性、抗血小板凝結等作用，進而達到降血壓的效果。

對預防併發症的益處

對高血壓併發冠心病有較好的防治作用。蘆筍能擴張冠狀動脈，增加冠狀動脈血流量，對高血壓併發冠狀動脈硬化有較好的防治作用。

特別提示

蘆筍中的葉酸很容易被破壞，若用來補充葉酸應避免高溫烹煮，最佳的食用方法是用微波爐熱熟。

搭配宜忌

✔ 蘆筍＋豬肉 ⇨ 提高維生素 B12 的吸收率

蘆筍中葉酸含量較高，豬肉中含有維生素 B12，兩者同食，有利於人體對維生素 B12 的吸收和利用。

降壓常備菜食譜

G 綠色食物 R 紅色食物 Y 黃色食物 W 白色食物 B 黑色食物

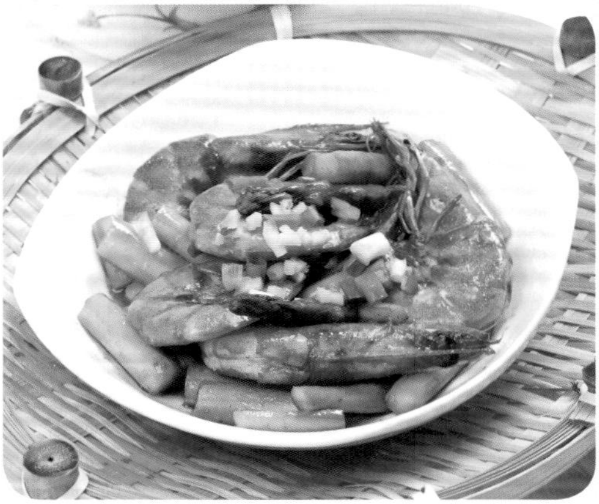

鮮蝦蘆筍 GW

食材： 蘆筍 250 克，鮮蝦 100 克。

調味料： 蔥花、薑末各 5 克，鹽 3 克，米酒 15 克，太白粉 10 克。

做法：

1. 蘆筍去老皮，洗淨，切段；鮮蝦去蝦鬚，剪開蝦背，挑出腸泥，洗淨，用米酒、太白粉醃漬 10 分鐘。
2. 鍋置火上，倒入植物油燒至七成熱，放蔥花、薑末爆香，放入鮮蝦、蘆筍翻炒至熟，加鹽調味即可。

里肌肉炒蘆筍 GRB

食材： 豬里肌肉 150 克，蘆筍 3 根，黑木耳 50 克。

調味料： 鹽 3 克，太白粉 10 克，蒜片 5 克，胡椒粉少許。

做法：

1. 將黑木耳清洗乾淨（若為乾燥黑木耳請先清水泡發），撈起後瀝乾，切絲；豬里肌肉切成細條狀；蘆筍洗淨，切成約 3 公分長的小段。
2. 將鍋預熱，加入植物油，先把蒜片爆香，再放入里肌肉、蘆筍和黑木耳翻炒均勻，加入鹽和胡椒粉調味，用太白粉勾芡即可。

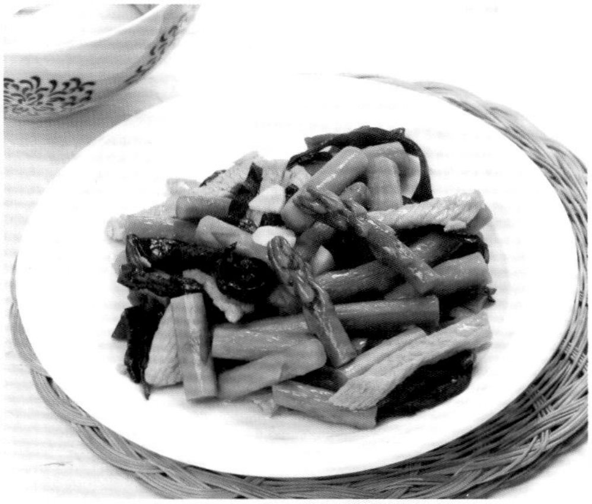

Expert 專家連線

高血壓患者如何吃早餐？

早餐一定要選擇一些澱粉類食物，最好挑選沒有精緻加工的粗雜糧，並加入一些堅果；蛋白質也不能少，可選擇奶類、豆類及其製品；早餐也一定要有些蔬菜和水果。用餐時間也很重要，一般來說，起床後活動 20 至 30 分鐘之間吃早餐是最合適的。營養早餐最佳吃法是牛奶 1 杯，雞蛋 1 顆或熟肉 1 份，全麥麵包幾片或饅頭 1 個，蔬菜 1 碟，如燙菠菜、包心菜或空心菜等，也可吃生菜沙拉，水果 1 個或鮮果汁 1 杯。

萵苣筍

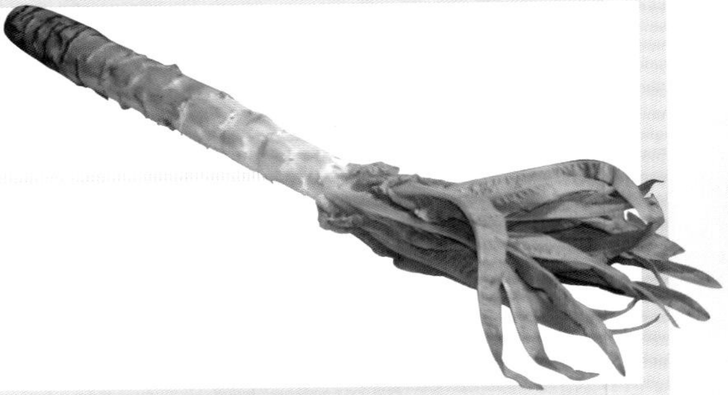

利於維持血壓穩定

性味歸經：性涼、味苦；歸腸、胃經。
推薦用量：每餐宜吃 60 克。

營養成分	營養功效
萵苣筍含維生素B1、維生素B2、維生素C、胡蘿蔔素、維他命B3、膳食纖維及鈣、磷、鐵、鉀等礦物質，還含有乳酸、甘露醇、蘋果酸、天門冬堿等成分。	萵苣筍中含有一種芳香烴羥化脂，能分解食物中的致癌物亞硝胺，防止癌細胞的形成；萵苣筍的乳狀漿液，可增強胃液、消化腺的和膽汁的分泌，增進食慾。

降血壓關鍵字

鉀（✔）

對高血壓的益處

高鉀低鈉，有利於維持血壓穩定。萵苣筍中含鉀豐富而鈉含量低，鉀的含量是鈉的5至6倍，有利於體內水鹽的平衡，維持血壓穩定，對高血壓患者十分有益。

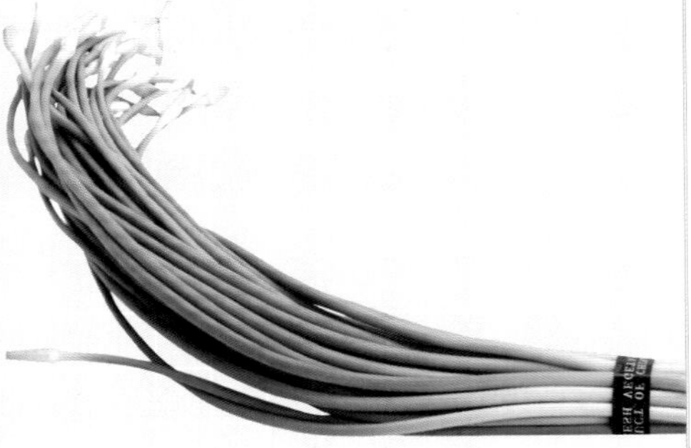

搭配宜忌

✔ 萵苣筍＋牛肉 ⇨ 調養氣血
萵苣筍的葉片部分含有大量葉綠素，具有促進人體造血的功能，與含維生素 B 群的牛肉共同食用，具有調養氣血的作用。

✔ 萵苣筍＋蒜苔 ⇨ 防治高血壓
萵苣筍有利五臟、順氣通經脈、健筋骨、潔齒明目、清熱解毒等功效，蒜苔能解毒殺菌，兩者同食可以防治高血壓。（註：蒜苔是大蒜的幼嫩花莖）

✘ 萵苣筍＋蜂蜜 ⇨ 腹瀉
蜂蜜的食物藥性屬涼，萵苣筍性涼，兩者同食，不利腸胃，易致腹瀉。

降壓常備菜食譜

Ⓖ綠色食物 Ⓡ紅色食物 Ⓨ黃色食物 Ⓦ白色食物 Ⓑ黑色食物

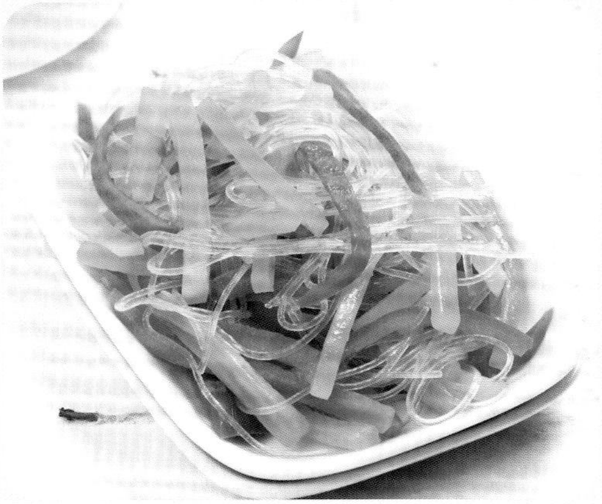

三絲萵苣筍 ⒼⓇⓌ

食材： 萵苣筍 150 克，胡蘿蔔 1 根，青椒 1 個，冬粉 10 克。

調味料： 鹽 3 克，香油 10 克。

做法：

1. 萵苣筍、胡蘿蔔去皮，洗淨，切絲；青椒去蒂，切成絲：冬粉用溫水泡軟，切成段。
2. 將萵苣筍絲、胡蘿蔔絲、青椒絲、冬粉入沸水汆燙，撈出放涼。
3. 將萵苣筍絲、胡蘿蔔絲、青椒絲和冬粉段放入盤中，加鹽、香油拌勻即可。

萵苣筍炒牛肉絲 ⒼⓇ

食材： 萵苣筍 300 克，牛肉絲 200 克。

調味料： 蒜末、蔥花各 5 克，醬油、米酒各 10 克，鹽 3 克。

做法：

1. 將萵苣筍去皮洗淨，切成絲：牛肉洗淨，切成絲，用醬油和米酒醃漬 10 分鐘。
2. 鍋內倒植物油燒熱後，放入蒜末、蔥花爆香，加入牛肉絲，大火快炒約 1 分鐘，撈出備用。
3. 鍋留底油，放入萵苣筍絲大火快炒約 2 分鐘，加牛肉絲翻炒均勻，加鹽調味即可。

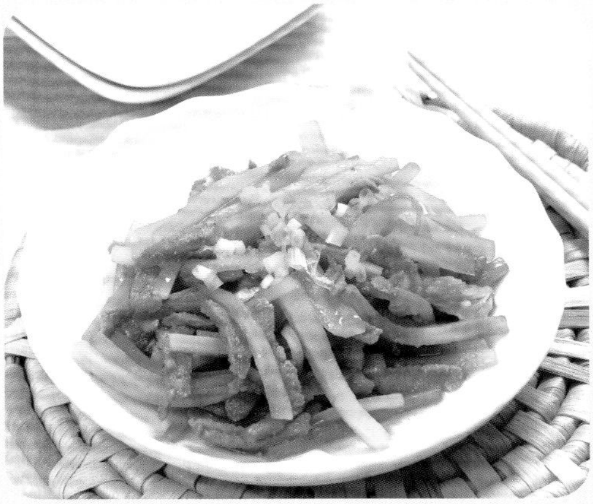

Expert 專家連線

高血壓患者如何吃晚餐？

食量要適量，不能貪吃，適可而止；食物菜餚以清淡為主，尤其是老年高血壓患者，要少吃煎炸、鹹甜食品，宜吃易消化食物，應配些湯類，不要怕夜間多尿而不敢飲水或進粥食，而且要葷素兼顧，切忌大魚大肉；飯後或睡前不飲烈酒和刺激性飲料，如濃茶、咖啡等。晚睡的人若感到飢餓，可在上床前喝 1 杯牛奶或豆漿，吃幾塊餅乾，切記不可大量進食，否則影響睡眠品質。

馬鈴薯

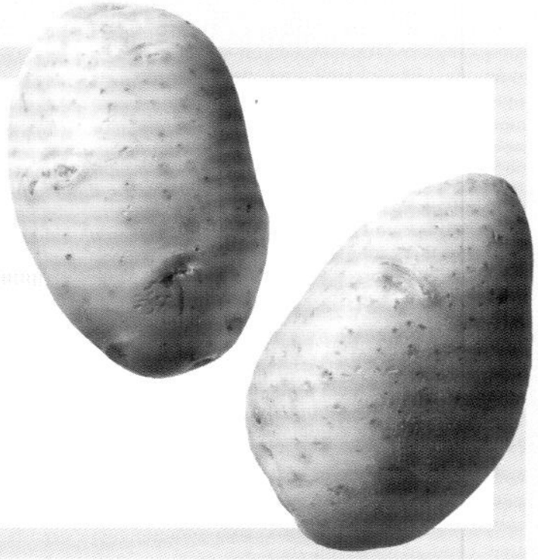

保鉀排鈉，防止血壓升高

性味歸經：性平，味甘；歸胃、大腸經。
推薦用量：每餐宜吃 130 克（約為中等大小的 1 課）。

營養成分	營養功效
馬鈴薯含有澱粉、胡蘿蔔素、維生素B1、維生素B2、維生素C、鈣、鉀、磷、鐵、膳食纖維等。	馬鈴薯含有大量膳食纖維，能寬腸通便，防止便祕，預防腸道疾病的發生，還能增加飽腹感，有助減肥。

降血壓關鍵字

維生素 C（✔）、葉綠素（✔）

對高血壓的益處

將鈉排出體外，防止血壓升高。馬鈴薯富含鉀，每 100克的馬鈴薯中的鉀含量高達 300多毫克，能取代體內的鈉，同時也能將鈉排出體外，防止血壓升高。

對預防併發症的益處

降低高血壓患者發生中風和心肌梗塞的風險。馬鈴薯中的黏液蛋白，可防止心血管內壁脂肪沉積，保持血管的彈性，降低高血壓患者發生中風和心肌梗塞的風險。

特別提示

切好的馬鈴薯不宜放在水中浸泡太久，會使其含有的維生素 C和鉀大量流失。

搭配宜忌

✔ 馬鈴薯＋牛肉⇨ 保持酸鹼平衡

馬鈴薯和牛肉搭配食用，可促進食慾，而且牛肉屬於酸性食物，馬鈴薯屬於鹼性食物，酸鹼食物搭配食用，可使人體保持酸鹼平衡。

✔ 馬鈴薯＋醋⇨ 分解有毒物質

馬鈴薯營養豐富且養分平衡，但其含有微量的有毒物質龍葵素。若在馬鈴薯中加入醋，則可以有效地分解有毒物質。

✔ 馬鈴薯＋全脂牛奶
⇨ 提供人體所需營養素

馬鈴薯富含碳水化合物和維生素，全脂牛奶富含蛋白質和鈣，兩者同食，可提供人體所需的營養素。

降壓常備菜食譜

Ⓖ綠色食物 Ⓡ紅色食物 Ⓨ黃色食物 Ⓦ白色食物 Ⓑ黑色食物

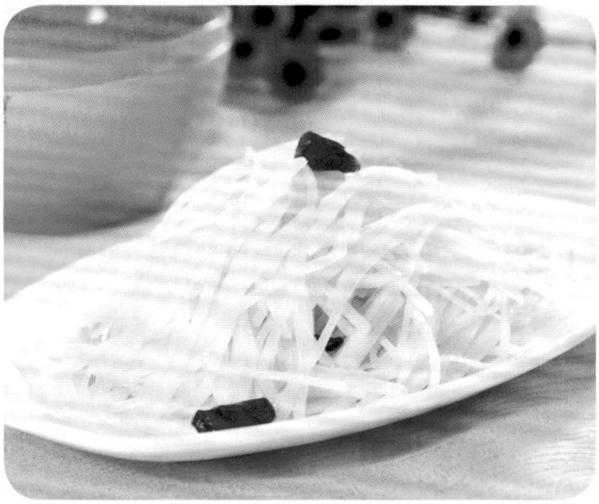

醋溜馬鈴薯絲 Ⓦ

食材：馬鈴薯 500 克。

調味料：醋 15 克，鹽 3 克，蔥段 10 克，花椒、乾紅辣椒各少許。

做法：

1. 馬鈴薯洗淨去皮，切細絲，放入涼水中浸泡 10 分鐘，瀝乾水分。
2. 鍋內放油燒熱，放入花椒炸至表面開始變黑，撈出，放入乾紅辣椒，隨後立即將馬鈴薯絲倒進去，翻炒幾下，放入醋、鹽，馬鈴薯絲熟時加入蔥段，拌勻即可。

馬鈴薯燒肉 ⓇⓌ

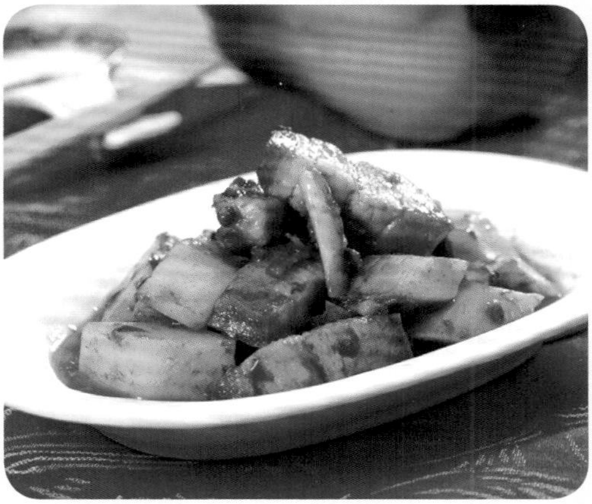

食材：馬鈴薯 300 克，豬五花肉 200 克。

調味料：豆瓣醬 15克，蔥段、薑絲各 5克，鹽 3克，米酒 10 克，白糖 5 克，香油 4 克，八角少許。

做法：

1. 豬五花肉洗淨，切塊：馬鈴薯洗淨，去皮，切塊待用。
2. 炒鍋倒油燒至四成熱，放入蔥段、薑絲、八角、豬肉塊煸炒至肉變色，加入米酒、豆瓣醬炒出香味。
3. 加入鹽、白糖以及適量清水，轉中火燒 30 分鐘，最後加入馬鈴薯塊，小火燒至馬鈴薯變軟，加入香油即可。

Expert 專家連線

經常吃魚對高血壓患者有何好處？

經常吃魚，能促進血管壁釋放出前列環素，鬆弛血管四周肌肉，使血管擴張，血壓下降，並能防止血栓形成。大量攝取魚類蛋白質，會使血管變得結實而有彈性。同時，魚類含鈣、鉀豐富，對於防治高血壓也是大有好處的，建議高血壓患者應多吃魚。

胡蘿蔔

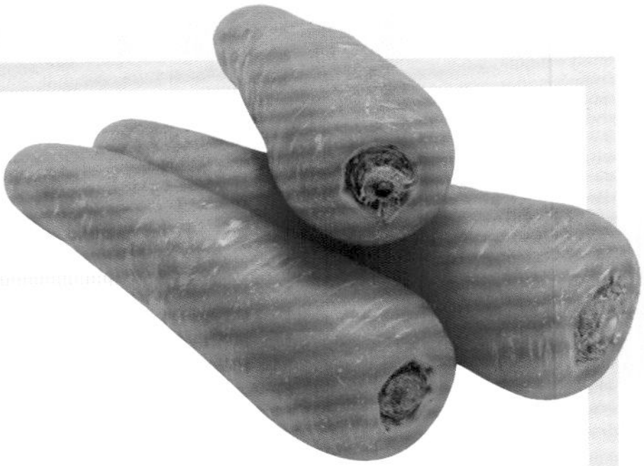

促進腎上腺素合成，調節血壓

性味歸經：性平，味甘；歸肺、脾經。
推薦用量：每餐宜吃 70 克。

營養成分	營養功效
胡蘿蔔含胡蘿蔔素、維生素B群、維生素C、葉酸、膳食纖維、鈣、磷、鉀、鐵等營養成分。	胡蘿蔔富含胡蘿蔔素，進入人體後合成維生素A，具有促進人體正常生長與繁殖、防止呼吸道感染與保持視力正常等功能；常吃胡蘿蔔，還可促進皮膚的新陳代謝，增進血液循環，使皮膚細嫩光滑，膚色紅潤。

降血壓關鍵字

槲皮素（✔）、山奈酚（✔）、琥珀酸鉀鹽（✔）

對高血壓的益處

促進腎上腺素合成，調節血壓。胡蘿蔔中含有槲皮素、山奈酚等物質，能促進腎上腺素合成，具有調節血壓的作用；其所含琥珀酸鉀鹽是降低血壓的有效成分。

對預防併發症的益處

減少高血壓患者併發糖尿病的危險。常吃胡蘿蔔有利於血糖保持正常水準。

特別提示

飲酒時不宜吃胡蘿蔔，胡蘿蔔素與酒精一同進入人體後，就會在肝臟中產生毒素，損害肝細胞，有可能引發肝病。

搭配宜忌

✔ 胡蘿蔔＋肉 ⇨ 吸收胡蘿蔔素

胡蘿蔔中的胡蘿蔔素是脂溶性物質，應用油炒熟或和肉類一起燉煮，以利吸收。

✔ 胡蘿蔔＋豬心 ⇨ 低膽固醇

豬心有鎮靜、補心作用，但膽固醇含量較高；胡蘿蔔具有降低膽固醇的功效。若兩者同食，可以緩解神經衰弱，又可以防止人體攝取過多膽固醇。

✘ 胡蘿蔔＋山楂 ⇨ 破壞維生素 C

山楂和胡蘿蔔一起食用，會破壞維生素C。

降壓常備菜食譜

Ⓖ綠色食物 Ⓡ紅色食物 Ⓨ黃色食物 Ⓦ白色食物 Ⓑ黑色食物

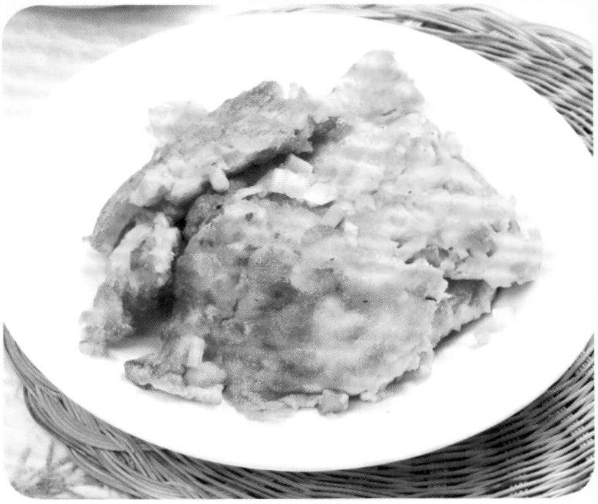

苦瓜胡蘿蔔煎蛋 ⒼⓇⓎ

食材：胡蘿蔔 50 克，苦瓜 60 克，雞蛋 2 顆。

調味料：鹽 3 克，蔥花 5 克，米酒 10 克。

做法：

1. 苦瓜對半剖開，去瓤，洗淨切成小丁；胡蘿蔔切小丁；雞蛋打散，放入苦瓜丁、胡蘿蔔丁、蔥花、鹽、米酒拌勻。
2. 鍋中放少許油，轉動鍋，使油平鋪鍋面，倒入蛋液，轉動平底鍋，使蛋液均勻鋪到鍋上；小火加熱，表面凝固後翻面，再煎 1 分鐘即可。

胡蘿蔔燒牛腩 Ⓡ

食材：胡蘿蔔 250 克，牛腩 150 克

調味料：蔥段、薑片各 10 克，八角 2 粒，鹽 4 克，太白粉 15 克，米酒 10 克，香油 5 克。

做法：

1. 胡蘿蔔洗淨，切成一口大小；牛腩洗淨，切塊，入沸水中汆燙去血水，撈出備用。
2. 鍋置火上，倒植物油燒熱，放入薑片、蔥段、八角、牛腩塊、米酒爆香，加適量水燉 40 分鐘，加胡蘿蔔塊中小火燒 30 分鐘，待牛腩爛熟時，用太白粉勾薄芡，淋上香油即可。

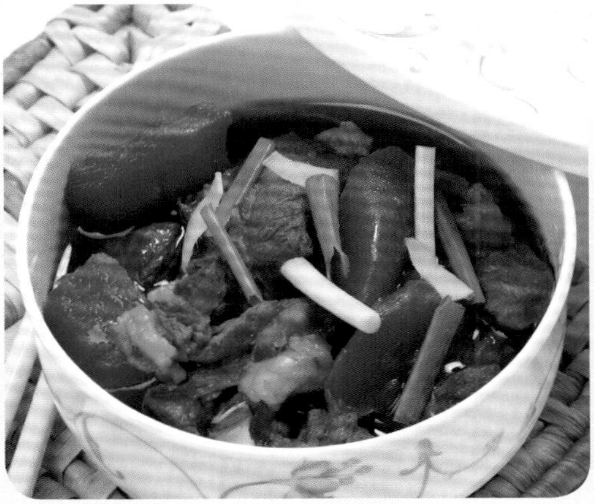

Expert 專家連線

高血壓患者可以吃火鍋嗎？

火鍋湯底和食材中含有較多的脂肪和醣類，且另有以下隱憂：火鍋店空氣流通差，造成室內空氣汙濁；飲食過量造成血液集中在腸胃部位，使腦部缺氧；吃火鍋後，飲用冷飲會使腸胃中血管收縮，血壓短時間極其不穩定，高血壓患者還容易出現頭暈，嚴重的可誘發心肌梗塞、中風。因此，高血壓患者最好不要去店內吃火鍋。如果仍須出席，請注意避免選脂肪含量高的食材，不喝湯底，吃完火鍋後吃些水果。

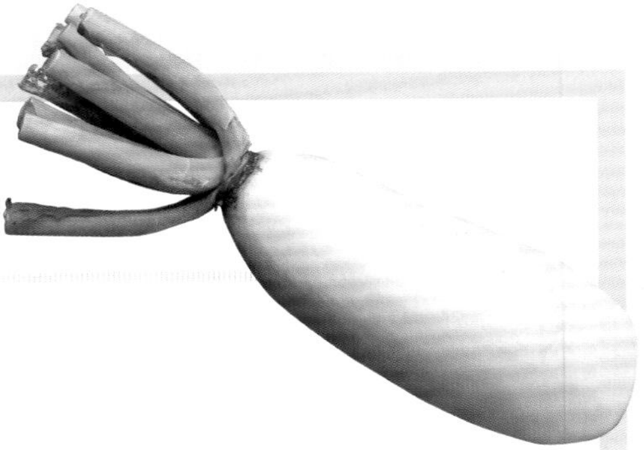

白蘿蔔

透過調節免疫功能調節血壓

性味歸經：性涼，味辛、甘；歸肺、脾經。
推薦用量：每餐宜吃 50 ～ 100 克。

營養成分	營養功效
白蘿蔔含有膳食纖維、芥子油、澱粉酶、維生素B_2、維生素C、鋅、鈣、鐵、磷、鎂等營養素。	白蘿蔔含芥子油、澱粉酶和膳食纖維，具有促進消化，增強食慾，促進胃腸蠕動的作用；白蘿蔔含有木質素，能提高巨噬細胞的活力，吞噬癌細胞，具有防癌作用。

降血壓關鍵字

維生素 C(✔)、鋅(✔)

對高血壓的益處

抑制有毒、有害元素升高血壓。白蘿蔔中的維生素 C和鋅元素具有抑制有毒、有害元素提升高血壓的作用，還能透過調節免疫功能來調節血壓。

特別提示

生蘿蔔有刺激性，其辛辣會刺激視神經，眼睛易充血、眼壓高的人最好不要生吃。

搭配宜忌

✔ 白蘿蔔＋肉⇨不上火、更滋補

吃肉易生痰、上火，在吃肉時搭配白蘿蔔或搭配一些以白蘿蔔為配料的菜，不僅不易上火，還可以達到營養滋補的作用。

✔ 白蘿蔔＋豆腐⇨有助於吸收營養

多吃豆腐易消化不良，白蘿蔔可以促進消化功能，兩者搭配共同食用，有助於吸收營養。

✔ 白蘿蔔＋紫菜⇨清肺熱、治咳嗽

白蘿蔔可以化痰止咳、順氣消食；紫菜有清熱化痰的作用。兩者搭配，可以清肺熱、治咳嗽。

✘ 白蘿蔔＋人參⇨影響滋補作用

人參可以補元氣，而白蘿蔔通氣消食，會加快代謝人參的營養成分，則會影響人參的滋補作用。

降壓常備菜食譜

Ⓖ綠色食物 Ⓡ紅色食物 Ⓨ黃色食物 Ⓦ白色食物 Ⓑ黑色食物

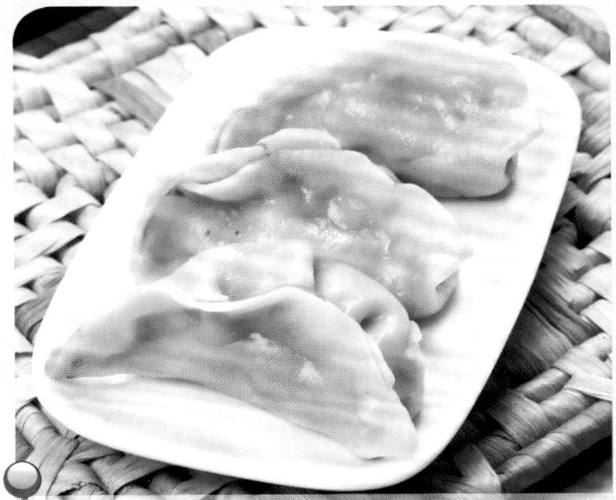

烹飪小幫手

醬油要一點一點地慢慢加入，如有肉湯可加入肉湯，一邊滴一邊攪拌，可使做出的餃子湯汁飽滿，味鮮肉嫩。

白蘿蔔羊肉蒸餃 ⓇⓌ

食材： 麵粉 350 克，羊肉 200 克，白蘿蔔 100 克。

調味料： 蔥末 5 克，醬油、花椒水各 10 克，鹽 3 克，胡椒粉、香油各少許。

做法：

1. 麵粉放入容器中加溫水攪拌均勻，揉成光滑的麵團，靜置發酵 30 分鐘；白蘿蔔洗淨，刨成絲切碎。
2. 羊肉洗淨，剁成末，加醬油、花椒水、鹽、胡椒粉，朝相同方向攪打拌勻，放入白蘿蔔碎、蔥末、香油拌勻，製成餃子餡。
3. 將發好的麵團搓條，揉成大小均勻的麵糰，擀成餃子皮，包入餃子餡，做成蒸餃形狀，送入煮沸的蒸鍋大火蒸熟即可。

蘿蔔排骨煲湯 ⓇⓌ

食材： 白蘿蔔 200 克，排骨 250 克。

調味料： 蔥花 5 克，米酒 10 克，鹽 3 克，胡椒粉、香菜末各少許。

做法：

1. 白蘿蔔洗淨，去皮切塊；排骨洗淨，切段；兩者分別放入沸水中汆燙至熟，瀝乾水分。
2. 煲湯內放入排骨，加適量清水大火煮沸後，轉小火繼續燜煮 45 分鐘，加入蘿蔔塊再煮約 30 分鐘，加鹽、米酒、胡椒粉調味，撒上蔥花和香菜末即可。

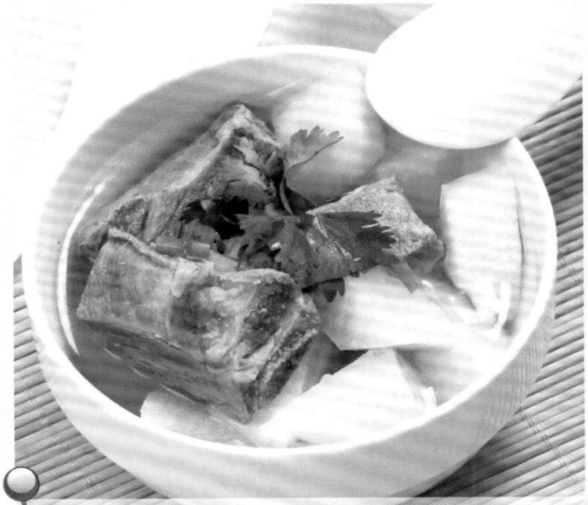

烹飪小幫手

料理蘿蔔排骨煲時，可加入少許醋。因為醋可使骨中的鈣、磷易於溶解在湯中，容易被人吸取。

番茄

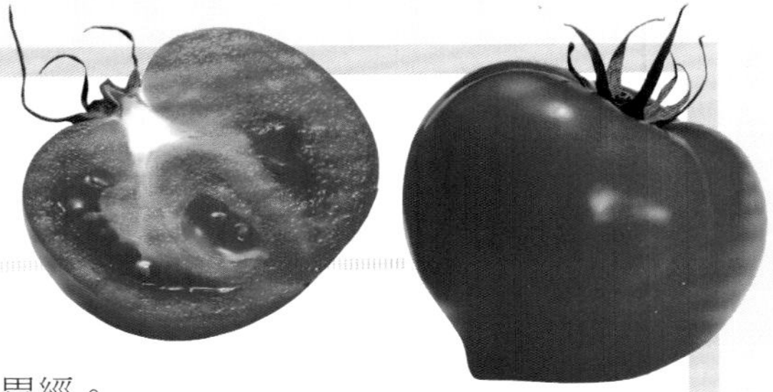

使鈉離子濃度降低

性味歸經：性微寒，味甘、酸；歸肝、脾、胃經。
推薦用量：每餐宜吃 100 ～ 150 克。

營養成分	營養功效
番茄含蘋果酸、檸檬酸、胡蘿蔔素、維生素B_1、維生素B_2、維生素C、維生素P、維他命B_3等營養素。	番茄中的番茄紅素具有獨特的抗氧化性，可清除體內自由基，有防癌抗衰老的功效；番茄中的蘋果酸和檸檬酸等含有機酸，可增加胃液酸度、幫助消化、調整胃腸功能的作用。

降血壓關鍵字

維生素 P(✔)、番茄紅素(✔)、鉀(✔)

對高血壓的益處

番茄紅素能使鈉離子濃度降低，進而降低血壓。番茄中的番茄紅素具有利尿作用，使鈉離子濃度降低，降低血壓。番茄是高鉀低鈉食物，還含有降壓的重要物質一維生素 P，有利於高血壓的防治。

對預防併發症的益處

預防和輔助治療高血壓併發心血管疾病。番茄中所含的維生素 C、番茄紅素能夠降低血液中低密度脂蛋白膽固醇的含量，可預防和輔助治療高血壓併發心血管疾病。

特別提示

番茄不宜空腹食用，因為番茄含大量膠質、柿膠酚等成分，易與胃酸發生化學反應，引起腹痛、腹脹等症狀。

搭配宜忌

✔ 番茄＋雞蛋 ⇨ 護膚、抗衰老

番茄中的維生素 C 具有抗氧化的作用，能加強維生素 E 的效果，與含有維生素 E 的雞蛋一起食用，可以護膚、抗衰老、促進血液循環等。

✔ 番茄＋豆腐 ⇨ 養顏美容

番茄含的維生素 C，與豆腐中的蛋白質一起吃，可促進膠原蛋白合成，預防黑斑和雀斑生成，養顏美容，消除疲勞，提高免疫力。

降壓常備菜食譜

Ⓖ綠色食物 Ⓡ紅色食物 Ⓨ黃色食物 Ⓦ白色食物 Ⓑ黑色食物

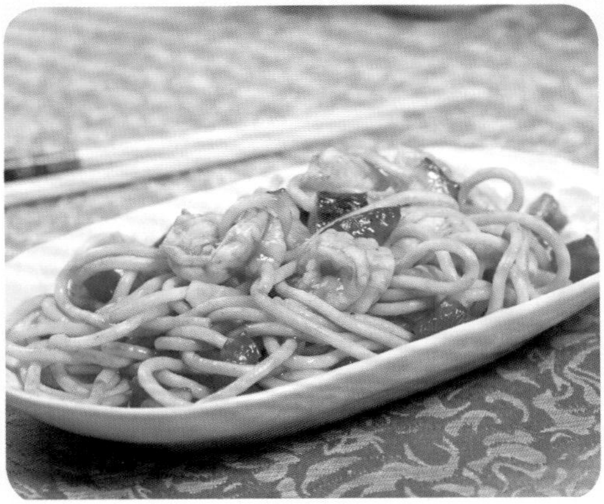

番茄蝦仁義大利麵 ⒼⓇⓌ

食材：義大利麵 100 克，番茄丁、蝦仁、黃瓜丁各 50 克。

調味料：蒜末 5 克，鹽 3 克，香油 10 克。

做法：

1. 義大利麵條放入已加鹽的沸水鍋中煮熟，撈出，冰鎮，瀝乾水分；蝦仁挑去腸泥，洗淨。
2. 鍋內倒植物油燒熱，爆香蔥花，將義大利麵條放入翻炒，再加入番茄丁、蝦仁和黃瓜丁一起翻炒，最後放入米酒、番茄醬、鹽、胡椒粉炒勻即可。

番茄炒蛋 ⓇⓎ

食材：番茄 200 克，雞蛋 2 顆。

調味料：鹽 3 克，白糖 10 克，米酒 10 克。

做法：

1. 番茄洗淨，切小塊；雞蛋洗淨，將雞蛋打入碗中，用筷子順同一方向攪散，加米酒備用。
2. 鍋燒熱，倒油燒至約七成熱，倒入打散的蛋液，翻炒至蛋液凝固，盛入盤中。
3. 鍋燒熱，倒少許油，放入番茄塊翻炒約 2 分鐘，加入雞蛋，使番茄與雞蛋混合，再加入白糖、鹽，炒勻即可。

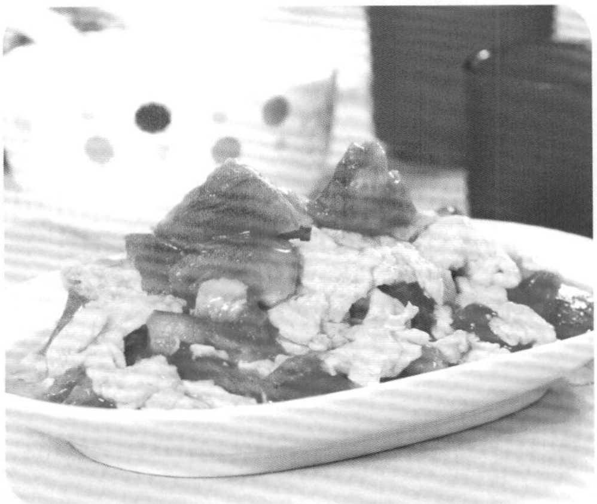

Expert 專家連線

速食食物對高血壓患者有什麼危害？

愛吃速食食物的人，罹患高血壓的風險高於其他人，這是因為速食食物中含有的鹽分過多所致。經調查發現，速食食物如速食麵、冷凍食物含有相對較高的鹽分。研究報告指出，為了讓食物存放期長一點，製造商加入大量鹽到速食食物中，例如一包速食麵大約含 2.3 克鹽。長期食鹽過量會導致高血壓、中風、冠狀動脈硬化等心腦血管疾病。所以高血壓患者盡量不吃速食食物，即使要吃也要控制自己每天食用速食的量。

茄子

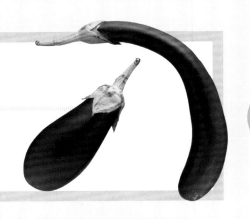

減少血管阻力

性味歸經：性甘，性涼；歸脾、胃、大腸經。
推薦用量：每餐宜吃 200 克。

營養成分	營養功效
茄子含胡蘿蔔素、維生素B群、維生素C、維生素P、膳食纖維、鈣、鉀、鐵等營養素。	茄子含豐富的維生素P，能增強微血管的彈性，減低微血管的硬度及滲透性，使血小板保持正常功能，具有預防壞血病以及促進傷口癒合的功效；茄子還含有龍葵鹹，能抑制消化系統腫瘤的增殖，對於防治胃癌有一定效果。

降血壓關鍵字

維生素P(✔)

對高血壓的益處

增加微血管韌性和彈性，避免血管破裂。茄子富含維生素 P，能夠增加微血管韌性和彈性，減少血管阻力，保證血液流通順暢，避免血管破裂，進而降低血壓。

對預防併發症的益處

輔助防治心臟病、腦動脈硬化。茄子中所含的膽鹼等物質，對於高血壓患者防治心臟病、腦動脈硬化等心腦血管疾病頗有助益。

特別提示

茄子不宜削皮食用，因為茄子皮中含有維生素 P、鐵等多種營養物質，而且去皮後烹調易氧化變黑。

搭配宜忌

✔ 茄子＋豬肉、蛋類 ⇨ 降低膽固醇的 吸收

豬肉、蛋類中的膽固醇含量較高；茄子的纖維中含有皂草甘，可以降低膽固醇。兩者搭配，營養價值更高，可以降低膽固醇的吸收率。

✔ 茄子＋苦瓜 ⇨ 清心明目

苦瓜和茄子一起吃，能夠解除疲勞，清心明目，益氣壯陽，延緩衰老，也是心血管病人的理想蔬菜。

✔ 茄子＋辣椒 ⇨ 提高維生素 C 吸收率

富含維生素 P 的茄子和富含維生素 C 的辣椒一起食用，可以增加維生素 C 的吸收率，不僅對防治高血壓有良效，還可以美白肌膚。

降壓常備菜食譜

Ⓖ綠色食物 Ⓡ紅色食物 Ⓨ黃色食物 Ⓦ白色食物 Ⓑ黑色食物

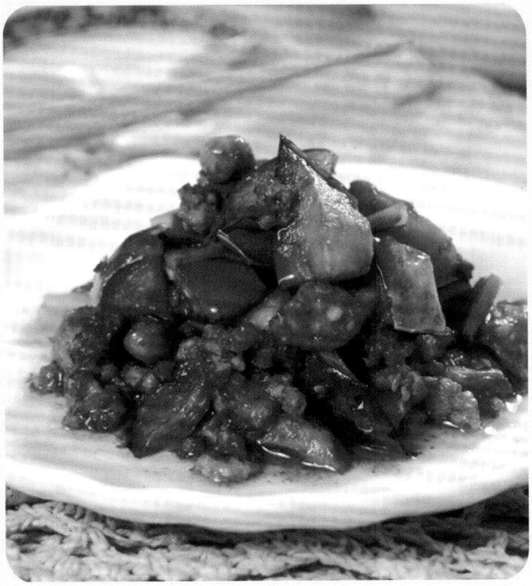

肉末燒茄子 ⒼⓇⒷ

食材：豬瘦肉 100 克，嫩茄子 300 克，青豆 30 克。

調味料：蔥花、薑末各 5 克，白糖 10 克，醬油、太白粉各 15 克，鹽 2 克。

做法：

1. 豬瘦肉洗淨，去淨筋膜，切成肉末；嫩茄子洗淨，去蒂，切滾刀塊；青豆洗淨。
2. 鍋內倒入植物油燒熱，將蔥花、薑末爆香，倒入肉末煸熟，加入茄子塊、青豆翻炒均勻，加入白糖，淋入醬油和適量清水燒至茄子熟透，放入鹽調味，用太白粉勾薄芡即可。

魚香茄子 Ⓑ

食材：茄子 300 克。

調味料：蔥末、薑末、蒜末各 5 克，豆瓣醬 20 克，白糖 10克，鹽 3克，醬油 10克，米酒、醋、太白粉各 15 克。

做法：

1. 茄子洗淨，切滾刀塊。
2. 炒鍋放油燒至八成熱，下茄子塊炸至酥軟取出，瀝淨油。
3. 鍋留底油，下薑末、蒜末、蔥末、豆瓣醬炒香，放入茄子塊，加入米酒、醬油炒勻，加水大火煮沸，改小火煮至茄子入味，加入白糖、鹽、醋，用太白粉勾芡即可。

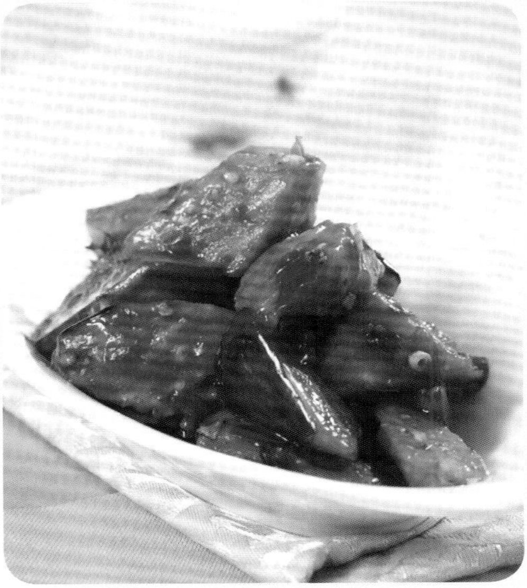

洋蔥

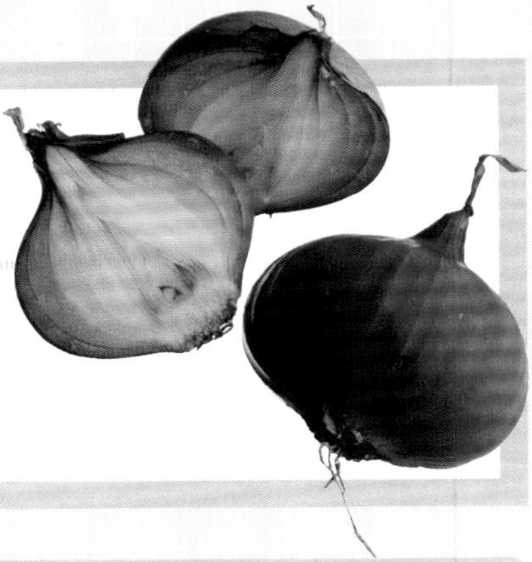

減少外圍血管阻力

性味歸經：性溫，味辛；歸肝、肺經。
推薦用量：每餐宜吃 50 克。

營養成分	營養功效
洋蔥含有蛋白質、膳食纖維、硒、前列腺素A、鈣、磷、維生素B2、維生素B2、維生素C、胡蘿蔔素等多種營養成分	洋蔥含有槲皮素，能促進胰島素分泌，幫助細胞更好地利用葡萄糖，降低血糖；洋蔥所含的微量元素硒，能清除體內的自由基，增強細胞的活力和代謝能力，具有防癌抗衰老的功效。

降血壓關鍵字

維生素P(✔)

對高血壓的益處

減少外圍血管阻力，降低血液黏稠度。洋蔥含有的前列腺素 A，是較強的血管擴張劑，能減少外圍血管阻力，降低血液黏稠度，還能抑制兒茶酚等升壓物質的作用，從而使血壓下降。

對預防併發症的益處

防治高血壓併發糖尿病、血脂異常症。洋蔥含有降醣成分，所含精油有降低膽固醇的功效，對防治高血壓併發糖尿病、血脂異常症都有一定作用。

特別提示

洋蔥內含有大量的揮發油物質，食用後易使人脹氣，攝取要適量，腹胃脹氣患者應忌吃洋蔥。

搭配宜忌

✔ 洋蔥＋肉類

⇨ 提高維生素 B1 的吸收利用率

洋蔥適合與肉類搭配食用，不僅能去除肉類的腥味，還能提高人體對肉類中維生素 B1 的吸收利用率。

✔ 洋蔥＋雞蛋

⇨ 提高維生素 C 和維生素 E 的吸收率

洋蔥富含維生素 C，但易被氧化；雞蛋中的維生素 E，可以有效防止維生素 C 的氧化。兩者共同食用，可以提高人體對維生素 C 和維生素 E 的吸收率。

降壓常備菜食譜

Ⓖ綠色食物 Ⓡ紅色食物 Ⓨ黃色食物 Ⓦ白色食物 Ⓑ黑色食物

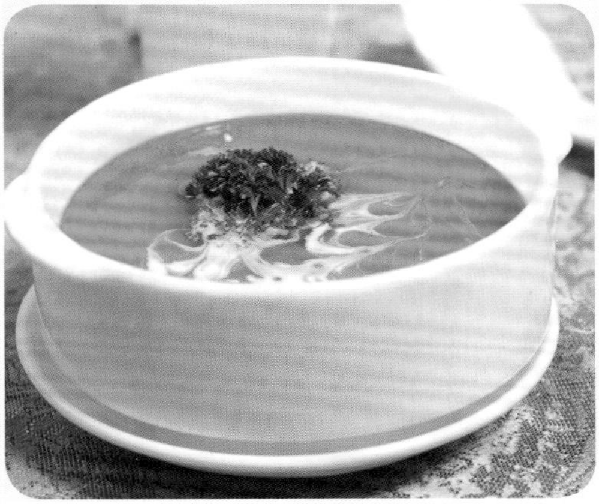

奶油南瓜洋蔥湯 ⒼⓎ

食材：南瓜 250 克，洋蔥 100 克，花椰菜 50 克。

調味料： 奶油 20 克，鹽 3 克。

做法：

1. 將南瓜去皮，洗淨，切細丁：洋蔥去外皮薄膜，洗淨，切細丁；花椰菜洗淨，掰小朵，過水汆燙，放涼，備用。
2. 鍋置火上，倒入奶油加熱，加入洋蔥炒香，再放入南瓜丁，倒入適量清水，用小火煮至南瓜熟爛，加入鹽調味，放上花椰菜即可。

洋蔥炒雞蛋 ⓎⓌ

食材：洋蔥 1 顆，雞蛋 2 顆。

調味料： 鹽 3 克，白糖 5 克，五香粉少許。

做法：

1. 洋蔥去老皮和蒂，洗淨，切絲；雞蛋打散，攪勻。
2. 倒油熱鍋後，倒入雞蛋液炒成塊，盛出。
3. 鍋底留油，燒熱，放入洋蔥絲炒熟，倒入蛋汁翻勻，調入鹽、白糖、五香粉即可。

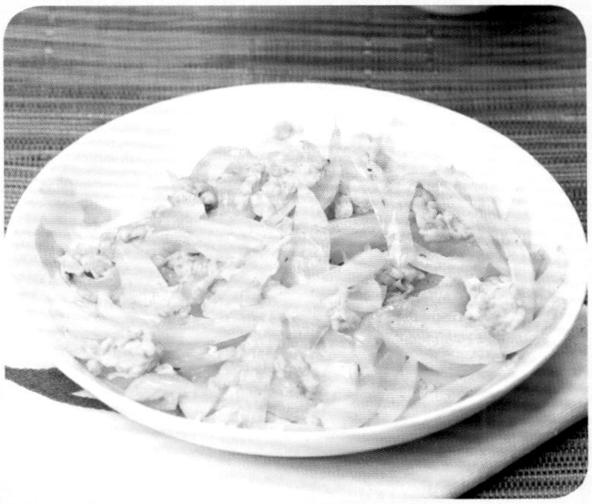

Expert 專家連線

為何高血壓患者不宜飽餐？

過飽會加重胃腸動能的負擔，容易消化不良，並且用餐後血液流往腸胃增多，也容易誘發腦供血的不足，進而引發中風的可能性。再者，經常飽餐會造成肥胖，也容易引起過剩的脂肪沉積在血管中，造成動脈硬化的形成。高血壓本身就會引起動脈硬化，如果加上肥胖還會加速動脈硬化的速度，更容易發生中風和心臟病等併發症。因此，高血壓患者一定要適當控制飲食量，勿吃過量、過飽。

黃瓜

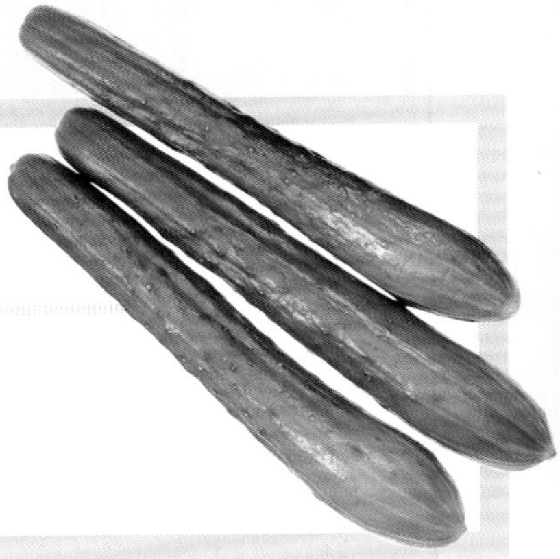

有較好的利尿作用，輔助降壓

性味歸經：性涼，味甘；歸脾、胃、大腸經。
推薦用量：每餐宜吃 100 克。

營養成分	營養功效
黃瓜含有維生素B1、維生素B2、維生素C、胡蘿蔔素、膳食纖維、磷、鐵、維他命B3等營養成分。	黃瓜中含有的葫蘆素C，具有提高人體免疫力及抗腫瘤的作用；黃瓜中所含的丙氨酸、精氨酸和穀胺醯胺，特別對酒精性肝硬化患者具有輔助治療作用。

降血壓關鍵字

異槲皮苷（✔）

對高血壓的益處

降低含鈉量，輔助降低血壓。黃瓜皮中所含的異槲皮Ⅱ有較好的利尿作用，使血管壁細胞含鈉量下降，可產生輔助降血壓的功效。

對預防併發症的益處

有益預防糖尿病、血脂異常症。黃瓜含丙醇二酸，可抑制醣類轉化為脂肪，對防治高血壓併發糖尿病、血脂異常症有一定的治癒效果。

特別提示

烹調黃瓜時，不要把黃瓜尾部全部丟掉，因為黃瓜尾部含有較多的苦味素，具有抗癌的作用。

搭配宜忌

✔ 黃瓜＋豆腐 ⇨ 清熱解毒

黃瓜適合搭配豆腐一起食用，營養互補，可達到清熱利尿、解毒、消炎、養肺行津、潤燥平胃等作用。

✔ 黃瓜＋蜂蜜 ⇨ 消食通便，潤腸

黃瓜富含膳食纖維，可促進腸道中腐敗食物的排泄；蜂蜜具有良好的潤腸作用，兩者同食，可以消食通便。

降壓常備菜食譜

Ⓖ綠色食物 Ⓡ紅色食物 Ⓨ黃色食物 Ⓦ白色食物 Ⓑ黑色食物

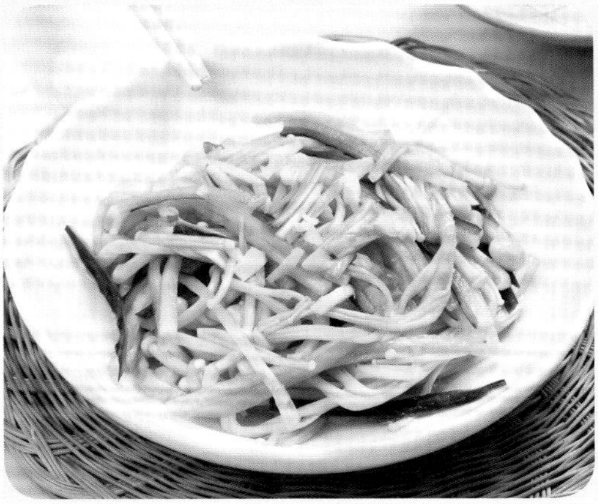

金針菇拌黃瓜 ⒼⓌ

食材： 金針菇、黃瓜各 150 克。

調味料： 蔥絲、蒜末各 5 克，白糖、醋各 10 克，鹽 3 克，香油 6 克。

做法：

1. 金針菇去根，洗淨，入沸水中燙熟，撈出，置涼，瀝乾水分；黃瓜洗淨，去蒂。
2. 取小碗，放入蔥絲、蒜末、白糖、醋鹽和香油拌勻，調配成調味汁。
3. 取盤，放入金針菇和黃瓜絲，淋入調味汁拌勻即可。

黃瓜炒肉片 ⒼⓇ

食材： 黃瓜 300 克，豬肉 200 克。

調味料： 蔥段、薑絲、蒜片各 5 克，醬油、太白粉各 10 克，鹽 3 克。

做法：

1. 豬肉洗淨，瀝水，切薄片，與醬油、鹽和太白粉拌勻勾芡；黃瓜洗淨，去蒂，切片備用。
2. 炒鍋倒油燒至六成熱，放入蔥段、薑絲和蒜片爆香，再放入肉片煸熟，加入黃瓜片翻炒數下，再加入鹽，翻炒勻即可。

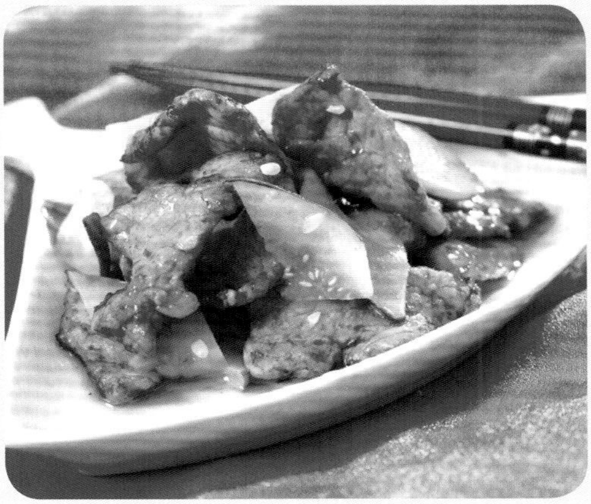

Expert 專家連線

老年高血壓患者應如何選用營養品？

許多老年高血壓患者都會選擇服用深海魚油、卵磷脂等營養品，以輔助降壓。這類營養品確實有輔助降壓功能，但是營養品並不是藥物，沒有治療效果。而且許多服用營養品的老年人是高血壓、糖尿病、心臟病等慢性病患者，每天需要服用各種治療藥物，有些中藥與西藥不得同吃，否則藥性相剋會使疾病加重，如高血壓患者要吃降壓藥，就不得與人參、麻黃及含麻黃堿的中藥同服。

南瓜

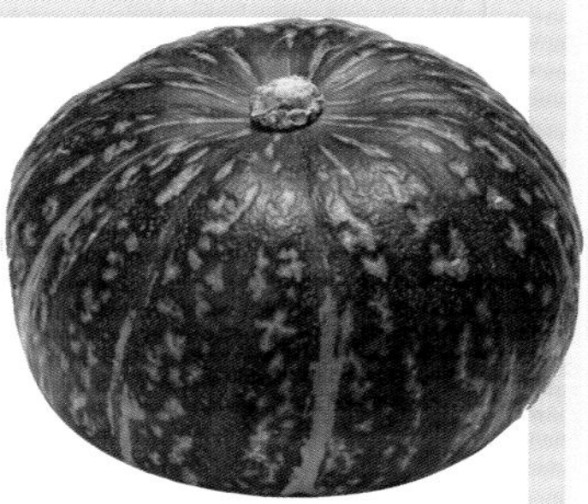

具較強的排鈉功效

性味歸經：性溫，味甘；歸脾、胃經。
推薦用量：每餐宜吃 100 克。

營養成分	營養功效
南瓜含有蛋白質、膳食纖維、胡蘿蔔素、維生素B群、維生素C及鉀、鈣、磷、鈷等營養素。	南瓜含有的果膠具有很強的吸附性，能黏結和消除體內的有害物質，具有解毒作用；南瓜含有豐富的鈷，鈷是人體胰島細胞所必需的微量元素，對防治糖尿病、降低血糖有特殊的療效。

降血壓關鍵字

膳食纖維（✔）、鉀（✔）

對高血壓的益處

能促進排鈉，有效降低血壓。南瓜中含有豐富的鉀離子，而且經加熱後也不易流失，可以促進體內多餘的鈉排出，再配合膳食纖維的排鈉作用，能有效降低血壓。

對預防併發症的益處

預防和輔助治療高血壓併發糖尿病。南瓜含有鈷和果膠，有促進胰島素分泌、調節血糖的作用，能夠預防和輔助治療高血壓併發糖尿病。

特別提示

南瓜心含有相當於果肉 5 倍的胡蘿蔔素，在烹調時盡量要全部利用。

搭配宜忌

✔ 南瓜＋牛肉⇨預防感冒、潤肺益

胡蘿蔔素含量豐富的南瓜和牛肉搭配，不僅能促進胡蘿蔔素的吸收和利用，而且能提高人體的抗病能力，有預防感冒、潤肺益氣等功效。

✔ 南瓜＋蝦⇨美膚、消除疲勞

南瓜中的維生素 C 與蝦中的蛋白質搭配食用，能促進膠原蛋白合成，有助於預防黑斑和雀斑的生成，還有消除疲勞的作用。

降壓常備菜食譜

G 綠色食物 R 紅色食物 Y 黃色食物 W 白色食物 B 黑色食物

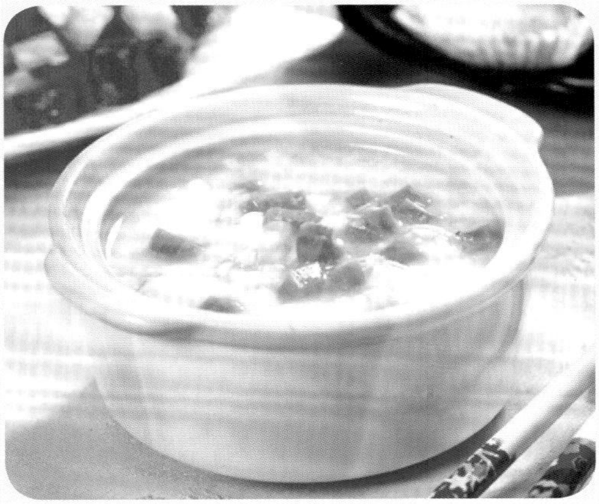

燕麥南瓜粥 Y W

食材： 燕麥 30 克，米 50 克，小南瓜 1 顆。

調味料： 蔥花 5 克，鹽 3 克。

做法：

1. 將南瓜洗淨削皮去籽，切成小塊，米洗淨後，用清水浸泡 30 分鐘。
2. 鍋置火上，將米與清水一同放入鍋中，大火煮沸後轉小火煮 20 分鐘。
3. 放入南瓜塊，小火煮 10 分鐘，再加入燕麥，繼續用小火煮 10 分鐘，加入鹽、蔥花調味即可。

南瓜牛腩盅 R Y

食材： 牛腩 250 克，南瓜 1 顆 (約 500 克)。

調味料： 鹽 4 克，咖哩粉、雞粉各少許。

做法：

1. 牛腩洗淨，切小塊，入沸水中汆燙，撈出；南瓜洗淨，切下頂端當蓋子，用湯匙挖出瓜瓤，備用。
2. 鍋內倒入植物油燒至七成熱，放入咖哩粉炒香，倒入牛肉塊翻炒均勻，加入適量清水將牛腩燉至七分熟，用鹽和雞粉調味。
3. 將燉好的牛腩裝入已去瓤的南瓜中，放入燒沸的蒸鍋，中火蒸 40 分鐘即可。

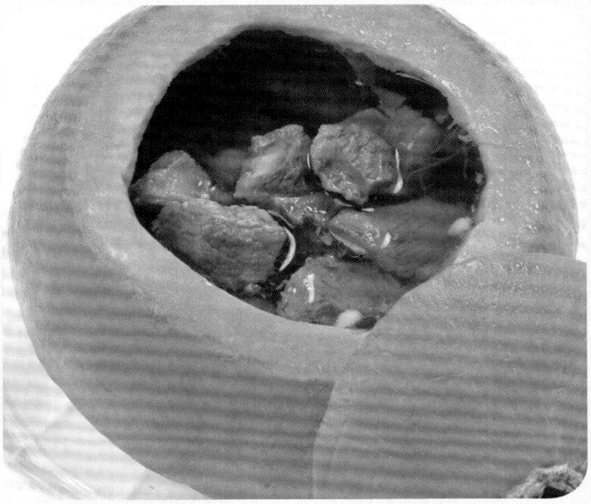

Expert 專家連線

高血壓患者適合吃素嗎？

營養專家指出，一味素食並不能讓身體更健康，反而還會因為營養素的缺失而引發其他疾病，其中最常見的就是缺鐵性貧血、骨質疏鬆、抑鬱，甚至神經系統受損。高血壓患者在以素食為主的膳食結構中，仍需要適量增加動物性食物，不但可以使食物中的營養成分互補，更有利於保持體液環境的酸鹼平衡。如果堅持吃素，也要講究科學搭配，例如要透過多吃豆類補充優質蛋白質；還應多吃富含鐵質和維生素 C 的食物。

茭白筍

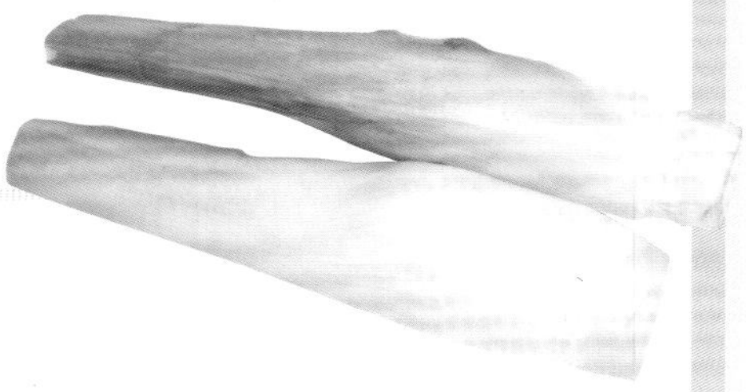

對抗鈉所引起的升壓作用

性味歸經：性涼，味甘；歸脾、胃經

推薦用量：每餐宜吃 1 根（約 50 克）。

營養成分	營養功效
茭白筍含胡蘿蔔素、維生素B_1、維生素B_2、維生素E、維生素P、膳食纖維、鈣、鉀、鐵等營養素及較多的胺基酸。	茭白筍所含膳食纖維能促進腸道蠕動，預防便祕及腸道疾病；茭白筍所含豆醇能清除體內的活性氧，抑制酪氨酸酶的活性，進而可阻止黑色素生成，還能軟化皮膚表面的角質層，使皮膚潤滑細膩。

降血壓關鍵字

維生素 P(✔)

對高血壓的益處

富含鉀，有穩定血壓的作用。茭白筍富含鉀，進入人體可以對抗鈉所引起的升壓和血管損傷，對高血壓患者，尤其是服用利尿藥的患者常吃茭白筍有利於穩定血壓。

特別提示

茭白筍性涼，體質虛寒容易腹瀉、肚子脹、頭暈、手腳易冰涼的人最好少吃。

搭配宜忌

V 茭白筍＋蘑菇 ⇨ 增進食慾，助消化

茭白筍可解熱毒、除煩渴，配以補氣益胃、理氣化痰的蘑菇，可增進食慾，而且還有助消化、化痰寬中的功效。

降壓常備菜食譜

G 綠色食物 R 紅色食物 Y 黃色食物 W 白色食物 B 黑色食物

茭白筍炒肉片 RW

食材：豬里肌肉 200 克，茭白筍 2 根。

調味料：白糖、蔥末、蒜末各 5 克，米酒、太白粉、醬油各 10 克，鹽 3 克。

做法：

1. 茭白筍去皮，洗淨，切片；豬里肌肉洗淨，切片，用醬油、米酒、太白粉醃漬待用。
2. 炒鍋置火上，倒油燒至七成熱，倒入肉片炒熟，盛出待用。
3. 鍋留底油，放入蔥末、蒜末煸香，放入茭白筍片翻炒片刻，加入肉片、鹽、白糖翻炒入味即可。

猴頭菇

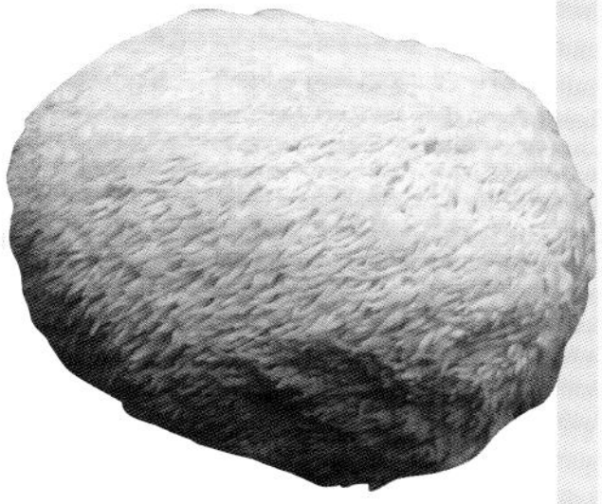

高血壓患者降壓的理想食品

性味歸經：性平，味甘；歸肺胃經。
推薦用量：每餐宜吃 50 克（泡水之後）。

營養成分	營養功效
猴頭菇的蛋白質含量很高，還富含多種胺基酸、維生素B群、胡蘿蔔素及鈣、磷、鐵等營養素。	猴頭菇中的胺基酸成分對潰瘍癒合、胃黏膜上皮再生與修復有重要功效，還能抑制幽門螺旋桿菌的生長；猴頭菇多醣促神經生長因數的合成，可以防智力衰退、神經衰弱和早衰。

降血壓關鍵字

不飽和脂肪酸（✔）

對高血壓的益處

降低膽固醇。猴頭菇所含的不飽和脂肪酸有利於血液循環，能降低血液中的膽固醇含量，是高血壓、心血管疾病患者的理想食物。

特別提示

猴頭菇中普林含量較高，會增加血液中的尿酸，加重普林代謝紊亂，因此痛風患者要少食。

搭配宜忌

Ⓥ 猴頭菇＋雞肉 ⇨ 滋補強身

猴頭菇可增加身體免疫力，雞肉蛋白質含量較高，且易被人體吸收和利用，兩者搭配食用，可滋補強身，適合體質虛弱者食用。

降壓常備菜食譜

Ⓖ綠色食物 Ⓡ紅色食物 Ⓨ黃色食物 Ⓦ白色食物 Ⓑ黑色食物

猴頭菇燉土雞 Ⓦ

食材：鮮猴頭菇 100 克，土雞 500 克。

調味料：蔥花 5 克，鹽 3 克，花椒粉適量。

做法：

1. 將土雞切塊洗淨，再切成小塊；猴頭菇洗淨，切塊。
2. 炒鍋倒入植物油燒至七成熱，放入蔥花、花椒粉爆香，再放入土雞翻炒變白，加入猴頭菇和適量水燉熟，最後加入鹽調味即可。

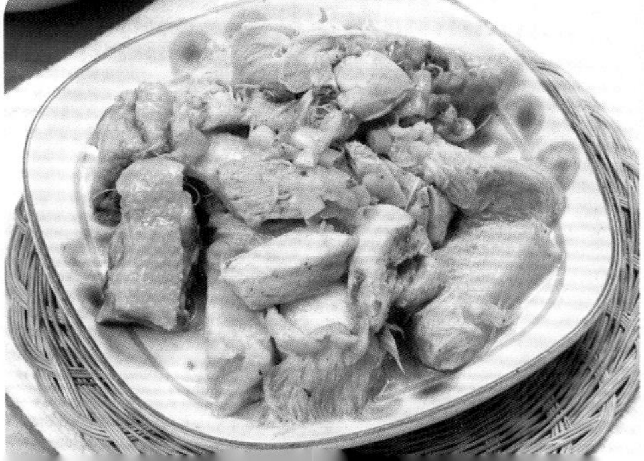

香菇

預防血管硬化，降低血壓

性味歸經：性平，味甘；歸脾胃經。
推薦用量：每餐宜吃4～8朵。

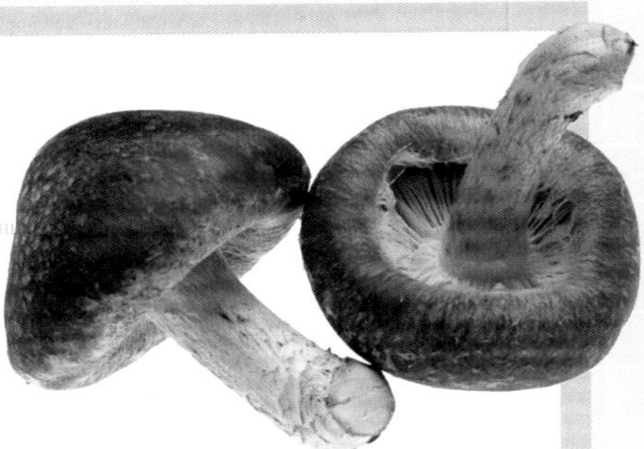

營養成分	營養功效
香菇含有蛋白質、膳食纖維、維生素B1、維生素B2、維生素D、鐵、鉀、磷、鎂等營養素。	香菇的多醣體能增強細胞免疫功能，具有明顯的抗癌活性，可以使罹患腫瘤患者的免疫功能得到恢復；香菇中含有膳食纖維，可促進腸胃蠕動，保證大便通暢，防止便祕。

降血壓關鍵字

香菇普林（✔）

對高血壓的益處

促進膽固醇的分解和代謝，改善動脈硬化。香菇中含有的香菇普林等核酸物質能促進膽固醇的分解和代謝，可改善動脈硬化並使血壓降低。

對預防併發症的益處

對高血患者防治併發心血管疾病有所助益。香菇可降低血內膽固醇，防止動脈硬化，香菇是高血患者防治併發心血管疾病的理想食物之一。

特別提示

香菇不宜在水裡浸泡過久，以免營養素流失，此外泡發香菇的水要盡量利用，如煮湯等。

搭配宜忌

✔ 香菇＋青江菜⇨營養更加全面性

青江菜富含膳食纖維和維生素，但缺乏蛋白質，香菇蛋白質的含量高，兩者搭配食用，營養更全面，能夠滿足人體對營養的需要。

✔ 香菇＋木瓜⇨減脂降壓

木瓜含有木瓜酵素，對脂肪有緩慢的分解能力，並有健胃助消化的作用。香菇有補中益氣、減脂降壓以及提高免疫力的作用，兩者同食有很好的減脂降壓功效。

✔ 香菇＋豆腐⇨營養好吸收

香菇與豆腐一起烹調，有利於脾胃虛弱、食慾不振者更易地吸收營養，可作為高血壓、高脂血患者的輔助食療菜色。

降壓常備菜食譜

Ⓖ綠色食物 Ⓡ紅色食物 Ⓨ黃色食物 Ⓦ白色食物 Ⓑ黑色食物

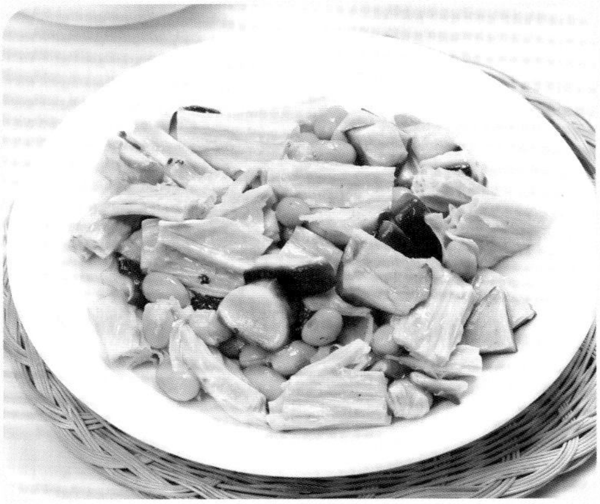

香菇燒腐竹 ⒼⓌⒷ

食材：腐竹 60 克，鮮香菇 200 克，青豆 50 克。

調味料：薑絲 5 克，太白粉、米酒各 10 克，鹽 3 克。

做法：

1. 腐竹洗淨，泡軟，煮熟，切段；青豆洗淨，煮熟；香菇洗淨，撕片備用。
2. 鍋內倒入適量清水燒熱，加入腐竹、青豆、香菇，水沸後，瀝乾備用。
3. 炒鍋置火上，倒油燒熱，放入薑絲爆香，加入米酒、腐竹、青豆、香菇一起炒熟，加鹽炒入味，用太白粉勾芡即可。

松仁香菇 Ⓑ

食材：香菇 300 克，松仁 20 克。

調味料：甜麵醬 10 克，白糖 5 克，鹽 2 克，香油 5 克。

做法：

1. 香菇浸泡，洗淨，擠去水分，去蒂，備用。
2. 炒鍋置火上，倒油燒至五成熱，放入香菇過油，撈出瀝油；鍋留底油，放入松仁後用小火煎黃，撈出瀝油。
3. 鍋留底油，倒入甜麵醬煸炒片刻，調入白糖、鹽及香菇翻炒均勻，加適量清水改中火燒沸，放入松仁炒勻，收乾湯汁，淋入香油即可。

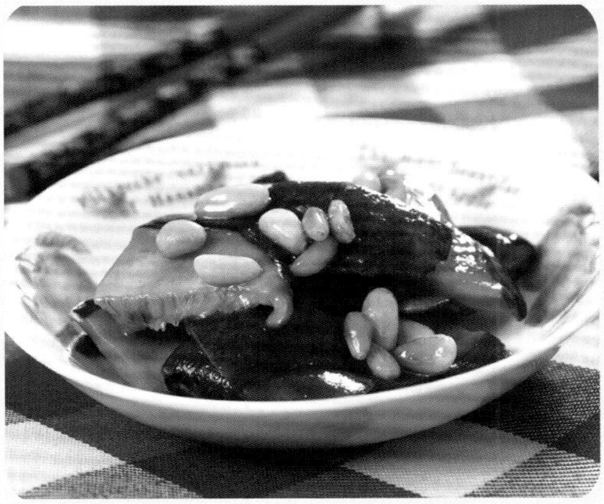

Expert 專家連線

高血壓患者能吃肥肉嗎？

肥肉含有大量的膽固醇，因此大家將肥肉視為誘發高血壓、冠心病、高脂血、動脈硬化的禍首，把其視為禁品。其實，肥肉不僅能提供促進生長發育的營養要素，而且還含有一種 α 脂蛋白，不僅不會使血管硬化，相反地，還可以預防血管疾病和高血壓。肥肉經長時間和小火燉煮，飽和脂肪酸可以減少 50%；每百克肥肉膽固醇含量可由 220 毫克降至 102 毫克。只要烹調適當，少量吃些肥肉對人體是有益的。

金針菇

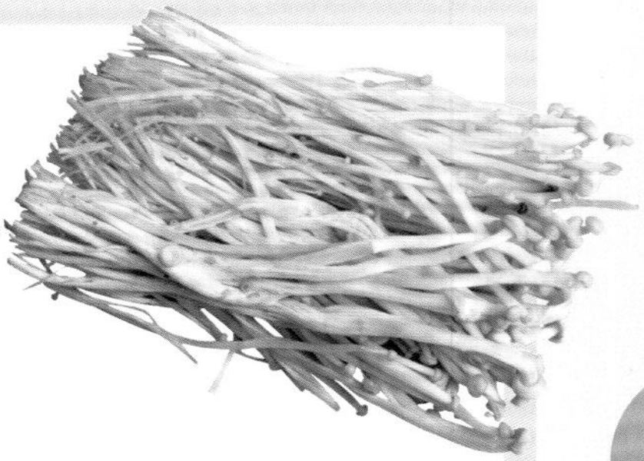

降低高血壓患者發生中風的機率

性味歸經：性寒，味鹹；歸肝、胃、腸經。
推薦用量：每餐宜吃 20 ～ 30 克（新鮮品）。

菌藻類

營養成分	營養功效
金針菇含有蛋白質、膳食纖維、維生素B_2、鐵、鉀、鋅、鎂等營養成分。	金針菇中賴氨酸的含量明顯高於其他菇類，對於增加大腦營養，提高智商和智力，增強思維力、記憶力大有裨益；金針菇含有多醣體樸菇素，可以增強人體對癌細胞的抵抗能力，從而達到防癌抗癌的作用。

降血壓關鍵字

鉀（✔）

對高血壓的益處

可保護血管，防止動脈壁受損。服用利尿藥物的高血壓患者，由於排尿量增多，會使鉀的流失量增大，經常食用高鉀低鈉的金針菇可保護血管，防止動脈壁受損，降低高血壓患者發生中風的機率。

特別提示

新鮮的金針菇中含有秋水仙鹼，其頗容易因氧化而產生二秋水仙鹼，對胃腸黏膜及呼吸道黏膜有強烈的刺激作用。秋水仙鹼怕熱，所以金針菇一定要徹底烹煮熟再食用。

搭配宜忌

✔ 金針菇＋雞肉⇨ 防治胃腸疾病

金針菇適合和雞肉搭配食用，能夠促進蛋白質的吸收和脂肪的消化，減輕胃腸負擔，防治胃腸疾病。

✔ 金針菇＋菠菜⇨ 降低膽固醇

金針菇富含鉀，可以抑制血壓升高，降低膽固醇，防治心腦血管疾病；膳食纖維可吸附膽酸，降低膽固醇，進而防治高血壓；菠菜中的鎂，可以減少甲腎上腺素的釋放，進而達到降壓的作用。

✔ 金針菇＋番茄⇨ 促進血液循環

金針菇與番茄都含有鉀和維生素，有助於維持體內鹽的平衡，促進血液循環，對高血壓患者有益。

降壓常備菜食譜

G 綠色食物 R 紅色食物 Y 黃色食物 W 白色食物 B 黑色食物

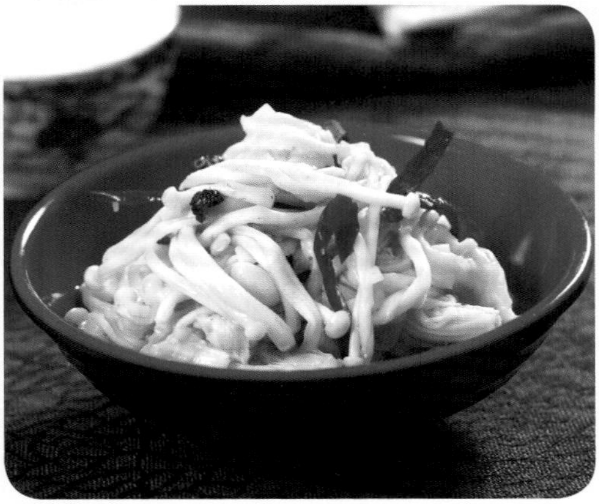

香辣金針菇 W

食材：金針菇 400 克，蛋白 2 個，碎花生少許。

調味料：蒜末、薑絲、蔥末各 5 克，太白粉 10 克，鹽 3 克，香油、辣椒油各 5 克，麵粉 50 克，紅尖椒、花椒各少許。

做法：

1. 蛋白加太白粉、麵粉及適量清水調成麵糊；金針菇去根，洗淨，在鹽水中過水汆燙，撈出瀝乾備用。
2. 炒鍋置火上，倒油燒熱，將金針菇裹上蛋糊，然後下鍋炒熟，撈出瀝油待用。
3. 鍋留底油燒熱，放入紅尖椒、花椒、薑絲、蒜末爆香，然後倒入炒好的金針菇翻炒均勻，加入鹽、雞粉、香油、辣椒油調味，撒上碎花生及蔥末即可。

金針菇雞絲 GW

食材：雞胸肉 250 克，金針菇 50 克，青椒絲 20 克。

調味料：蔥絲、薑末各 5 克，米酒 10 克，太白粉 15 克，鹽 3 克，香油少許。

做法：

1. 雞胸肉洗淨，切絲，放入碗中，加入米酒、薑末、太白粉抓勻，醃 10 分鐘；金針菇洗淨，切除根部備用。
2. 鍋內倒植物油燒熱，放入雞絲、金針菇炒熟，加鹽調勻，放入蔥絲及青椒絲炒熟，淋上香油即可。

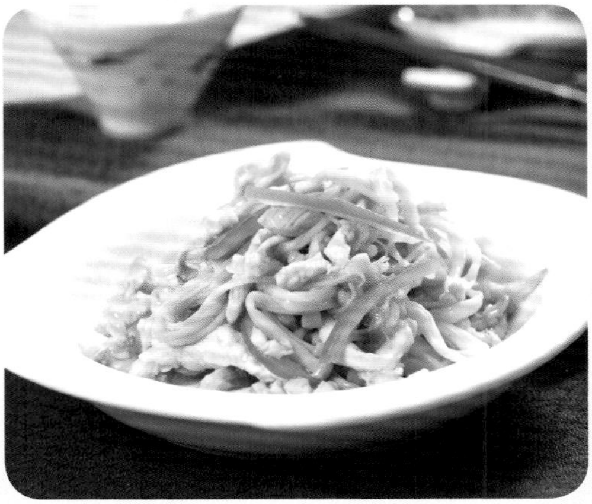

Expert 專家連線

肥胖型高血壓患者應如何安排飲食？

肥胖高血壓患者，在飲食方面除了注意增加優質蛋白質和鉀的攝取，減少脂肪和鈉的攝取外，還需限制每日的總熱量，減少進食動物性食物（尤其是脂肪）、醣類和澱粉類食物等高熱量食物。根據體重減輕的速度判斷每日減食量是否合適，每日的減食量最多不能超過 250 克。建議以每星期減輕體重 500 克為宜，待體重減輕至正常標準時，則將每日的進食量相對固定並長期維持。

黑木耳

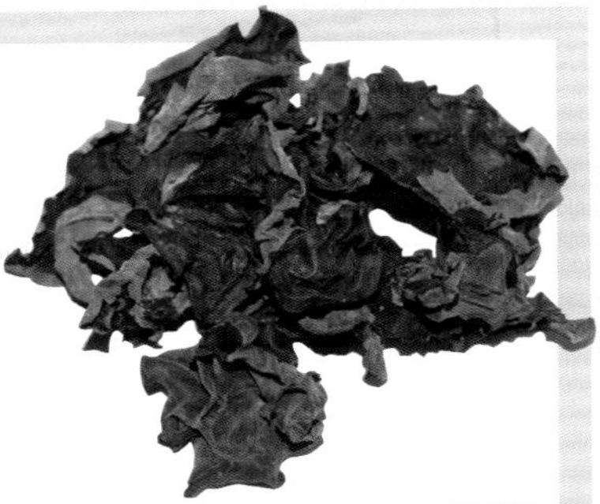

防止動脈硬化和血栓的形成

性味歸經：性平，味甘；歸肺、胃、肝經。
推薦用量：每餐宜吃 50 ～ 70 克（泡水後）。

營養成分	營養功效
黑木耳含有蛋白質、胡蘿蔔素、維生素B1、維生素B2、鐵、鉀、磷、鈣、鎂及豐富的膳食纖維。	黑木耳富含膠質，經常食用可把殘留在人體消化系統內的灰塵、雜質集中並吸附起來排出體外，產生清胃滌腸的作用；黑木耳所含有的生物鹼和植物素能化解結石，患有腎結石的患者經常吃些黑木耳可使結石逐漸縮小或消失。

降血壓關鍵字

多醣（✔）

對高血壓的益處

黑木耳所含多醣可抑制膽固醇的沉積。黑木耳中的多醣能抑制膽固醇在血管壁上的沉積，防止動脈硬化和血栓的形成，減輕血液對血管壁的壓力，達到降低血壓的作用。

特別提示

黑木耳具有通腸潤便的作用，患有慢性腹瀉的病人應慎食，否則會加重腹瀉症狀。

搭配宜忌

✔ 黑木耳＋豬肝 ⇨ 補血

含鐵的黑木耳和含銅的豬肝一起食用，能夠幫助鐵轉化成帶氧的血紅蛋白，增強補血效用，使皮膚健康紅潤。

✔ 黑木耳＋黃瓜 ⇨ 補鐵

黃瓜中維生素 C 的含量較高，可促進人體對木耳中所含鐵元素的吸收。兩者搭配，具有補血作用。

✔ 黑木耳＋雞蛋 ⇨ 強健骨骼和牙齒

木耳和雞蛋都含有鈣和磷，兩者共同食用，會形成磷酸鈣，能強健骨骼和牙齒，對骨折的患者有較好的效果。

降壓常備菜食譜

Ⓖ綠色食物 Ⓡ紅色食物 Ⓨ黃色食物 Ⓦ白色食物 Ⓑ黑色食物

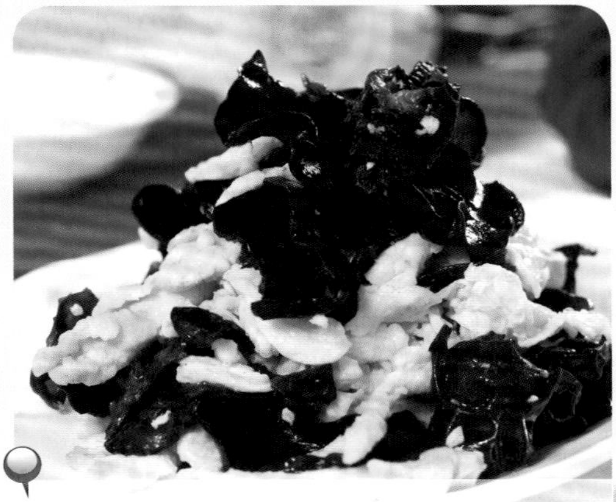

烹飪小幫手

黑木耳加水後要快速翻炒，不宜烹調過長的時間。

雞蛋木耳炒肉 ⓇⓎⒷ

食材： 豬肉絲 150 克，雞蛋 2 顆，黑木耳 100 克。

調味料： 蔥末、薑末各 5 克，鹽 3 克，米酒 10 克。

做法：

1. 雞蛋洗淨，打入碗內，打散，加鹽攪拌；黑木耳泡水後去蒂，洗淨，撕開；豬肉絲洗淨，加米酒、鹽抓勻，醃漬 15 分鐘。
2. 炒鍋內倒油燒熱，倒入加鹽攪勻的雞蛋液炒熟，盛出。
3. 鍋內倒油燒熱，倒入蔥末、薑末爆香，放入豬肉絲煸炒至八分熟，加入米酒、鹽略炒，再放入雞蛋、木耳翻炒均勻即可。

爽口木耳 ⒼⓇⒷ

食材： 黑木耳 100 克，黃瓜 100 克，紅辣椒 2 條。

調味料： 鹽 3 克，蒜汁、蔥絲各 5 克，香油 8 克，白糖、醋各 10 克。

做法：

1. 黑木耳泡水後去蒂，洗淨，撕小片備用；黃瓜洗淨，切塊；紅辣椒洗淨，切絲。
2. 鍋內放水煮沸，放入洗好的黑木耳汆燙一下，撈出，沖涼，瀝水。
3. 將黑木耳片、黃瓜塊、紅辣椒絲放入容器中，加入鹽、香油、蒜汁、蔥絲、白糖、醋拌勻即可。

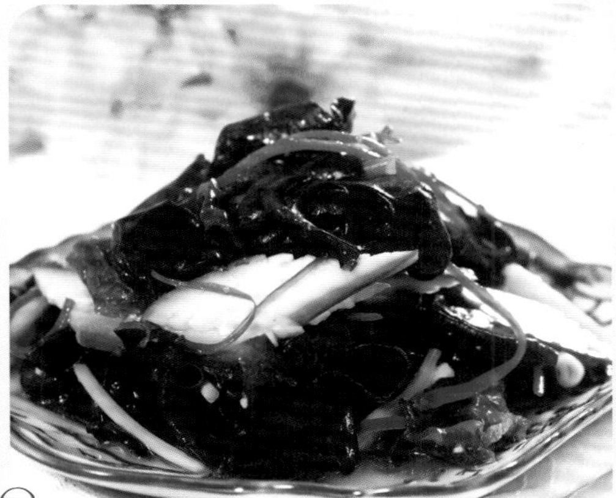

烹飪小幫手

用少許醋或麵粉輕輕搓洗黑木耳，能很快地除去黑木耳表面的髒物。

海帶

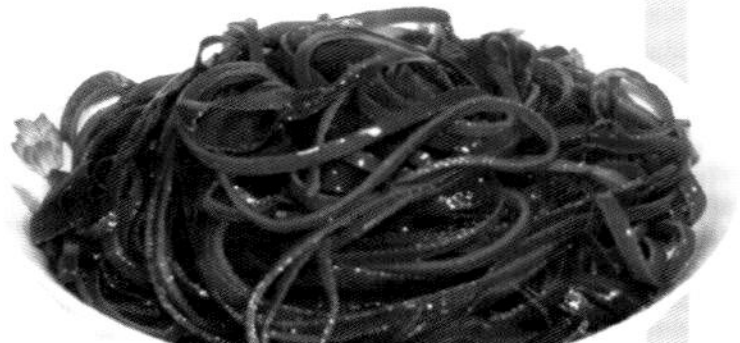

防止血液黏性增大引起的血壓上升

性味歸經：性寒，味鹹；歸肝、胃、腎經。
推薦用量：每餐宜吃 150 ～ 200 克（乾海帶泡水後）。

營養成分	營養功效
海帶含有豐富的膳食纖維和鈣、鎂、鉀、磷、鐵、鋅等礦物質以及維生素B_1、維生素B_2、硒等，人體不可缺少的營養成分。	海帶含大量的膳食纖維和膠質，能促進腸胃蠕動，清除體內的毒素，達到清腸排毒的作用；海帶含鐵，可以促進血紅蛋白的再生，貧血及營養不良者建議可多吃海帶，既有補血的作用又可增強身體免疫力。

降血壓關鍵字

岩藻多醣（✔）、甘露醇（✔）、鉀（✔）

對高血壓的益處

可防治血栓和因血液黏性增大而引起的血壓上升。海帶中所含岩藻多醣，能阻止紅細胞凝結反應，可防治血栓和因血液黏性增大而引起的血壓上升，還含能擴張外圍血管的鉀和有利尿、降壓作用的甘露醇，對高血壓患者十分有益。

對預防併發症的益處

對於高血壓併發心臟病、血脂異常症的患者有所助益。海帶中的多醣類物質能降低血液中膽固醇和三酸甘油的含量，對於高血壓併發心臟病、血脂異常症的患者頗有幫助。

特別提示

乾海帶可能含有有毒金屬──砷，因此烹煮前應先用清水清洗，然後浸泡6小時以上（不可過長），並要勤換水。

搭配宜忌

✔ 海帶＋富含維生素C蔬菜⇨補鐵

海帶適合搭配含維生素C豐富的生菜、青椒等新鮮蔬菜一起食用，能促進人體對鐵元素的吸收利用，尤其適合貧血者食用。

✔ 海帶＋芝麻⇨美容、抗衰老

芝麻能改善血液循環，促進新陳代謝，降低膽固醇。海帶則含有豐富的碘和鈣，淨化血液，促進甲狀腺素的合成。兩者共同食用，還有助於提升美容、抗衰老的效果。

降壓常備菜食譜

Ⓖ綠色食物 Ⓡ紅色食物 Ⓨ黃色食物 Ⓦ白色食物 Ⓑ黑色食物

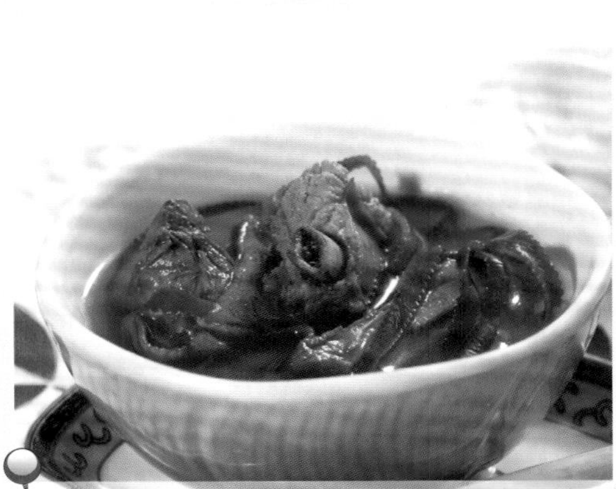

烹飪小幫手

燉海帶排骨湯時，可加入幾片洗淨的橘子皮，有助於去除異味和油膩，使湯的味道更鮮美。

海帶排骨湯 ⓇⒷ

食材：豬排骨 400 克，海帶 150 克。

調味料：米酒、蔥段、薑片各 10 克，鹽 3 克，香油 5 克。

做法：

1. 海帶洗淨，切菱形片，用沸水汆燙一下；排骨洗淨，橫剁成段，燙水後撈出，用溫水泡淨。
2. 鍋內加入適量清水，放入排骨、蔥段、薑片、米酒，用大火燒沸，撈清浮沫，然後轉用中火燜燒約 1 小時，倒入海帶片，再用大火燒沸 30 分鐘，加鹽調味，淋入香油即可。

肉末海帶 ⓌⒷ

食材：海帶 150 克，雞胸肉 100 克。

調味料：蔥末、薑絲各 5 克，甜麵醬 15 克，鹽 3 克，米酒 10 克，清湯 200 克，花椒少許。

做法：

1. 雞胸肉洗淨，剁成肉末；海帶洗淨，切絲，備用。
2. 炒鍋加適量清水，放入海帶，加蔥末、薑絲、米酒、花椒，蓋鍋蓋，小火將海帶煮至熟爛，撈出備用。
3. 另起鍋置火上，倒油燒至四成熱，放入蔥末、薑絲、肉末略炒，加入甜麵醬、海帶絲、鹽、料理米酒、清湯炒勻炒熟即可。

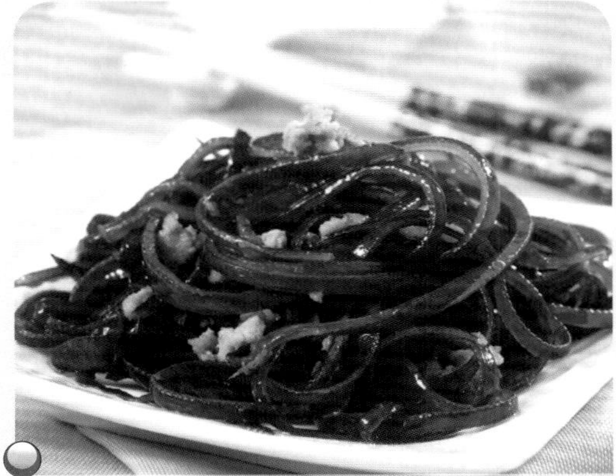

烹飪小幫手

乾海帶不宜浸泡太久，不要超過 5 分鐘，在烹調前用水洗乾淨即可。

紫菜

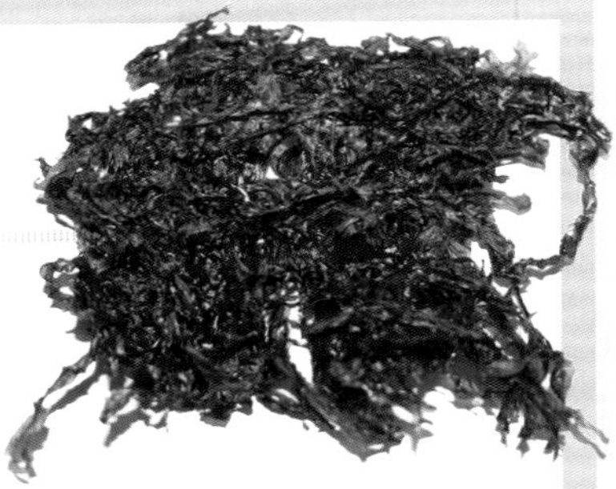

改善血管狹窄的情況

性味歸經：性涼，味甘鹹；歸肝、肺、胃、腎經。
推薦用量：每餐宜吃 5 ～ 15 克（泡水後）。

營養成分	營養功效
紫菜含有胡蘿蔔素、維生素B_1、維生素B_2、維生素B_3、鐵、鉀、磷、鈣、鎂等營養成分。	紫菜所含的多醣，可以明顯增強細胞免疫和體液免疫功能，促進淋巴細胞轉化，提高肌體的免疫力；紫菜中豐富的鈣可以促進骨骼、牙齒的生長和營養，對增強記憶力、防止記憶衰退也有良好的作用。

降血壓關鍵字

藻朊酸鈉（✔）、鍺（✔）

對高血壓的益處

促進鎘等有害物質排出，改善血管狹窄。紫菜中含有的藻朊酸鈉和鍺，可促進鎘等有害物質的排出，而且能改善血管狹窄的情況，有助於高血壓病的防治。

特別提示

紫菜性涼，不宜多食，消化功能不好、素體脾虛者少食，否則可能會導致腹瀉。

搭配宜忌

✔ 紫菜＋豆腐

⇨ 使體內碘元素處於平衡狀態

紫菜含碘多，誘發甲狀腺腫大的機會高，但非常適合與豆腐共同食用，因為豆腐中的皂角甘會造成人體碘的缺乏，可使體內碘元素處於平衡狀態。

降壓常備菜食譜

Ⓖ綠色食物 Ⓡ紅色食物 Ⓨ黃色食物 Ⓦ白色食物 Ⓑ黑色食物

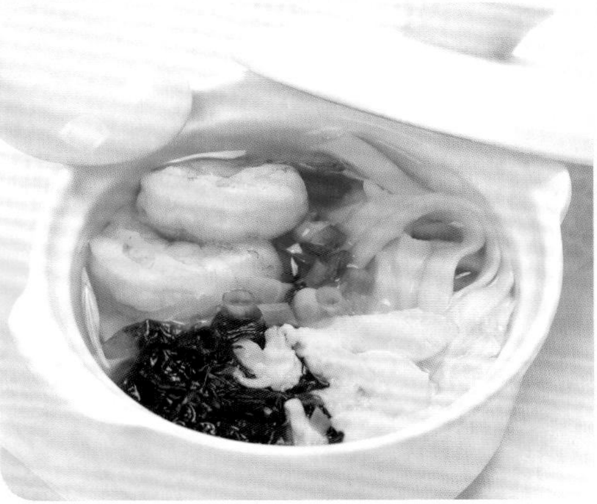

蝦仁紫菜湯麵 ⓎⓌⒷ

食材：蝦仁 20 克，雞蛋 1 顆，乾紫菜 10 克，麵條 200 克。

調味料：鹽 3 克，蔥花 5 克。

做法：

1. 蝦仁洗淨，去腸泥；紫菜泡發，撕碎；將雞蛋打入碗內調勻。
2. 鍋內放油燒熱，放入蔥花爆香，倒入適量開水，將麵條放入鍋中煮熟，放入蝦仁，加鹽，澆上雞蛋液，蛋花浮起時，倒入裝有紫菜的湯碗中即可。

紫菜豆腐湯 ⓌⒷ

食材：免洗紫菜 5 克，豆腐 200 克。

調味料：鹽 3 克，醬油 5 克，香油 4 克，胡椒粉少許。

做法：

1. 將紫菜撕碎；豆腐洗淨，切塊。
2. 砂鍋中加適量水，沸煮放入豆腐塊，待煮沸後放入鹽、醬油調味，加入紫菜再次煮沸，再放入胡椒粉拌勻，淋入香油即可。

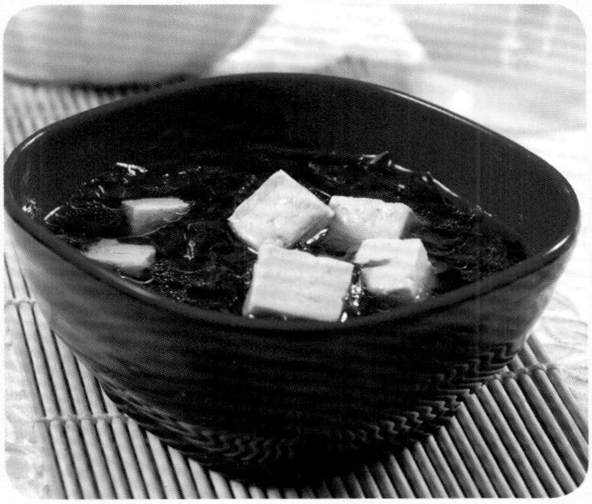

Expert 專家連線

高血壓患者的春季飲食應注意哪些方面？

春季是自然界陽氣上升的季節，很多早期高血壓的患者，或平時服用降壓藥比較穩定的人，很容易在春季出現血壓的波動。在飲食方面務必要做到以下幾點：飲食要清淡，選擇薺菜、海帶、綠豆等偏涼的食物，忌油膩、生冷及刺激性食物，也不宜選食羊肉、辣椒、花椒、胡椒等辛熱食物；應多吃紅黃色和深綠色的蔬菜；飲食應盡量避免過鹹，注意補充水分，每天至少喝 1200 克的水。

牛瘦肉

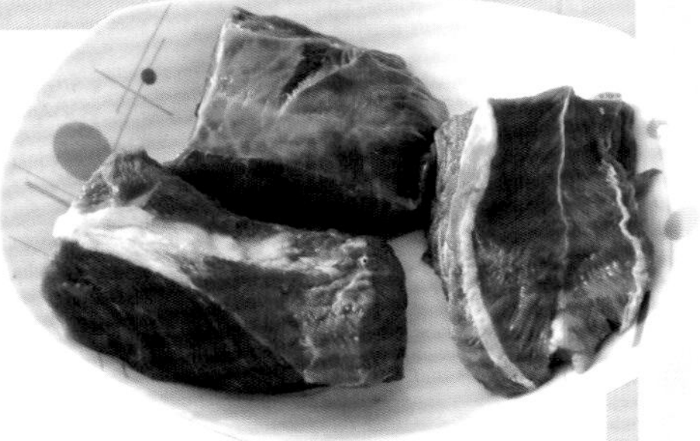

防止鎘增高而誘發高血壓

性味歸經：性平，味甘；歸脾、胃經。
推薦用量：每餐宜吃 80 克。

營養成分	營養功效
牛瘦肉含有豐富的蛋白質和鐵、磷、銅、鋅等礦物質，又是維生素A、維生素B1、維生素B2、維生素B6和維他命B3、泛酸等營養物質的良好來源。	牛瘦肉富含鋅元素，可協助人體吸收利用蛋白質和糖類，加速傷口癒合的速度，特別適合生長發育及手術後、病後調養的人食用；牛肉中含有易被人體吸收的鐵，能有效防治缺鐵性貧血。

降血壓關鍵字

優質蛋白質（✔）、鋅（✔）

對高血壓的益處

有利於防止因鎘增高而誘發的高血壓。牛瘦肉含豐富的優質蛋白質，適量攝取有利於降低高血壓的發病率。牛瘦肉還富含鋅元素，研究表示，飲食中增加鋅的含量，能夠防止鎘增高而誘發高血壓。

特別提示

牛瘦肉的肌肉纖維較粗糙且不易消化，老人、幼兒及消化能力較弱的人不宜多吃，或改吃較嫩的牛肉。

搭配宜忌

✔ 牛肉＋馬鈴薯 ⇨ 提高營養價值

牛瘦肉與馬鈴薯搭配食用，可藉由牛瘦肉富含蛋白質的優勢，彌補馬鈴薯的不足，而馬鈴薯則提供足夠的熱量，不致於耗費牛瘦肉蛋白質用於供給能量。兩者均衡搭配，大大地提高營養價值。

✔ 牛肉＋南瓜 ⇨ 健胃益氣

牛肉營養豐富，南瓜富含維生素 C 和葡萄糖，兩者共同食用，可以健胃益氣。

降壓常備菜食譜

Ⓖ綠色食物 Ⓡ紅色食物 Ⓨ黃色食物 Ⓦ白色食物 Ⓑ黑色食物

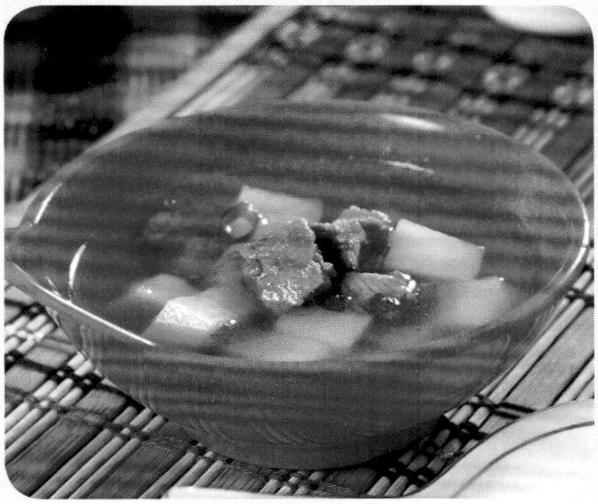

馬鈴薯牛肉湯 ⓇⓌ

食材：馬鈴薯 150 克，牛腿肉 100 克。

調味料：蔥花、薑末、鹽、植物油各適量。

做法：

1. 馬鈴薯去皮，洗淨，切塊；牛腿肉去筋膜，洗淨，切塊，放入沸水中汆燙去血水。
2. 鍋置火上，倒入適量植物油，待油溫燒至七成熱，放入蔥花和薑末爆香，再放入牛肉塊煸熟。
3. 倒入馬鈴薯塊翻炒均勻，淋入適量清水煮至馬鈴薯塊熟透，用鹽調味即可。

黑椒牛柳 ⒼⓇⓌ

食材：牛里肌肉 200 克，洋蔥、青椒、紅椒各 1 個。

調味料：黑胡椒粉 6 克，鹽 4 克，白糖、蠔油、米酒各 5 克，太白粉 15 克。

做法：

1. 將牛里肌肉洗淨，用刀背拍鬆，然後切成厚度均勻的小厚片，製成牛柳，加入米酒、植物油和太白粉，拌勻醃 30 分鐘。
2. 將洋蔥剝去外皮薄膜，洗淨後切片；青椒和紅椒去蒂，洗淨去籽，大小切成和洋蔥差不多的片狀。
3. 炒鍋燒熱，倒入植物油，放入醃好的牛柳，翻炒到變色，放入黑胡椒粉、蠔油、白糖、鹽繼續翻炒均勻，再放入洋蔥片和青椒片、紅椒片，翻炒至牛肉熟透、蔬菜八分熟即可。

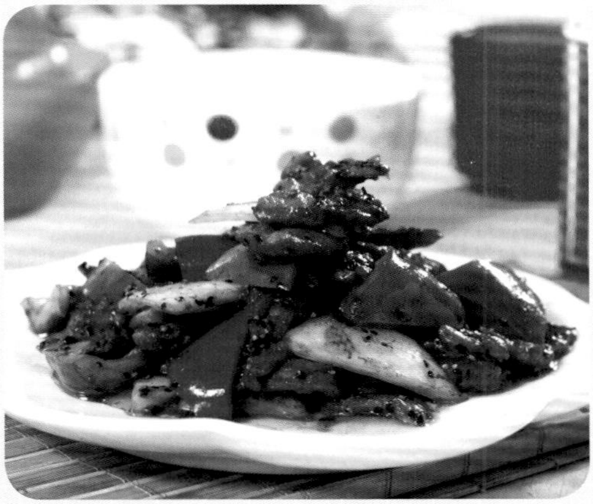

Expert 專家連線

高血壓患者的夏季飲食應注意哪些方面？

夏季天氣炎熱，出汗量較多，人體在流失大量水分後，全身的血容量會明顯下降，血液的黏稠度會升高，可能會增加高血壓患者發生心肌梗塞、腦中風的風險。因此無論是否感到口渴，都要及時補充水分，養成每天早晨起床後、晚上睡前各喝一杯白開水的習慣。也可適當飲用菊花茶、枸杞茶等飲料。高血壓患者夏季飲食還要注意少鹽、少脂、少膽固醇，多吃新鮮蔬菜水果和魚類蛋白。

雞肉

減少血管緊張素Ⅱ（8肽）的生成

性味歸經：性溫，味甘；歸脾、胃經。
推薦用量：每餐宜吃 80 ～ 100 克。

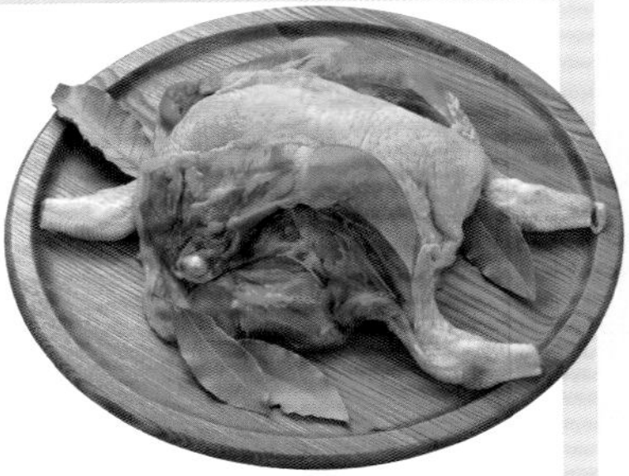

營養成分	營養功效
雞肉含有不飽和脂肪酸、蛋白質、維生素A、維生素B6、維生素B12、維生素D、維生素K及磷、鐵、銅、鋅等營養素。	雞肉中含有較多的維生素B群，具有恢復體力、保護皮膚的作用，還對造血有很大幫助，有滋陰補血的功效；雞肉蛋白質含量較高，且易被人體吸收和利用，有增強體力、強壯身體的作用。

降血壓關鍵字

膠原蛋白（✔）

對高血壓的益處

富含膠原蛋白，舒張血管。雞肉，尤其是雞爪和雞腿中含有豐富的膠原蛋白，有助於抑制血管緊張素轉化，減少血管緊張素Ⅱ的生成，可使血管舒張，血容量減少，血壓下降。

特別提示

為了避免攝取過多脂肪，建議煲湯前先去除雞皮，飲用前，先將湯麵上的油撇去；雞湯中含較多普林，痛風病人應忌飲。

搭配宜忌

✔ 雞肉＋豌豆 ⇨ 有利於蛋白質的吸收

雞肉搭配豌豆食用，可讓營養會加倍，因為豌豆中維生素 B 群的含量較高，與雞肉搭配，有利於人體對雞肉中蛋白質的吸收。

✔ 雞肉＋栗子 ⇨ 補血養身

雞肉為造血療虛食品，栗子重在健脾。栗子燒雞不僅味道鮮美，造血功能更強，尤以老母雞燒栗子效果更佳。

✔ 雞肉＋山楂 ⇨ 促進蛋白質的吸收

雞肉含有豐富的蛋白質，山楂中所含的維生素 B 群能促進人體對蛋白質的吸收。

✔ 雞肉＋竹筍 ⇨ 暖胃益氣

竹筍性微寒，可以清熱消痰、健脾胃。雞肉具有低脂肪、低糖的特點，與竹筍搭配，可以暖胃益氣，尤其適合肥胖者食用。

降壓常備菜食譜

G 綠色食物 R 紅色食物 Y 黃色食物 W 白色食物 B 黑色食物

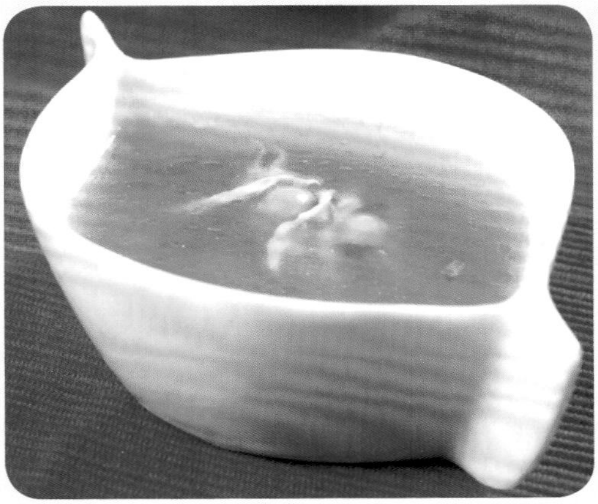

雞絲豌豆湯 GW

食材：雞胸肉 200 克，豌豆粒 50 克。

調味料：鹽 3 克，香油少許。

做法：

1. 雞胸肉洗淨，入蒸鍋蒸熟，取出來撕成絲，放入湯碗中。
2. 豌豆粒洗淨，入沸水鍋中燙熟，撈出，瀝乾水分，放入湯碗。
3. 鍋置火上，倒入水煮開，加鹽調味，澆入已放好的雞絲和豌豆的湯碗中，淋上香油即可。

宮保雞丁 GRW

食材：雞胸肉 300 克，熟花生米 80 克，蔥丁，青椒、紅椒 25 克。

調味料：蒜片、薑片各 5 克，鹽 3 克，醬油、米酒、白糖、醋、太白粉各 10 克，乾辣椒段、花椒粒各少許。

做法：

1. 雞胸肉洗淨，切丁，以鹽、米酒、太白粉拌勻，醃漬；青椒、紅椒洗淨，切小片；白糖、醋、醬油、太白粉調成味汁待用。
2. 炒鍋置火上，倒油燒至六成熱，放入乾辣椒段略炸，放入花椒粒、雞丁炒勻，加入薑片、蒜片、蔥丁、青椒片、紅椒片及調味汁翻炒，起鍋時，倒入熟花生米拌勻即可。

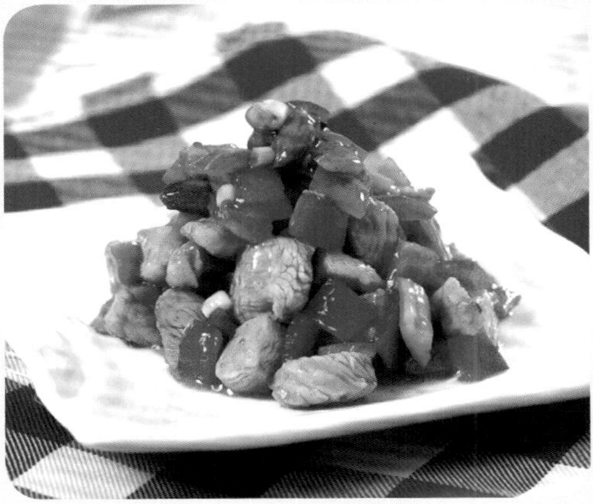

Expert 專家連線

高血壓患者的秋冬季飲食應注意哪些方面？

秋季早晚溫差較大，高血壓患者較容易導致血管痙攣、血壓波動大。高血壓患者在秋冬季應以清補為主，注意保持均衡的膳食結構，控制食量，少吃油膩。可適當多吃一些潤燥、降壓的蔬菜、水果，如冬瓜、蘿蔔、蓮藕、洋蔥、綠葉蔬菜、海帶及奇異果、柚子、山楂、蘋果、香蕉、梨子、柑橘等。肉類則適當多吃水產品以及禽類，少吃豬、牛、羊肉等紅肉。

鴨肉

緩解血壓升高引起的頭暈目眩等症狀

性味歸經：性涼，味甘、鹹；歸肺、胃、腎經。
推薦用量：每餐宜吃 60～80 克。

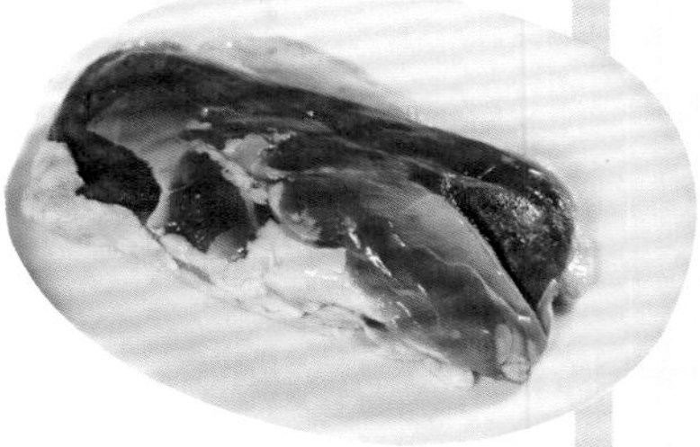

營養成分	營養功效
鴨肉的脂肪含量適中，富含蛋白質、維生素A、維生素B群、維生素E及鉀、鐵、銅、鋅等營養素。	鴨肉富含維生素D和磷質，具有強健骨骼，預防骨質疏鬆的作用；鴨肉所含維生素B群和維生素E較其他肉類多，能夠有效抵抗香港腳、神經炎和多種炎症，還能抗衰老。

降血壓關鍵字

鉀（✔）

對高血壓的益處

有效對抗鈉的升壓作用，維持血壓的穩定。鴨肉中的鉀能有效對抗鈉的升壓作用，維持血壓的穩定。另外，中醫認為，鴨肉有清熱潤燥的功效，能緩解血壓升高引起的頭暈目眩等症狀。

特別提示

不要經常吃煙燻和烘烤的鴨肉，因為這兩種烹調方式，會使鴨肉產生一種苯並芘的致癌物質。

搭配宜忌

✔ 鴨肉＋山藥⇨滋陰補肺

鴨肉既可補充人體水分，又有補陰效果，山藥的補陰效果更強，兩者搭配食用，不僅可以消除油膩，還能很好地滋陰補肺。

✔ 鴨肉＋沙參⇨滋補

老鴨性涼無毒，有滋陰補血的功能；沙參性微寒，能夠滋陰清肺，養胃生津；兩者功能相似，共同食用可輔助治療肺燥、乾咳，有滋補功效。

降壓常備菜食譜

Ⓖ綠色食物 Ⓡ紅色食物 Ⓨ黃色食物 Ⓦ白色食物 Ⓑ黑色食物

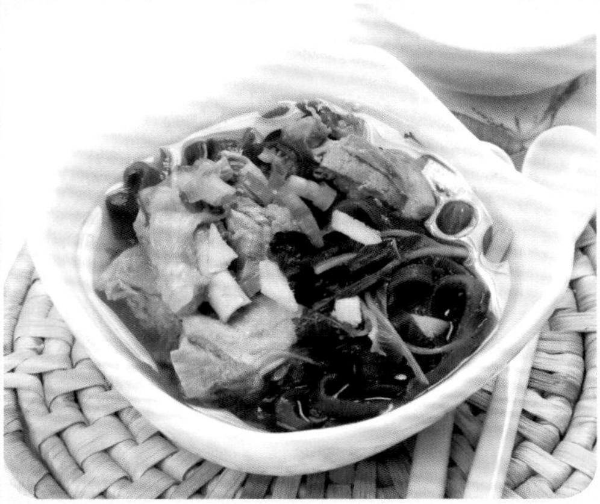

海帶燒鴨湯 ⒼⓌⒷ

食材：鴨腿 250 克，莧菜 100 克，海帶絲 25 克。

調味料：蔥花、薑片各 5 克，鹽 3 克，胡椒粉少許。

做法：

1. 鴨腿洗淨，剁成塊，過水，入沸水中汆燙至表面熟透，撈出；莧菜洗淨焯水，切斷；海帶絲洗淨，切成 10 公分左右的段。
2. 鍋置火上，倒油燒至七成熟，放入蔥花和薑片，倒入川燙的鴨塊和海帶絲翻炒均勻，加適量水煮至鴨肉熟爛，放入莧菜煮 2 分鐘，用鹽和胡椒粉調味即可。

薑母老鴨煲 ⓇⓎⓌ

食材：老鴨 1 隻，老薑 200 克，枸杞 15 克，當歸、熟地各 6 克，肉桂少許。

調味料：鹽 5 克，清湯 1000 克。

做法：

1. 老鴨洗淨，切成大塊，瀝乾水分；老薑刷洗乾淨，用刀背拍鬆；枸杞、肉桂、當歸、熟地洗淨待用。
2. 乾鍋（不放油）燒熱，放入鴨塊翻炒，將鴨油炒出後，將油瀝乾淨。
3. 鍋內倒入清湯，放入枸杞、肉桂、當歸、熟地、鴨肉、老薑，大火煮沸，轉小火慢煲 2 小時，加鹽調味即可。

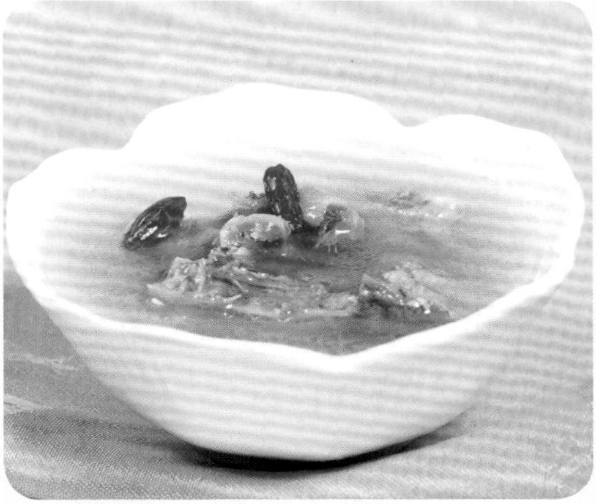

Expert 專家連線

哪些麵包易引發高血壓？

英國某健康研究機構最近發現，超市裡常見的鹹麵包片含有較多的鹽，容易引發高血壓。因此，患有高血壓者最好選擇無鹽全麥麵包、果仁麵包等「低鹽食品」。

雞蛋

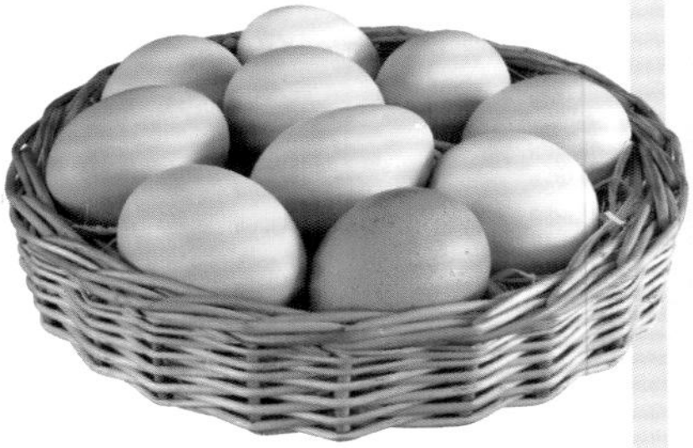

改善血液循環和血壓狀態

性味歸經：性涼，味甘；歸大腸經、胃經。
推薦用量：每餐宜吃 1 顆。

營養成分	營養功效
雞蛋含有豐富的蛋白質，還含有維生素A、維生素B群、卵磷脂及鐵、鉀、鋅、硒等營養素。	雞蛋中的優質蛋白質對於肝臟組織損傷有修復作用；蛋黃中的卵磷脂可促進肝細胞的再生，並有助於神經系統和身體發育，常吃雞蛋可以健腦益智，提高記憶力。

降血壓關鍵字

蛋白質（✔）

對高血壓的益處

有效改善血液循環和血壓狀態。熟雞蛋中的蛋白質，可以輕易被胃部和小腸中的酵素催化轉換，產生具有抑制血管緊張素轉換活性能力，使其不能轉換為血管緊張素，進而改善血液循環和血壓狀態。

特別提示

對於膽固醇高，尤其是高血壓合併冠狀動脈硬化的患者，吃雞蛋時，最好不要吃膽固醇含量較高的蛋黃，蛋白則無妨。

搭配宜忌

✔ 雞蛋＋富含維生素 C 的食物
⇨ 獲得更全面的營養

雞蛋營養豐富，卻缺乏維生素 C，因此適合搭配維生素 C 含量豐富的青椒、番茄等一起食用，能獲得更全面的營養。

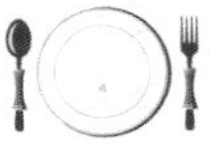

降壓常備菜食譜

Ⓖ綠色食物 Ⓡ紅色食物 Ⓨ黃色食物 Ⓦ白色食物 Ⓑ黑色食物

青椒豆豉炒蛋 ⒼⓎ

食材：青椒 200 克，雞蛋 3 顆，豆豉 20 克。

調味料：鹽 2 克。

做法：

1. 雞蛋打散，加鹽攪勻；青椒洗淨，去蒂去籽，切菱形片；豆豉剁碎，備用。
2. 炒鍋置火上，倒油燒熱，倒入蛋汁翻炒至熟，盛出。
3. 鍋留底油燒熱，倒入豆豉炒香，然後加入青椒炒至八分熟，加雞蛋炒勻，加鹽調味即可。

海蜇皮

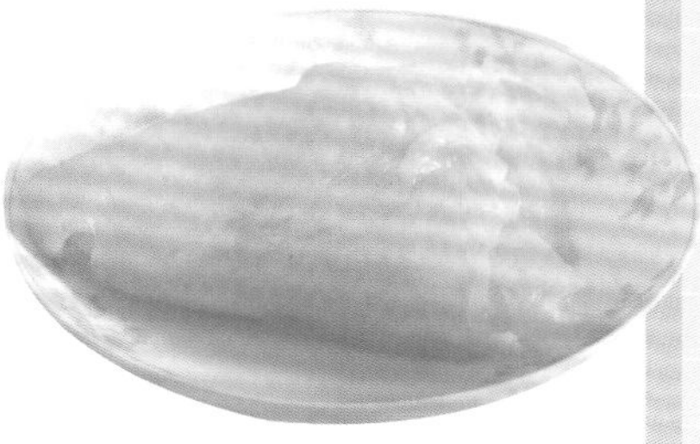

舒張體表血管及周身血管

性味歸經：性平、味鹹；歸肝、腎經。
推薦用量：每餐宜吃 40 ～ 50 克（泡水後）。

營養成分	營養功效
海蜇皮含有豐富的蛋白質和鈣、磷、鐵、鋅等礦物質以及維生素B1、維生素B2、維他命B3、膽鹼等營養成分。	海蜇皮具有潤腸消積的功能，特別是從事理髮、紡織、糧食加工等與塵埃接觸較多者，常吃海蜇皮，可以去塵積、清腸胃；海蜇還有阻止傷口擴散和促進上皮形成的作用。

水產類

降血壓關鍵字

海蜇皮原液（✔）

對高血壓的益處

舒張血管，降低血壓。海蜇皮原液含有類似乙醯膽鹼的作用，可使血管平滑肌細胞鬆弛、幫助舒張，進而降低血壓。

特別提示

市場買來的海蜇皮常有泥沙，先用 50% 的濃鹽水浸泡、搓洗，以去除其中的泥沙。

搭配宜忌

✔ 海蜇皮＋醋 ⇨ 預防急性胃腸炎

海蜇皮一定要和醋一起食用，因為新鮮的海蟄皮含有副溶血性孤菌，容易引發急性胃腸炎，而副溶血性孤菌對酸最敏感，在醋中浸 5 分鐘就會死亡。

降壓常備菜食譜

Ⓖ綠色食物 Ⓡ紅色食物 Ⓨ黃色食物 Ⓦ白色食物 Ⓑ黑色食物

老醋蜇皮 ⒼⓌ

食材：海蜇皮 250 克，黃瓜 50 克，香菜段少許。

調味料：醋 15 克，蒜末 5 克，白糖、醬油各 10 克，香油 5 克，鹽 2 克。

做法：

1. 海蜇皮用清水浸泡，反覆清洗去除細沙，切成抹刀片，放入沸水中汆燙，立即撈出，倒入涼開水中浸泡片刻，撈出，瀝乾；黃瓜洗淨，去蒂，切細絲。
2. 將瀝乾水分的海蜇皮盛盤，放上切好的黃瓜絲、香菜段及醋、蒜末、白糖、醬油、香油和鹽拌勻即可。

甲魚

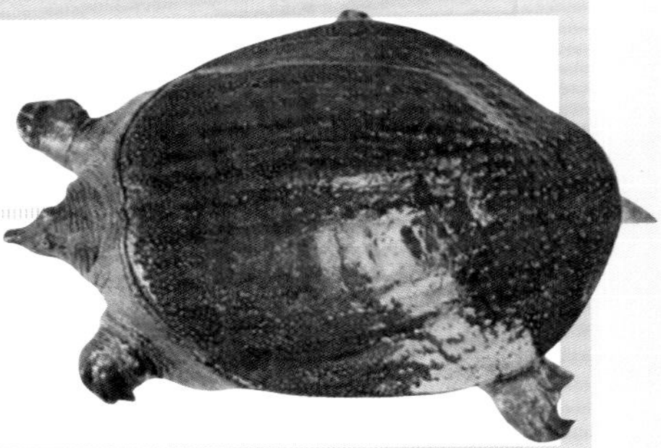

保護和軟化血管

性味歸經：性平，味鹹；歸肺、肝經。
推薦用量：每餐宜吃 30 克。

營養成分	營養功效
甲魚含有蛋白質、維生素A、維生素B2、維他命B3、維生素D、鈣、磷、鐵、碘等營養成分。	甲魚肉及其抽取物能夠有效地預防和抑制肝癌、胃癌、急性淋巴性白血病，並用於輔助防治因放療、化療引起的虛弱、貧血、白細胞減少等症；甲魚富含多種美容成分，有護膚、亮膚作用，皮膚粗糙、長痘痘的女性常食甲魚，美膚效果顯著。

降血壓關鍵字

維他命B3（✔）

對高血壓的益處

保護和軟化血管，降低血壓。甲魚中含豐富的維他命B3，能夠提升高密度脂蛋白，促進沉積在血管壁上的低密度脂蛋白排出體外，保護和軟化血管，從而降低血壓。

特別提示

甲魚滋膩，經常食用對腸胃不佳，易導致消化不良，故食慾不振、消化功能減退、孕婦或產後虛寒、脾胃虛弱腹瀉者忌食；患有慢性腸炎、慢性痢疾、慢性腹瀉水便者忌食。

搭配宜忌

✔ 甲魚＋枸杞 ⇨ 滋補肝腎

枸杞和甲魚都有滋補肝腎的功效，兩者搭配食用，滋補效果更強，可改善頭暈氣短、盜汗心驚、貧血等症狀。

✔ 甲魚＋冬瓜 ⇨ 生津止渴、減肥

冬瓜和甲魚一起吃，可以生津止渴、祛濕利尿、散熱解毒，多吃還有助於減肥。

降壓常備菜食譜

Ⓖ綠色食物 Ⓡ紅色食物 Ⓨ黃色食物 Ⓦ白色食物 Ⓑ黑色食物

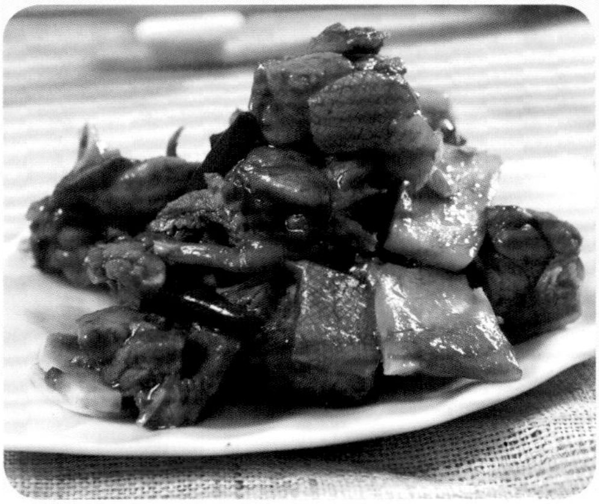

紅燒甲魚 Ⓦ

食材：甲魚 1 隻（約 500 克）。

調味料：蔥花、薑片各 5 克，醬油、白糖各 10 克，鹽 3 克。

做法：

1. 甲魚宰殺，放淨血，去除內臟，刮掉黑皮，斬掉爪尖，洗淨，入沸水中汆燙，撈出，揭下龜殼，剁塊，用水洗淨。
2. 炒鍋置火上，倒入植物油燒至七成熱，放蔥花、薑片爆香，再放入甲魚塊翻炒均勻。
3. 加入醬油、白糖和適量清水燒製甲魚熟透，待鍋中留有少量湯汁並黏稠，用鹽調味即可。

枸杞甲魚湯 ⓇⓌ

食材：甲魚 1 隻，枸杞 15 克。

調味料：蔥段、薑片各 5 克，米酒 10 克，鹽 3 克，雞湯 400 克，花椒少許。

做法：

1. 將活甲魚宰殺，瀝淨血水，去頭及內臟，洗淨，將甲魚放入沸水中汆燙約 3 分鐘，撈出，刮去裙邊上黑膜，剁去爪和尾，去背板、背殼，切塊。
2. 甲魚肉放入蒸籠中，加入枸杞、鹽、米酒、花椒、薑片、蔥段、雞湯，蓋上背殼，入籠蒸 1 小時取出，趁熱服食。

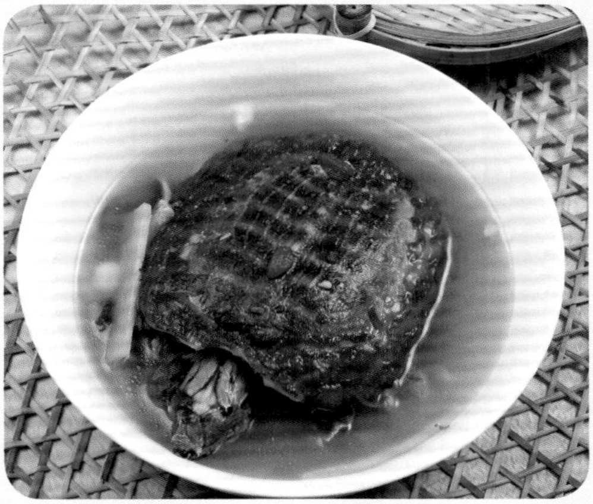

Expert 專家連線

高血壓患者該如何吃點心？

高血壓患者吃點心時必須適時和適量，時間安排在兩頓正餐的中間，尤其是兩頓正餐相隔時間超過 6 小時以上，更必須增加一頓點心。應選擇富有營養，但熱量、脂肪不太高的食物，可以在兩餐之間，吃一些含鉀高的水果，如柳丁、蘋果、香蕉、哈密瓜，或地瓜、煮馬鈴薯等蔬果，也可以吃 1 顆水煮蛋加 1 小碗稀飯，或者 1 小碗肉絲麵等。偶爾也可適量選擇堅果類，如花生、瓜子、開心果、核桃等。

蝦米

降壓並防止腦血管意外的發生

性味歸經：性溫，味甘；歸肝、腎經。
推薦用量：每餐宜吃 10 克。

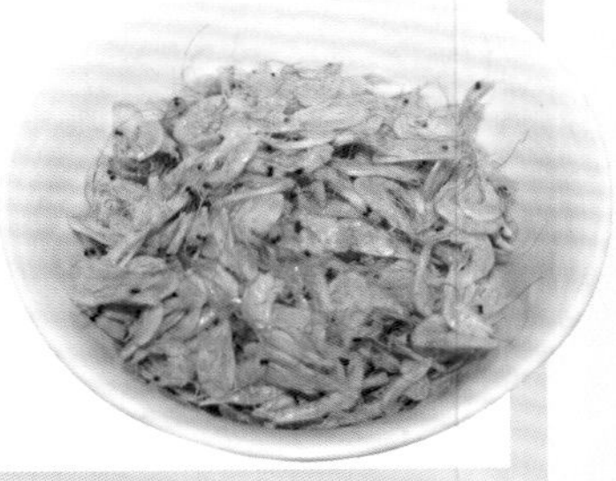

營養成分	營養功效
蝦米含有豐富的蛋白質和鈣，還含有維生素A、維生素B1、維生素B2、維他命B3、磷、鐵、碘、鋅、錳等營養成分。	蝦米中含有豐富的鎂元素，鎂對心臟活動具有重要的調節作用，能很好地保護心血管系統；蝦米鈣含量十分豐富，可維護骨骼健康，防治骨質疏鬆症；蝦米還有鎮定作用，可輔助治療神經衰弱、植物神經功能紊亂等症狀。

降血壓關鍵字

鈣（✔）

對高血壓的益處

含鈣豐富，使血壓保持穩定。現代藥理研究證實，血壓的高低與鈣含量呈反比，人體缺鈣會導致血壓升高。因此，適當進補含鈣量多的蝦米，可保持血壓保持穩定，並能防止腦血管意外的發生。

特別提示

蝦米容易誘發過敏原，有過敏性鼻炎、支氣管炎、反覆發作性過敏性皮膚炎等過敏性疾病的患者忌食。

搭配宜忌

✔ 蝦米＋豆腐⇨提高營養價值

蝦米搭配豆腐一起食用，可獲得較全面的營養。豆腐蛋白質組成中蛋氨酸含量較低，而蝦米中蛋氨酸含量較高，兩者搭配食用，可提高營養價值。

降壓常備菜食譜

Ⓖ綠色食物 Ⓡ紅色食物 Ⓨ黃色食物 Ⓦ白色食物 Ⓑ黑色食物

菠菜蝦米粥 ⒼⓌ

食材：米 100 克，蝦米 10 克，菠菜 50 克。

調味料：鹽 3 克，香油 5 克。

做法：

1. 將米清洗乾淨，浸泡；菠菜洗淨，過水燙過，切段，待用。
2. 鍋置火上，倒入適量清水，放入米煮沸，以小火煮至軟爛，放入蝦米，加鹽調味，撒上菠菜段稍煮，淋上香油即可。

鮭魚

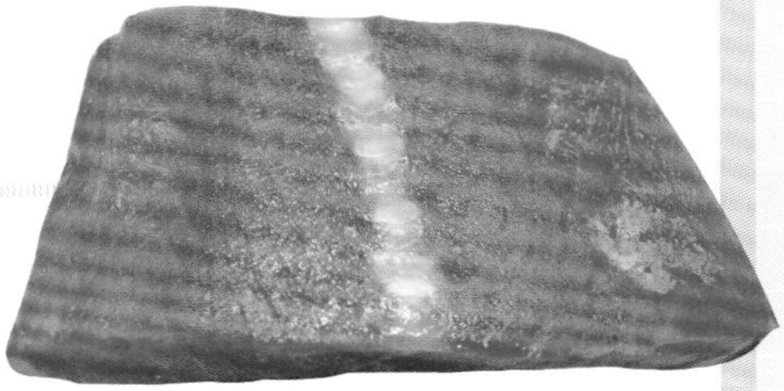

有效降低血壓、防止血栓

性味歸經：性寒，味甘；歸腎、肺經。
推薦用量：每餐宜吃 60 ～ 80 克。

營養成分	營養功效
鮭魚含有豐富的蛋白質、不飽和脂肪酸、維生素A、維他命B3及鈣、磷、鉀、鎂、硒等。	鮭魚所含的ω-3脂肪酸是腦部、視網膜及神經系統所必不可少的物質，有增強腦功能、防治老年癡呆和預防視力減退的功效；鮭魚中含有一種強效抗氧化成分「蝦青素」，能有效抗擊自由基，延緩皮膚衰老。

降血壓關鍵字

ω-3脂肪酸（✔）

對高血壓的益處

富含 ω-3脂肪酸，有效降壓。在魚類中，鮭魚含有較多的 ω-3脂肪酸，可有效降低血壓、防止血栓。高血壓患者常吃鮭魚能達到輔助降壓的作用。

特別提示

鮭魚解凍後細菌容易繁殖，建議吃新鮮程度高的鮭魚較佳。若鮭魚的顏色變暗，肉質彈性下降，表面也不乾爽略濕黏，即不能生吃。

搭配宜忌

✔ 鮭魚＋綠芥末 ⇨ 殺菌

生吃鮭魚，一定要配上綠芥末，不僅可以調味，還有殺菌作用。鮭魚性寒，搭配辛辣的綠芥末，還能緩解寒涼。

降壓常備菜食譜

Ⓖ綠色食物 Ⓡ紅色食物 Ⓨ黃色食物 Ⓦ白色食物 Ⓑ黑色食物

鮭魚蒸蛋羹 ⓎⓌ

食材：鮭魚魚肉 50 克，雞蛋 2 顆。

調味料：醬油 10 克，蔥末、香菜末各少許。

做法：

1. 雞蛋打入碗中，加入 50 克冷水打散；鮭魚肉洗淨，切粒，倒入蛋液中，攪勻。
2. 將蛋液放入蒸鍋隔水蒸至定型，取出，撒上蔥末、香菜末，淋入醬油即可。

鮪魚

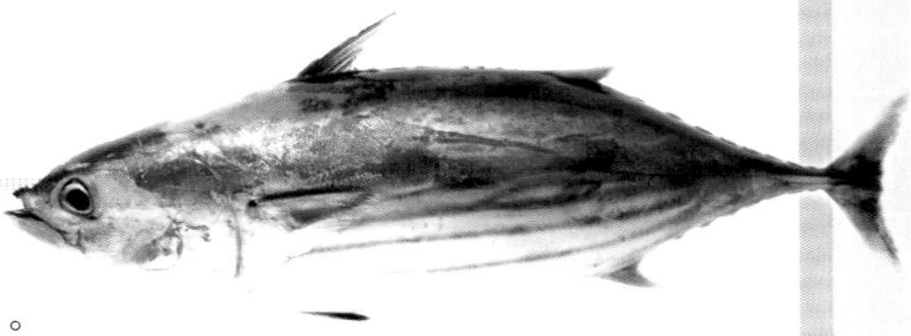

快速降低血壓

性味歸經：性平，味甘、鹹；入肝，腎經。
推薦用量：每餐宜吃 50 ～ 100 克。

營養成分	營養功效
鮪魚含有大量肌紅蛋白和細胞色素等色素蛋白及不飽和脂肪酸，還含有維生素B12、維生素D、鈣、磷和豐富的鐵質，魚肉含EPA。	鮪魚魚背肉含有大量的EPA，前中腹部肉含豐富的DHA，都是很好的健腦食品，可增強智力，延緩記憶力衰退；鮪魚含豐富的酪氨酸，能幫助產生大腦的神經傳導物質，使人注意力集中，思維活躍。

降血壓關鍵字

鮪魚肽（✔）、鉀（✔）

對高血壓的益處

鮪魚牛磺酸有快速降低血壓的作用。從鮪魚中提取的牛磺酸經動物實驗證明，具有快速降低血壓的功效；鮪魚還含有鉀，能抑制因鈉而引起的血壓上升。

特別提示

1. 肝硬化患者有出血傾向者忌食鮪魚，因為鮪魚中含有大量廿碳五烯酸（EPA），代謝產物之一是前列環素，會抑制血小板凝聚，使肝硬化病人更容易引起出血。
2. 用拇指、食指壓住魚塊，刀斜向切入，可切成較大斷面，並防止魚肉碎裂。鮪魚可以與綠色蔬菜一起食用，味道更佳。
3. 鮪魚不宜保存，應即買即吃。

搭配宜忌

✔ 鮪魚＋白蘭地酒 ⇨ 去腥

烹調鮪魚，尤其是做生魚片時，可加入白蘭地酒，不但可以去除魚腥味，又能帶出鮪魚本身的鮮甜味道。

水產類

降壓常備菜食譜

Ⓖ綠色食物 Ⓡ紅色食物 Ⓨ黃色食物 Ⓦ白色食物 Ⓑ黑色食物

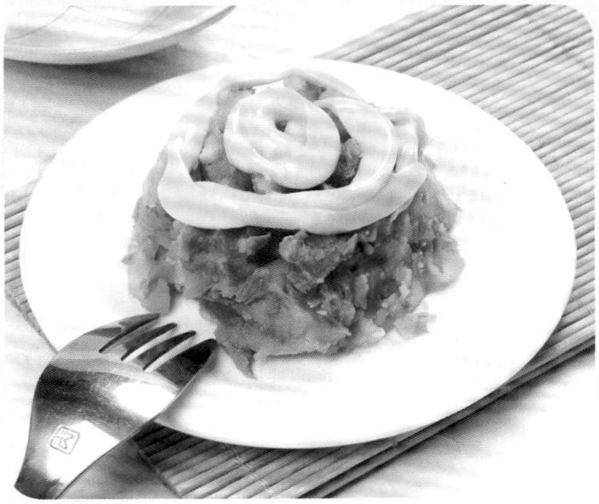

鮪魚馬鈴薯沙拉 Ⓦ

食材：罐頭鮪魚 80 克，馬鈴薯 200 克，洋蔥 40 克。

調味料：沙拉醬適量，鹽、白胡椒粉各少許。

做法：

1. 鮪魚去掉水分，用手撕成小塊；洋蔥洗淨，切碎；馬鈴薯洗淨，去皮，切片。
2. 馬鈴薯放蒸鍋中蒸 20 分鐘左右，稍涼，裝入保鮮袋，封口，用桿麵棍桿成泥，放涼備用。
3. 將馬鈴薯泥放入大碗中，加入鮪魚、碎洋蔥，再放入沙拉醬、鹽和白胡椒粉，攪勻即可。

紅燒鮪魚 Ⓦ

食材：鮪魚肉 400 克。

調味料：薑片、蔥段、蔥花各 5 克，鹽 3 克，白糖 10 克，醬油、米酒各 10 克，胡椒粉少許。

做法：

1. 鮪魚洗淨，在魚身兩側各剖 4 刀，用鹽、米酒醃漬備用。
2. 炒鍋置火上，倒入植物油燒至八成熱，加入鮪魚煎至皮酥，撈起瀝油待用。
3. 鍋內留底油，下薑片、蔥段爆香，注入適量的水，放入鮪魚燒沸，撈清浮末，然後加入醬油、白糖，轉小火燒至鮪魚酥爛，再轉大火收濃湯汁，撒上胡椒粉、蔥花即可。

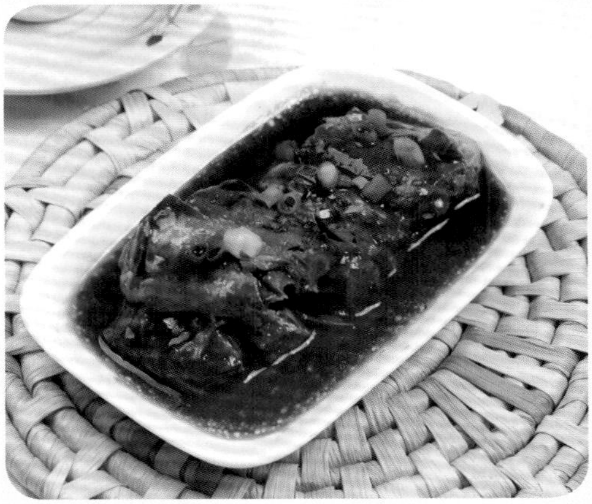

Expert 專家連線

高血壓患者如何進補？

中醫認為，高血壓患者大多有肝陰不足、肝陽上亢、肝風內動的表現，如需進補，重點應補陰，一般補陽藥如鹿茸、海狗、人參就不宜食用。即便是有明顯氣虛表現的高血壓患者要使用補氣血的中藥，也只能採用藥性平和的緩補藥物，而且要在補陰的基礎上補氣補陽。高血壓患者適當服用補陰藥，如龜板、鱉甲、枸杞等，不僅對降壓有好處，還能緩解高血壓患者頭暈、目眩、耳鳴等症狀。

牡蠣

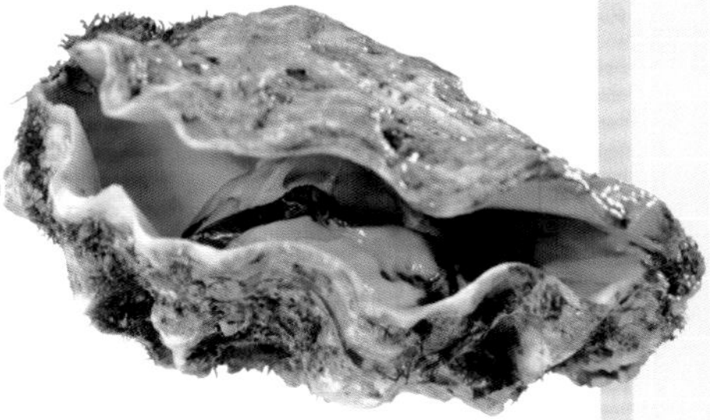

控制和阻斷鎘所致的高血壓

性味歸經：性微寒，味鹹；歸肝經、腎經。
推薦用量：每餐宜吃 15 ～ 30 克。

營養成分	營養功效
牡蠣含有蛋白質、牛磺酸、維生素A、維生素B_2、維生素B_{12}、鋅、碘、鉀、磷、鈣、鎂等。	牡蠣中的肝醣元在被人體吸收後能迅速轉化為能量，能有效改善疲勞症狀；牡蠣中所含豐富的牛磺酸有明顯的保肝利膽作用，防治孕期肝內膽汁淤積效果甚佳。

降血壓關鍵字

鋅（✔）

對高血壓的益處

增加含鋅量，降低鎘的危害。食用牡蠣肉可增加身體的含鋅量，改變身體的鋅／鎘比值，降低並減少鎘對人體的危害，可有效地控制和阻斷鎘所致高血壓，有利於緩解其臨床症狀。

特別提示

牡蠣性寒，脾胃虛寒、遺精早洩、慢性腹瀉者不宜多吃。

搭配宜忌

✔ 牡蠣＋蛋氨酸和色胺酸含量較高的食物⇨營養更全面

烹調鮪魚，尤其是做生魚片時，可加入白蘭地酒，除了能去除魚腥味，又能帶出鮪魚本身的鮮甜味道。

✘ 牡蠣＋芹菜⇨降低鋅的吸收

牡蠣中鋅的含量很高，有助於人體蛋白質和酶的生成；芹菜中含有大量水溶性膳食纖維，會降低人體對鋅的吸收能力。

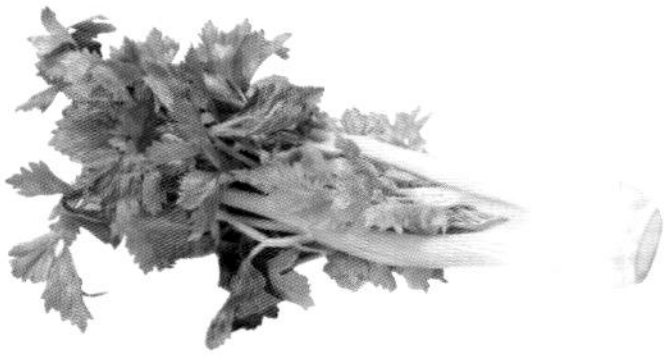

降壓常備菜食譜

Ⓖ綠色食物 Ⓡ紅色食物 Ⓨ黃色食物 Ⓦ白色食物 Ⓑ黑色食物

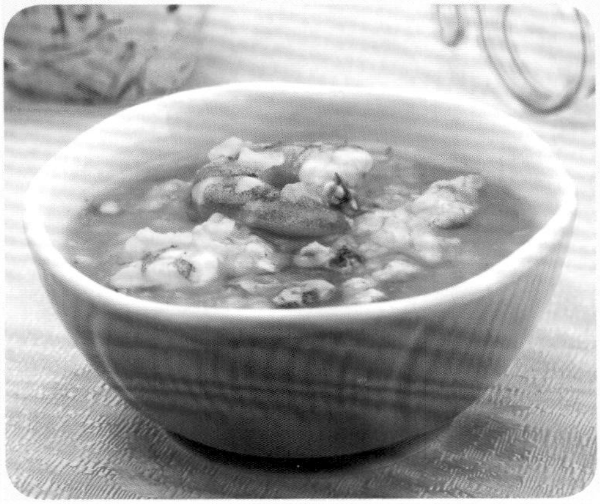

鮮蝦牡蠣粥 ⓇⓌ

食材： 鮮蝦 30 克，牡蠣 200 克，糯米 100 克，五花肉 50 克。

調味料： 鹽 3 克，米酒 10 克，蔥白末、香油各 5 克，胡椒粉少許。

做法：

1. 將糯米清洗乾淨；新鮮牡蠣取肉洗乾淨後剁碎；鮮蝦取蝦仁洗淨；五花肉切成細絲備用。
2. 將糯米放入鍋內用清水煮沸，待米粒開花時加入五花肉絲、牡蠣肉碎、蝦仁、米酒、鹽、胡椒粉、蔥白末，繼續燜煮 10 分鐘，淋上香油即可。

牡蠣煎蛋 ⓎⓌ

食材： 去殼牡蠣 50 克，雞蛋 1 顆。

調味料： 蔥花 5 克，鹽 3 克，花椒粉少許。

做法：

1. 牡蠣洗淨；雞蛋洗淨，打入碗內，打散，放入牡蠣、蔥花、花椒粉、鹽，攪拌均勻。
2. 鍋置火上，倒入適量植物油，待油溫燒至六成熱，淋入蛋液煎至兩面呈金黃色即可。

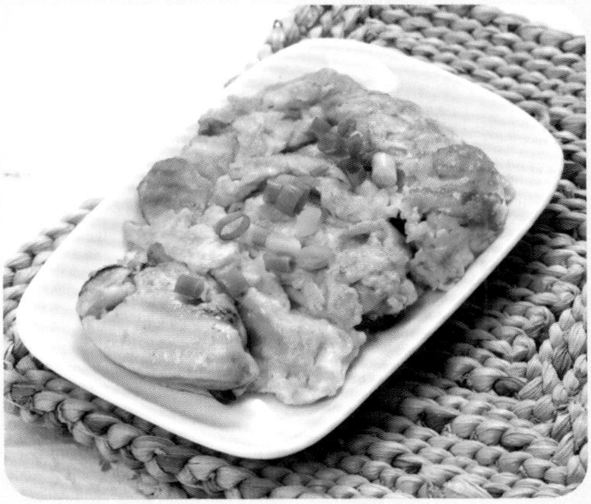

Expert 專家連線

高血壓患者在服藥期間為何不能吃葡萄柚？

葡萄柚含有生物活性成分—— CYP-3A4，一則能與卡托普利、酒石酸美托洛爾或硝苯地平緩釋片等在腸道內結合，促使藥物迅速進入血液，使血藥濃度迅速增高，等於加大藥量；二則還可影響肝臟解毒，干擾藥物在體內進行正常代謝，增強藥物的毒性副作用。因此服用上述幾類降壓藥時，如果同時吃葡萄柚，會發生多種毒副反應，出現血壓降低、頭暈心慌、倦怠乏力等症狀，甚至誘發心絞痛、心肌梗塞或中風。

奇異果

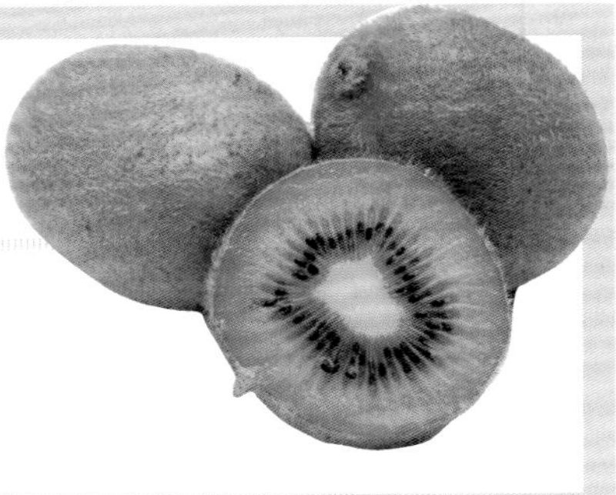

有效調節血壓

性味歸經：性寒，味甘酸；歸胃、膀胱經。
推薦用量：每餐宜吃1個。

營養成分	營養功效
奇異果富含醣類、有機酸、維生素B群、維生素C、鉀等營養素。	奇異果有清熱利水、散淤活血、抗炎消腫、增強免疫力、穩定情緒、解毒護肝、防癌抗癌、降低膽固醇等作用。

降血壓關鍵字

葉黃素（✔）、鉀（✔）

對高血壓的益處

含葉黃素和鉀均有降血壓效果。奇異果富含抗氧化劑葉黃素，研究證實葉黃素具有降低血壓的作用。此外，奇異果中的鉀對於調節血壓也發揮重要的作用。

對預防併發症的益處

有益預防心臟病、動脈硬化。奇異果具有降低膽固醇的作用，適合高血壓併發心臟病、動脈硬化患者食用。

特別提示

奇異果性寒涼，脾胃功能較弱的人不宜多吃。

搭配宜忌

✔ 奇異果＋富含鐵的食物⇨促進鐵的吸收

奇異果適合和富含鐵的食物一起食用，因為奇異果所富含的維生素C，能促進食物中鐵的吸收。

降壓常備菜食譜

G 綠色食物 R 紅色食物 Y 黃色食物 W 白色食物 B 黑色食物

蜂蜜果蔬沙拉 GRY

食材： 奇異果1顆，香蕉1根，小番茄60克。

調味料： 蜂蜜10克。

做法：

1. 奇異果、香蕉去皮，切小塊；小番茄洗淨，一切兩半，去蒂。
2. 取盤，放入切好的奇異果、小番茄、香蕉，淋上蜂蜜即可。

烹飪小幫手

小番茄如果能用黃色、紅色兩種顏色，拌好的沙拉顏色會更漂亮。

蘋果

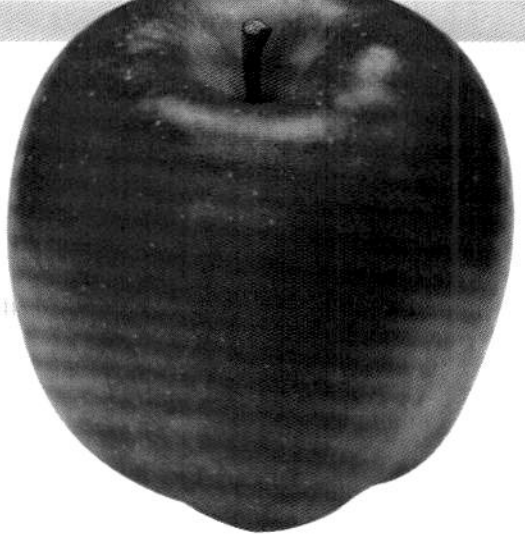

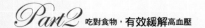

軟化血管壁，降低血壓

性味歸經：性涼，味甘、微酸；歸脾、肺經。
推薦用量：每餐宜吃1至2個。

營養成分	營養功效
蘋果含有醣類、胡蘿蔔素、維生素B1、維生素B3、維他命B3、維生素C、膳食纖維及鈣、磷、鋅、鉀等。	蘋果含有的酸味成分能促進消化，膳食纖維可促進腸胃蠕動，幫助排出體內的廢物；蘋果特有的果香味可緩解不良情緒，具有提神醒腦的功效；蘋果還能防癌、預防鉛中毒。

降血壓關鍵字

鉀（✔）

對高血壓的益處

促進身體排鈉，軟化血管壁、降低血壓。蘋果富含的鉀可與人體內過剩的鈉結合並使其排出體外，高血壓患者常吃些蘋果可以促進身體排鈉，產生軟化血管壁、降低血壓的作用。

特別提示

飯後最好不要馬上吃蘋果，不但影響消化，還會容易出現腹脹等不適感。

搭配宜忌

Ⓥ 蘋果＋富含黃酮類化合物的食物 ⇨ 減少心臟病的發病率

蘋果適合與洋蔥、茶葉等富含黃酮類化合物的食物一起食用，因為蘋果富含黃酮類化合物，一起食用能有效減少心臟病的發病率。

Ⓥ 蘋果＋銀耳 ⇨ 潤肺止咳

蘋果性涼味酸甘，可以清肺、利咽、解毒；銀耳味甘性平，具有滋陰生津、潤肺解毒的功效。兩者功能與性質相似，同食可潤肺止咳。

降壓常備菜食譜

Ⓖ綠色食物 Ⓡ紅色食物 Ⓨ黃色食物 Ⓦ白色食物 Ⓑ黑色食物

枸杞水果茶 ⓇⓎ

食材：蘋果1顆，梨1顆，枸杞10克。

調味料：冰糖10克。

做法：

1. 蘋果、梨洗淨，去蒂，除核，切塊；枸杞洗淨。
2. 鍋置火上，放入蘋果塊、梨塊，加入清水至略淹過鍋中食材為止，大火燒開後轉小火煮15分鐘，加入枸杞煮5分鐘，加冰糖煮至化開即可。

香蕉

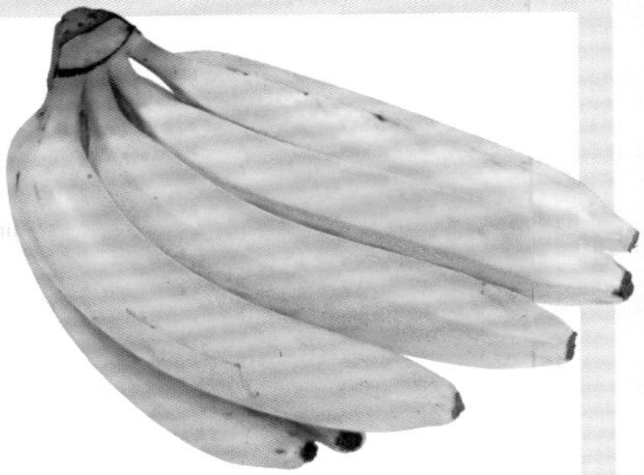

抵制鈉離子升壓

性味歸經：性寒，味甘；歸肺、大腸經。
推薦用量：每餐宜吃 1、2 根為宜。

營養成分	營養功效
香蕉含有膳食纖維、糖類、維生素B6、維生素C、鉀、鎂等。	香蕉中含有豐富的色胺酸，能帶來愉快感，心情不好時可吃根香蕉來緩解；香蕉能緩和胃酸的刺激，增強胃壁的抗酸能力，保護胃黏膜並改善胃潰瘍；還能潤腸通便，防治習慣性便祕。

水果類

降血壓關鍵字

鉀（✔）

對高血壓的益處

抵制鈉離子升壓及損壞血管。香蕉可提供較多降低血壓的鉀離子，有抵制鈉離子升壓及損壞血管的作用。

特別提示

1. 香蕉屬熱帶水果，適合儲存溫度是 11～18℃ ，所以不能放冰箱裡保存。
2. 香蕉鉀含量高，患有急慢性腎炎、腎功能不全者應少吃。

搭配宜忌

✔ 香蕉＋牛奶⇨提高維生素 B12 的吸收率

牛奶中含有一定量的維生素 B12，若與香蕉同食，香蕉中的葉酸可提高人體對維生素 B12 的吸收率。

✔ 香蕉＋燕麥
⇨有助於提高血清素含量，改善睡眠

香蕉含有較多的維生素 B6，助於提高人體內的血清素含量；燕麥的穀皮也有助於提高人體內的血清素含量，它可以改善睡眠狀況。兩者搭配，更有助於提高血清素含量，改善睡眠。

✔ 香蕉＋蘋果⇨防止鉛中毒

蘋果和香蕉都是富含果膠的食物。果膠能促進胃腸道中的鉛、汞、錳及鈹的排放。若兩者搭配，能產生防止鉛中毒的作用。

✔ 香蕉＋馬鈴薯⇨ 預防結腸癌

香蕉和馬鈴薯搭配在一起食用，因為香蕉和馬鈴薯都含有較多的丁酸鹽，能抑制大腸細菌的繁殖，能有效預防結腸癌。

降壓常備菜食譜

G 綠色食物 R 紅色食物 Y 黃色食物 W 白色食物 B 黑色食物

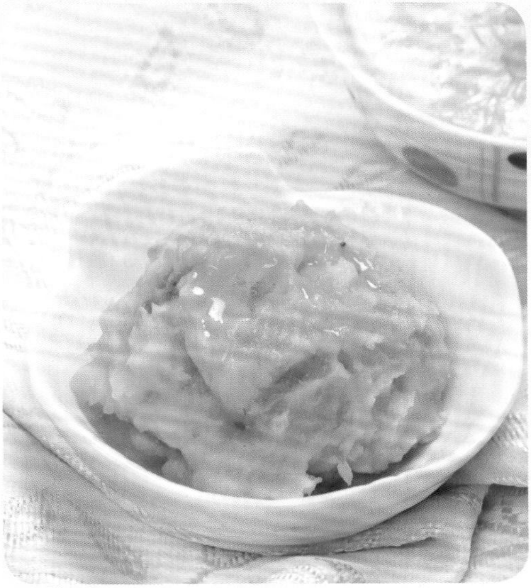

香蕉馬鈴薯泥 Y W

食材：香蕉 1 根，馬鈴薯 1 顆。

調味料：蜂蜜 10 克。

做法：

1. 馬鈴薯洗淨，蒸熟，去皮，搗成泥；香蕉去皮，取果肉搗成泥。
2. 取碗，放入馬鈴薯泥和香蕉泥攪拌均勻，加蜂蜜攪拌均勻即可。

烹飪小幫手

香蕉切小塊後，用湯有的背面就能輕鬆地碾碎。

香蕉燕麥粥 Y W

食材：香蕉 1 根，燕麥片 100 克，牛奶 100 克。

做法：

1. 香蕉去皮，切小丁。
2. 鍋置火上，倒入適量清水燒開，放入燕麥片，大火燒開後，轉小火煮至粥稠，涼至溫熱，淋入牛奶，放上香蕉丁即可。

烹飪小幫手

為了使味道更佳，牛奶不宜在燕麥粥剛煮好時加入。

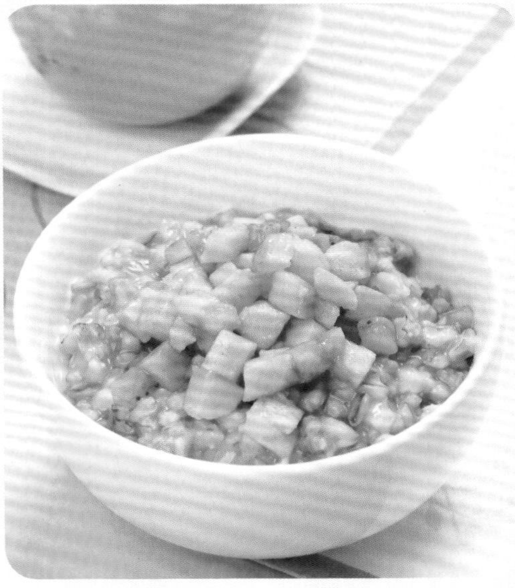

山楂

利尿、擴張血管，輔助降血壓

性味歸經：性微溫，味酸、甘；歸脾、胃、肝經。
推薦用量：每餐宜吃 40 克為宜。

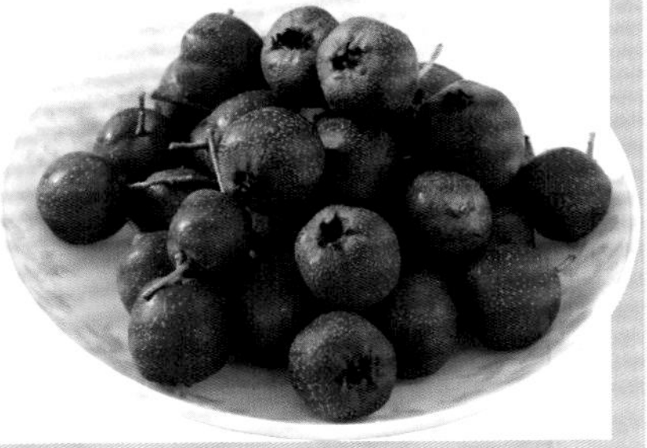

營養成分	營養功效
山楂含有膳食纖維、胡蘿蔔素、維生素B2、維他命B3、維生素C、鈣、磷、鐵及山楂酸、檸檬酸、黃酮類化合物等。	山楂具有開胃消食、防治心血管疾病、緩解腹瀉、提高免疫力和抗癌的功效，還可用於腹脹、肥胖、脂肪肝、膽囊炎、冠心病、便祕、婦女停經或量少等病症的輔助調養。

降血壓關鍵字

山楂酸（✔）、檸檬酸（✔）

對高血壓的益處

利尿、擴張血管，輔助降低血壓。山楂含有的山楂酸、檸檬酸能利尿、擴張血管，產生輔助降低血壓的作用。

對預防併發症的益處

有助於高血壓患者防治血脂異常。山楂具有明顯的降脂作用，對於血膽固醇和三酸甘油脂的增高都有較好的療效，有助於高血壓患者防治血脂異常。

特別提示

脾胃虛弱和患有牙類疾病者，不宜食用山楂。

搭配宜忌

✖ 山楂＋海鮮⇨不易消化

山楂中含有鞣酸，易與海鮮食品中的蛋白質結合成鞣酸蛋白，不易消化，可能引起便祕、腹痛、噁心等症狀。

✖ 香蕉＋竹筍、南瓜、黃瓜⇨破壞維生素 C

竹筍、南瓜、黃瓜中含有大量的維生素 C 分解酶，易將山楂中的維生素 C 分解破壞，因此兩者不宜同食。

水果類

降壓常備菜食譜

Ⓖ綠色食物 Ⓡ紅色食物 Ⓨ黃色食物 Ⓦ白色食物 Ⓑ黑色食物

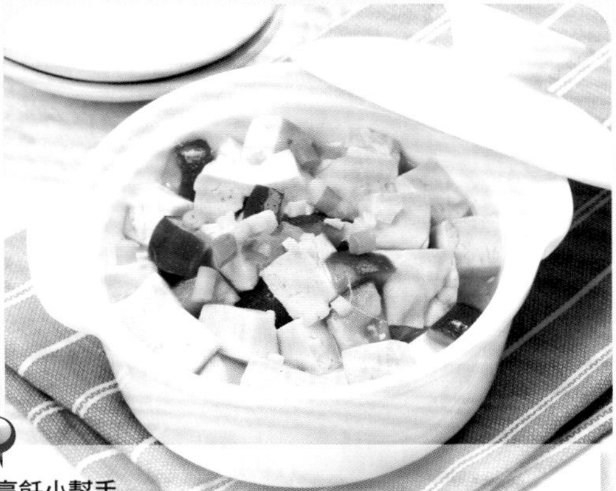

山楂燒豆腐 ⓇⓌ

食材： 新鮮山楂 50 克，豆腐 300 克。

調味料： 蔥花、薑末各 10 克，鹽 3 克，太白粉少許。

做法：

1. 山楂用清水浸泡 5 分鐘，洗淨，去蒂，除籽，切小塊；豆腐洗淨，切小塊。
2. 鍋置火上，倒油燒至七成熱，爆香蔥花、薑末，放入豆腐塊翻炒均勻，加少量清水大火燒開，轉小火燒 5 分鐘，放入山楂略炒，加鹽調味，用太白粉勾芡即可。

烹飪小幫手

如果覺得山楂的味道較酸，可以加少許白糖調味。

山楂消脂粥 ⓇⓌ

食材： 山楂 50 克，糯米 100 克。

調味料： 冰糖 10 克。

做法：

1. 糯米清洗乾淨，用清水浸泡約 3 至 4 小時；山楂用清水浸泡 5 分鐘，洗淨，去蒂，除籽，切小塊。
2. 鍋置火上，倒入適量清水燒開，加入糯米，大火燒開後，轉小火煮至米粒八分熟，加入山楂煮至米粒熟爛的稠粥，加冰糖煮至化開即可。

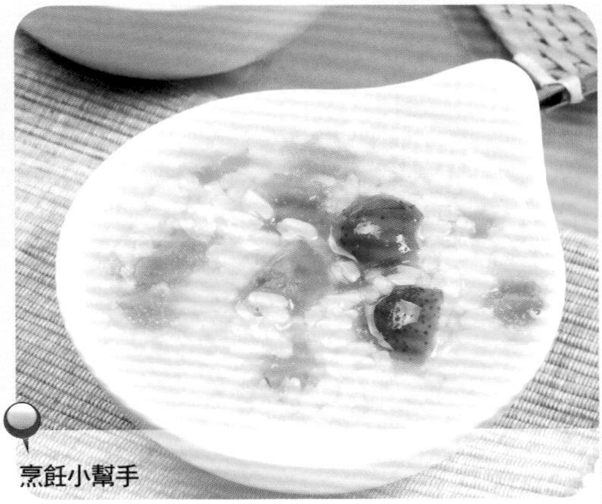

烹飪小幫手

山楂用清水浸泡幾分鐘，更易清洗表面的髒物。

Expert 專家連線

高血壓患者可以吃雞蛋嗎？

1 顆重 50 克的雞蛋中含膽固醇 340 毫克。對於血膽固醇正常的高血壓患者來說，每週吃 3、4 顆雞蛋不會有不良影響。但是血膽固醇高，尤其是高血壓併發心臟病的患者，建議只吃蛋白，最好不吃蛋黃。

西瓜

降低血壓和預防前期高血壓

性味歸經：性寒，味甘；歸心、胃、膀胱經。
推薦用量：每餐宜吃 150 ～ 200 克為宜。

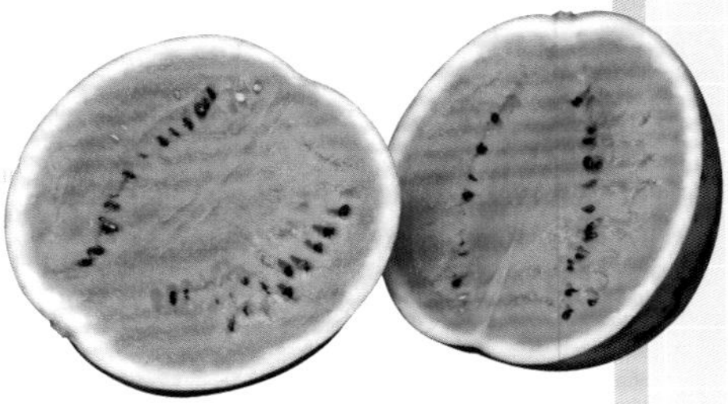

營養成分	營養功效
西瓜含有果糖、葡萄糖、維生素B群、維生素C、膳食纖維、磷、鉀、鎂等。	西瓜富含的水分具有清熱解暑、除躁止渴的作用；西瓜具有利尿作用，有助於消除腎臟炎症，還有助於清除體內的代謝廢物。

降血壓關鍵字

利尿（✔）

對高血壓的益處

利尿，輔助降壓。西瓜能利尿，具有輔助降壓的作用。常吃西瓜可降低血壓和預防前期高血壓。

特別提示

不宜吃冰鎮時間過久的西瓜，容易會傷脾胃，引發疾病。

搭配宜忌

✔ 西瓜＋綠豆 ⇨ 清熱解暑、生津止渴

西瓜宜與綠豆搭配食用，因為西瓜和綠豆均具有清熱解暑、生津止渴的作用，夏季食用解暑的效果更好。

✘ 西瓜＋魚肉 ⇨ 降低鋅的吸收

西瓜中含有豐富的水溶性纖維，魚肉中鋅的含量高。兩者同食，可以降低人體對鋅的吸收。

降壓常備菜食譜

Ⓖ綠色食物 Ⓡ紅色食物 Ⓨ黃色食物 Ⓦ白色食物 Ⓑ黑色食物

酸辣西瓜皮 ⒼⓇ

食材： 西瓜皮 250 克，胡蘿蔔 25 克。

調味料： 蒜末、香菜末各 10 克，醬油、醋各 5 克，鹽、白糖各 3 克，辣椒油、香油各適量。

做法：

1. 削去西瓜綠皮，用刀削去紅瓤，切成絲；胡蘿蔔洗淨，切絲。
2. 取小碗，加醬油、鹽、白糖、醋、辣椒油、蒜末、香油攪拌均勻，調成味汁。
3. 取盤，放入西瓜皮絲和胡蘿蔔絲，淋入調好的味汁拌勻，撒上香菜末即可。

紅棗

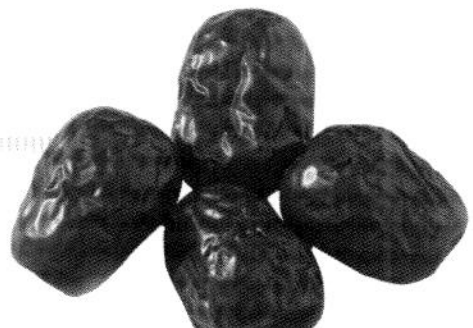

透過軟化血管，使血壓降低

性味歸經：性溫，味甘；歸脾、胃經。
推薦用量：每餐宜吃5～10枚。

營養成分	營養功效
紅棗的維生素含量較高，含鐵、鉀、鎂、鈣、磷等礦物質，還含有果糖、葡萄糖等糖類，7種黃酮類化合物。	紅棗可增強人體免疫力，提高人體抗癌能力；有抗氧化、抗衰老的作用；可改善更年期潮熱出汗、情緒不穩；對病後體虛的人有良好的滋補作用；還有抗過敏、寧心安神、益智健腦、增強食慾、保護肝臟、預防膽結石的功效。

降血壓關鍵字

蘆丁（✔）

對高血壓的益處

軟化血管，降低血壓。紅棗含有的蘆丁，是一種透過軟化血管而使血壓降低的物質，能有效防治高血壓。

特別提示

紅棗一次不宜食用過多，易引起腹脹、胃酸過多等不適感。

搭配宜忌

✔ 紅棗＋糯白米⇨改善脾胃氣虛

紅棗宜與糯白米搭配在一起食用，紅棗和糯白米均屬於性溫的食物，兩者同食具有溫中去寒的功效，還可改善脾胃氣虛。

降壓常備菜食譜

Ⓖ綠色食物 Ⓡ紅色食物 Ⓨ黃色食物 Ⓦ白色食物 Ⓑ黑色食物

紅棗花生湯 ⓇⓌ

食材：新鮮紅棗50克，花生100克。

調味料：黑糖15克。

做法：

1. 紅棗洗淨；花生挑除雜質，洗淨，用清水浸泡2、3個小時。
2. 鍋置火上，放入紅棗、花生和蓋過鍋中食材的清水，大火燒開後轉小火煮至花生熟軟，加黑糖調味即可。

橘子

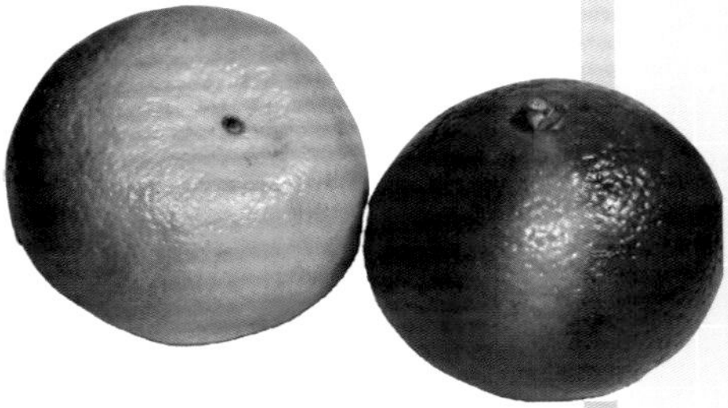

富含維生素C、鉀等多種降壓營養

性味歸經：性涼，味甘、酸；歸肺、胃經。
推薦用量：每餐宜吃1至2顆。

營養成分	營養功效
橘子含有糖類、維生素B群、維生素C、胡蘿蔔素、蘋果酸、檸檬酸、鈣、磷、鉀、鎂等。	橘子含有的酸味成分能促進胃液分泌、增進食慾，還能抑制乳酸的形成，改善疲勞；含有的膳食纖維能預防便祕和大腸癌；預防心臟病和動脈硬化；還能抑制黑色素沉積、使血管和皮膚更強健。

水果類

降血壓關鍵字

維生素C（✔）、鉀（✔）

對高血壓的益處

富含維生素C和鉀，有益降壓。橘子中富含維生素C和鉀等多種降壓營養素，適量經常吃些橘子，或常喝純橘子汁皆能達到降血壓的作用。

對預防併發症的益處

食用橘子可以**降低沉積在動脈血管中的膽固醇**，有助於改善高血壓患者合併的動脈粥狀硬化。

特別提示

1. 食用橘子時不宜撕去橘絡，其能使血管保持正常的彈性和密度，減少血管壁的硬化和滲透性。
2. 一次不宜吃過多的橘子，否則會出現咽喉腫痛、牙齦腫痛等上火症狀。

搭配宜忌

✔ 橘子＋富含維生素 B_2 的食物 ⇨ 促進維生素 B_2 的吸收

橘子宜與雞蛋等富含維生素 B_2 的食物搭配在一起吃，因為橘子中的維生素C，能促進人體對食物中維生素 B_2 的吸收。

✔ 橘子＋玉米 ⇨ 有利於維生素的吸收

橘子中富含維生素C，但極易被氧化；玉米中所含的維生素E有較強的抗氧化作用，兩者同食，有利於人體對維生素的吸收。

降壓常備菜食譜

Ⓖ綠色食物 Ⓡ紅色食物 Ⓨ黃色食物 Ⓦ白色食物 Ⓑ黑色食物

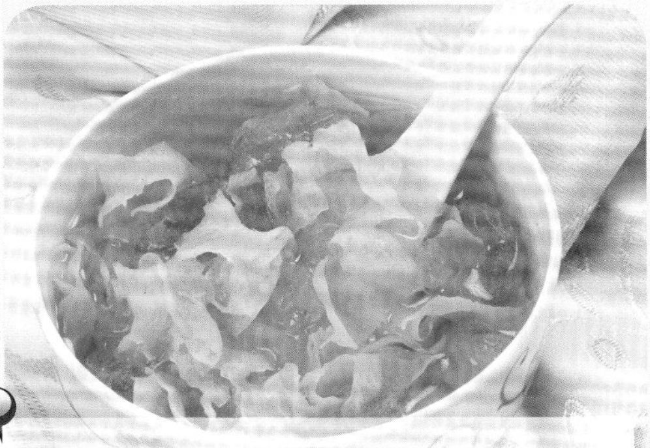

橘瓣銀耳羹 ⓎⓌ

食材：橘子 100 克，銀耳 15 克。

調味料：冰糖 10 克，太白粉少許。

做法：

1. 銀耳用清水泡發，洗淨，撕成小朵；橘子洗淨，去皮，分瓣。
2. 鍋置火上，放入銀耳和適量清水，大火燒開後轉小火煮至湯汁略稠，加橘子瓣和冰糖煮至冰糖化開，用太白粉勾薄芡即可。

烹飪小幫手

用太白粉勾芡要薄一些，這樣入口更滑爽；若勾得太厚，口感會黏糊糊的。

番茄橘子汁 ⓇⓎ

食材：橘子 150 克，番茄 300 克。

做法：

1. 橘子洗淨，去皮，分瓣，除籽，切塊；番茄洗淨，去蒂，切塊。
2. 將橘子和番茄分別放入榨汁機中榨汁，然後將榨好的橘子汁和番茄汁，倒入大杯中，混合均勻即可。

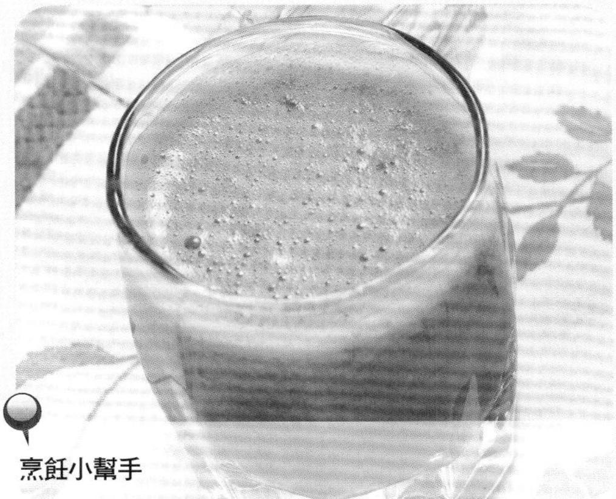

烹飪小幫手

這道果汁適合現榨現喝，若放置時間長會損失營養。

Expert 專家連線

為何高血壓患者要減少糖的攝取？

攝取過多的糖分，會在體內產生大量熱量，當其超過生理需要時，剩餘部分就會轉化為脂肪貯存在體內，可使身體發胖，體重增加。此外，還會引起血液的酸鹼失衡，破壞血液的正常偏鹼狀態，不利於穩定高血壓的病情。

柚子

高血壓患者的最佳食療水果

性味歸經：性涼，味甘酸；歸胃、肺經。
推薦用量：每餐宜吃 50 克。

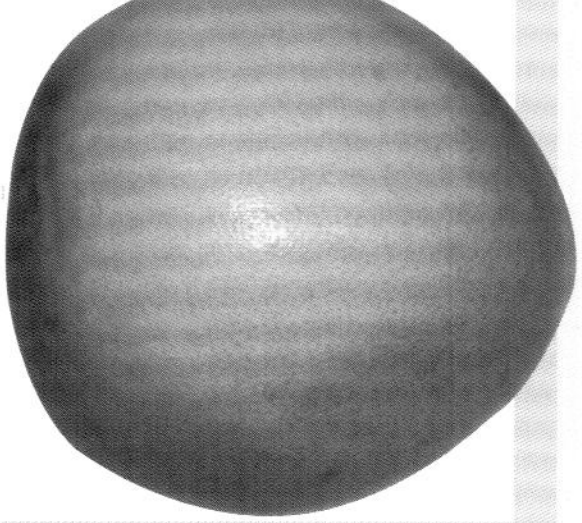

營養成分	營養功效
柚子富含維生素C、葉酸、果膠、鉀、鉻等。	柚子具有增強體質的功效，能幫助人體更易吸收鈣和鐵；柚子所含的葉酸，對懷孕中的女性有預防貧血和促進胎兒發育的功效；柚子含有作用類似於胰島素的成分——鉻，能降低血糖。此外，柚子還具有化痰、止咳、理氣、止痛的功效。

降血壓關鍵字

鉀（✔）

對高血壓的益處

富含鉀，有益於降壓。柚子中含有高血壓患者必須的礦物元素鉀，是高血壓患者最佳的食療水果。

特別提示

柚子含有大量的鉀，腎病患者要慎吃，建議在醫生的指導下食用。

搭配宜忌

✔ 柚子＋蜂蜜 ⇨ 增強免疫力

柚子和蜂蜜搭配一起食用，增強免疫力的功效會更好，而且還能排毒、去火、美容養顏。

降壓常備菜食譜

Ⓖ綠色食物 Ⓡ紅色食物 Ⓨ黃色食物 Ⓦ白色食物 Ⓑ黑色食物

柚子蜂蜜茶 Ⓨ

食材：柚子 1 個，蜂蜜 50 克。

調味料：冰糖 10 克，鹽適量。

做法：

1. 將柚子在 65℃的熱水中浸泡 5 分鐘左右，洗淨擦乾。
2. 用刀將最外面那層黃綠色的皮刮下薄薄的一層，切成細絲，放點鹽醃一下。
3. 將柚子的果肉剝出，去除核及薄皮，用湯匙搗碎。
4. 將柚子皮、果肉和冰糖放入鍋中，加一碗水同煮開，轉為小火，不停攪拌，熬至黏稠、柚皮金黃透亮即可。
5. 待黏稠的柚子湯汁冷卻，放入蜂蜜攪拌均勻，裝入準備好的空瓶中，放冰箱冷藏一週左右，取適量用溫水沖調即可飲用。

柿子

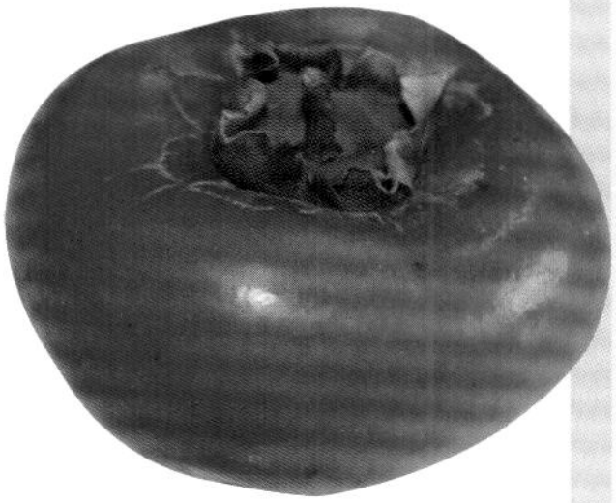

防止血管硬化，改善高血壓

性味歸經：性涼，味甘微澀；歸肺、胃、大腸經。
推薦用量：每天宜吃1個（中等大小，約100克）。

營養成分	營養功效
柿子富含水分、碳水化合物、膳食纖維、維生素C、維生素P、甘露醇及鉀、鈣、磷、鎂、碘等營養物質。	柿子可幫助身體排出酒精，減少酒精對身體的傷害；柿子有助於胃腸消化，增進食慾，同時有澀腸止血的功效；還具有潤肺生津的作用。

降血壓關鍵字

鉀（✔）、維生素P（✔）

對高血壓的益處

富含鉀、維生素P，幫助降壓。柿子含鉀量高，富含的維生素P，具有降低微血管通透性、防止微血管破裂、血管硬化等作用，可改善高血壓。柿子葉也有較好的降血壓功效，是防治高血壓的良藥。

對預防併發症的益處

有益冠心病、心絞痛。適量食用柿子，能增加冠狀動脈血流量，改善心血管功能，有效預防冠心病、心絞痛等高血壓併發症。

特別提示

柿子性寒涼，脾胃虛寒者不宜食用。

降壓常備菜食譜

Ⓖ綠色食物 Ⓡ紅色食物 Ⓨ黃色食物 Ⓦ白色食物 Ⓑ黑色食物

柿子牛奶汁 ⓇⓌ

食材：柿子2個，鮮牛奶200克。

做法：

柿子洗淨，去柿子葉和籽，連皮切碎，放入家用榨汁機中攪成糊狀，用乾淨的紗布濾汁，倒入杯中，淋入牛奶攪拌均勻即可。

搭配宜忌

✗ 柿子＋酸菜、鵝肉等⇨易腹瀉

柿子不宜與酸菜、黑棗、鵝肉、紅薯共同食用，否則易起腹痛、嘔吐、腹瀉等症狀。

✗ 柿子＋山楂等酸性食物 ⇨易導致胃柿石症

吃柿子後，不宜再吃山楂等酸性食物，以避免「胃柿石症」的發生。

烏梅

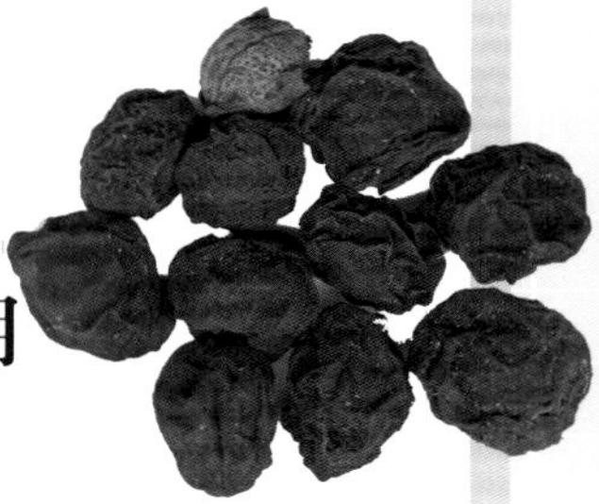

適合有頭暈、失眠症狀的高血壓患者食用

性味歸經：性平，味酸；歸肝、脾、肺、大腸經。
推薦用量：每天 5 ～ 10 克。

營養成分	營養功效
烏梅含有檸檬酸、蘋果酸、醣類、維生素C等營養成分。	烏梅具有抗菌、生津止渴、斂肺止咳、澀腸止瀉的功效，可用於口乾渴、久咳、乾咳、久瀉久痢等病症的調養。

降血壓關鍵字

檸檬酸（✔）、蘋果酸（✔）

對高血壓的益處

降壓、安眠、清熱生津。烏梅含有的檸檬酸、蘋果酸具有降壓、安眠、清熱生津的功效，適合有頭暈失眠症狀的高血壓患者食用。

對預防併發症的益處

防治血脂異常。烏梅具有降血脂的功效，能幫助防治高血壓合併血脂異常。

特別提示

胃酸過多者忌食烏梅，以免加重不適症狀。

搭配宜忌

✔ 烏梅＋紅棗 ⇨ 和胃止嘔

烏梅搭配紅棗一起食用，具有和胃止嘔的功效。

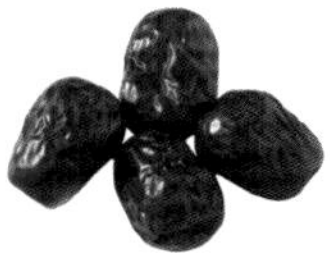

水果類

降壓常備菜食譜

Ⓖ綠色食物 Ⓡ紅色食物 Ⓨ黃色食物 Ⓦ白色食物 Ⓑ黑色食物

烏梅紅棗銀耳湯 ⓇⓌ

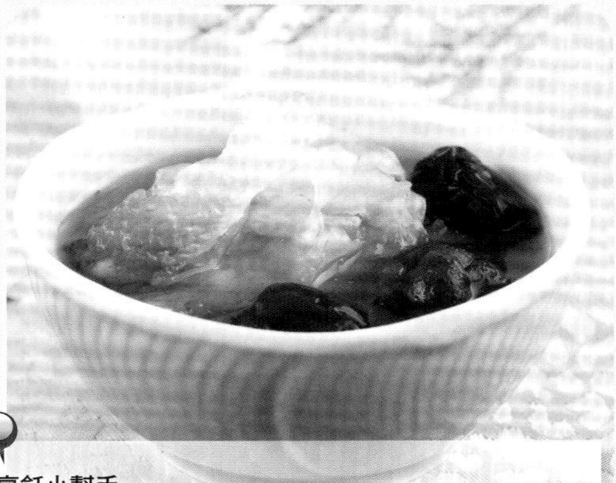

食材：烏梅 20 克，紅棗 100 克，銀耳 50 克。

調味料：冰糖適量。

做法：

1. 將烏梅、紅棗浸泡 30 分鐘，洗去浮塵；銀耳泡水洗淨備用。
2. 取淨鍋上火，放入清水、紅棗、烏梅、銀耳、冰糖用小火燉 40 分鐘即可。

烹飪小幫手

煮這道時，一定要用小火慢慢煮到銀耳軟爛為止。

山楂烏梅茶 ⓇⒷ

食材： 鮮山楂 30 克，烏梅 15 克。

調味料：冰糖 15 克。

做法：

1. 山楂用清水浸泡 5 分鐘，洗淨，去蒂，切開，除籽。
2. 砂鍋置火上，放入山楂、烏梅和適量清水，大火燒開後轉小火煮 30 分鐘，加冰糖煮至化開，去渣取汁飲用即可。

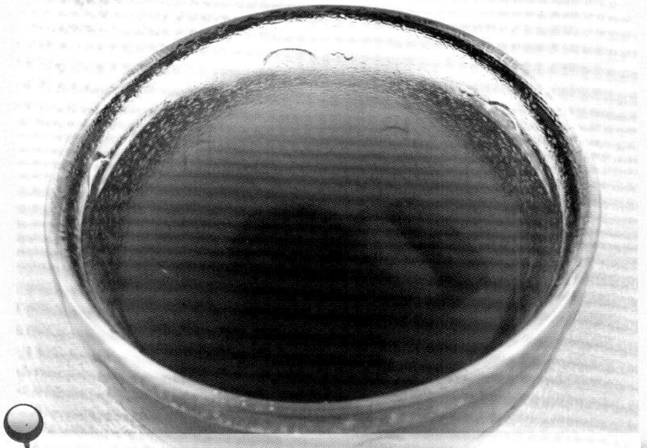

烹飪小幫手

不宜用鐵鍋煮這道茶，因為山楂含有果酸，會與鐵發生化學反應，產生低鈉化合物。食用後容易產生腹痛、腹脹等不適感。

Expert 專家連線

高血壓患者可以吃湯圓嗎？

無論是甜餡還是鹹味的湯圓，都以糯米粉為主材料，為求好吃潤口，都會加入較多的糖分及油脂，而且熱量較高，4 顆芝麻湯圓的熱量相當於 1 碗飯的熱量。吃入過量的湯圓，將會對人體健康造成影響，使血糖失控，血脂升高，血黏度加重。因此高血壓患者最好少吃湯圓，如果嘴饞，必須計算清楚吃入湯圓的熱量，將本日所能吃的正餐熱量扣除已吃的湯圓熱量，以節制飲食。

桑椹

緩解高血壓性頭痛

性味歸經：性寒，味甘；歸心、肝、腎經。
推薦用量：每天 30 ～ 50 克。

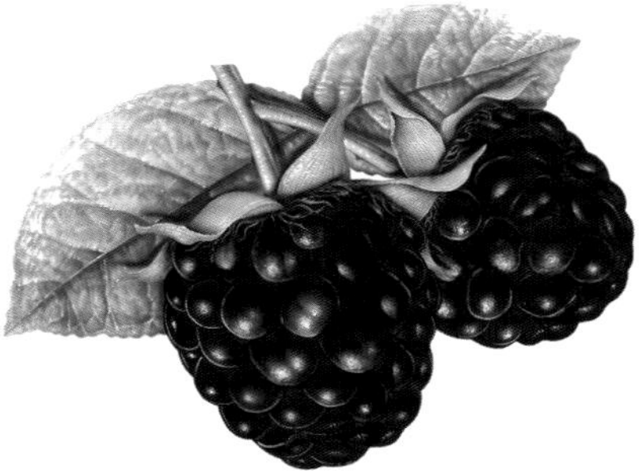

營養成分	營養功效
桑椹含醣、蘋果酸、胡蘿蔔素、維生素B1、維生素B2、維生素C、桑椹油、揮發油、礦物質等。	桑椹具有增強免疫力、補益肝腎的功效，可用於病後體弱、神經衰弱、失眠、鬚髮早白、腰膝酸軟無力、水腫、貧血等病症的輔助調養。

降血壓關鍵字

維生素 C(✔)、鉀(✔)

對高血壓的益處

有效擴充人體血容量，緩解高血壓。桑椹含有的維生素 C、鉀，能有效地擴充人體的血溶量，緩解高血壓，對高血壓性頭痛有一定的緩解作用。

對預防併發症的益處

預防動脈硬化的發生。桑椹具有預防動脈硬化的作用，能幫助高血壓患者預防動脈硬化的發生。

特別提示

桑椹性寒，大便稀軟的脾虛者不宜食用。

搭配宜忌

✔ 桑椹＋枸杞⇨補益肝腎

桑椹與枸杞非常適合搭配，因為桑椹和枸杞均具有補益肝腎的作用，兩者同食，補益肝腎的效果更佳。

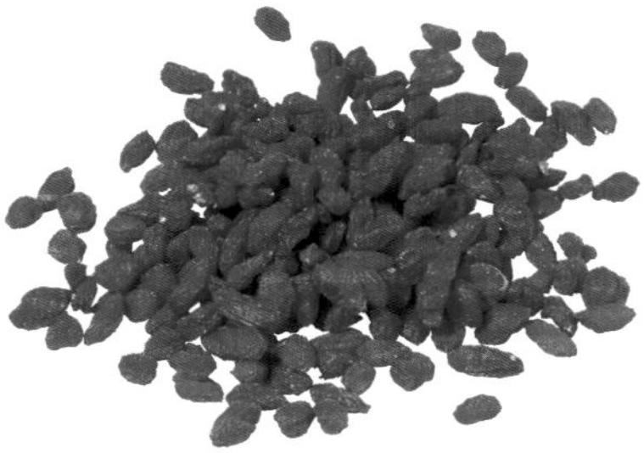

降壓常備菜食譜

G 綠色食物 R 紅色食物 Y 黃色食物 W 白色食物 B 黑色食物

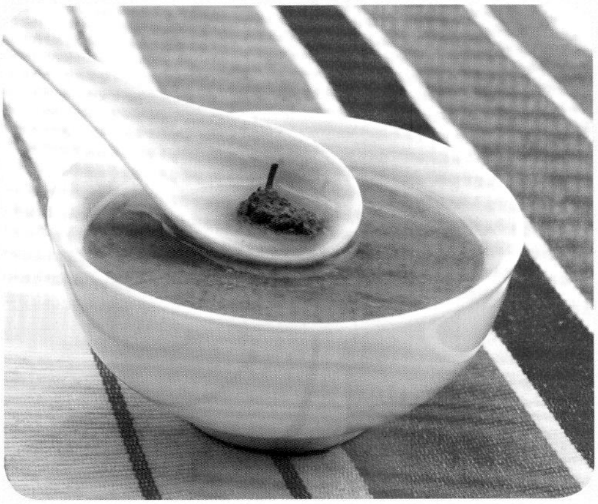

桑椹牛骨湯 R

食材：牛骨 500 克，桑椹 25 克。

調味料：薑片、米酒、蔥段各 10 克，鹽 4 克，白糖少許。

做法：

1. 先將桑椹洗淨，加米酒和白糖各少許，放入鍋略蒸一下備用；再將牛骨洗淨，砸斷。
2. 湯鍋置火上，加入適量清水，放入牛骨，煮沸後撈清浮沫，加薑片、蔥段，再煮至牛骨發白，撈出牛骨，加入桑椹繼續煮，沸騰後再撈清浮沫，加鹽調味即可。

桑椹枸杞飯 RW

食材：桑椹 50 克，白米 80 克，枸杞 10 克。

做法：

1. 桑椹清洗乾淨，去蒂；白米清洗乾淨；枸杞子洗淨。
2. 把桑椹、白米、枸杞一同倒入電鍋中，倒入約淹沒過兩個指腹的清水，蓋上鍋蓋，蒸至電鍋提示白米飯蒸好即可。

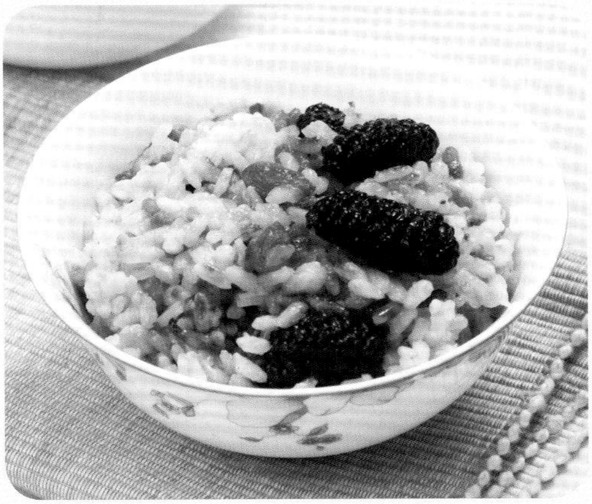

Expert 專家連線

少吃主食對高血壓患者有什麼好處？

低碳水化合物飲食具有明顯的降壓作用。葡萄糖、蔗糖、澱粉等都屬於碳水化合物，主要存在於主食和醣類食品中。經研究發現，與低脂飲食相比，低碳水化合物飲食的患者其胰島素和血糖指數改善得更明顯，收縮壓及舒張壓下降得更明顯，可大大降低高血壓併發糖尿病的發病機率。不過碳水化合物並非吃得越少越好，一天的攝取量不能少於 150 克。

核桃

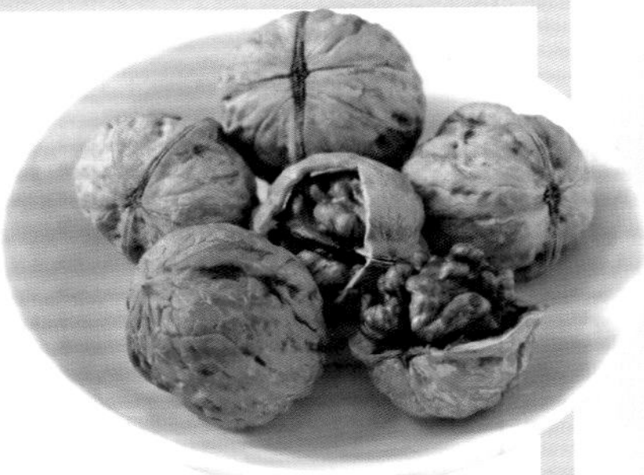

抑制心理壓力造成的血壓升高

性味歸經：性溫，味甘；歸腎、肺、大腸經。
推薦用量：每餐宜吃 20 克。

營養成分	營養功效
核桃含有蛋白質、維生素B2、維生素B6、維生素E、磷脂、鈣、磷、鐵等營養成分。	核桃中的磷脂對腦神經有良好營養作用，可以滋養腦細胞，增強腦功能；核桃含有大量的維生素E，經常食用可以讓皮膚滋潤光滑，富於彈性，也可以促進頭髮的生長。

降血壓關鍵字

ω-3 脂肪酸（✔）

對高血壓的益處

緩解心理壓力造成的血壓升高。核桃中含有 ω-3 脂肪酸，有助於應對心理壓力，使平均舒張壓明顯下降，對心理壓力造成的血壓升高有緩解作用。

特別提示

核桃仁不宜多食，因為含有較多油脂，會影響消化，多食容易導致腹瀉。

搭配宜忌

✔ 核桃＋禽肉、畜肉 ⇨ 預防動脈硬化

吃禽肉、畜肉時，可搭配適量核桃同時食用，因為核桃可減少高脂肪對動脈血管的損害，保持動脈的柔軟與活力，防止其硬化。

✔ 核桃＋芹菜 ⇨ 營養全面

芹菜富含膳食纖維和維生素，核桃富含植物蛋白和油脂，兩者的營養成分可以相互補充，使人體獲得更全面的營養，還有潤髮、明目、養血的作用。

✔ 核桃＋荸薺 ⇨ 有利於消化

荸薺是寒性食物，有清熱瀉火、通便解毒的良好功效。核桃仁味甘性溫，能補腎潤腸，促進消化，若與荸薺搭配，既有利於消化，又可緩解荸薺的寒性。

降壓常備菜食譜

Ⓖ綠色食物 Ⓡ紅色食物 Ⓨ黃色食物 Ⓦ白色食物 Ⓑ黑色食物

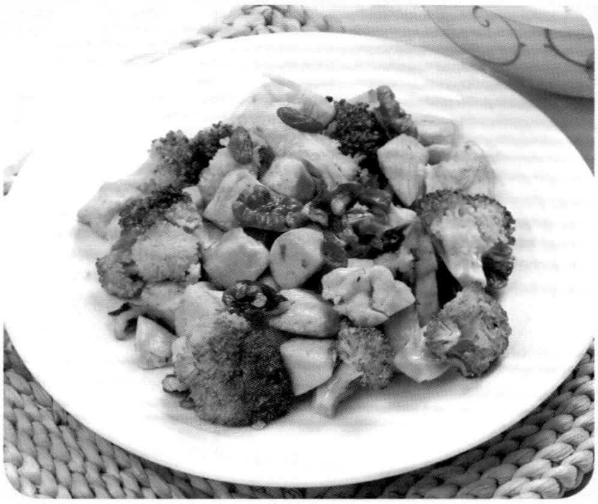

核桃雞丁 ⒼⓎⓌ

食材：雞胸肉200克，核桃仁30克，花椰菜100克。

調味料：米酒10克，鹽3克。

做法：

1. 雞胸肉去皮，洗淨，切丁，加少許米酒、鹽，拌勻後醃15分鐘左右；核桃仁烤熱，放涼待用；花椰菜洗淨，切小朵，用開水汆燙備用。
2. 炒鍋倒入植物油燒熱，放入醃漬後的雞胸肉炒至變色，放入核桃仁、花椰菜、枸杞子，加鹽炒勻即可。

松仁核桃紫米粥 ⓎⒷ

食材： 紫米100克，松仁15克，核桃仁50克。

調味料： 冰糖10克。

做法：

1. 紫米清洗乾淨，用水浸泡約3小時；核桃仁洗淨掰碎。
2. 鍋內放入清水與紫米，大火煮沸後，改小火煮至粥稠，加入核桃仁碎片、松仁與冰糖，小火熬煮約20分鐘至材料熟爛、冰糖化開即可。

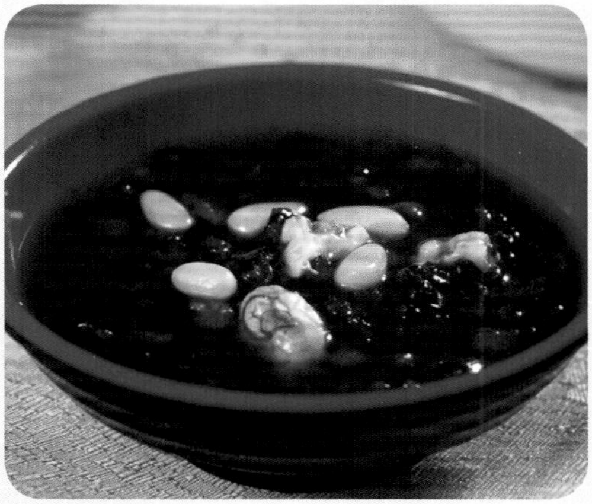

Expert 專家連線

高血壓患者選擇高纖雜糧的益處？

高血壓患者多半有血脂、血糖和血黏度增高。最新的研究表示，多吃高纖雜糧可以降低血壓、血脂、血和血黏度增高水準，而且吃糙米、玉米等粗雜糧，可以改善和提高鋅、鎘的比值，阻止動脈硬化，減少鎘的積聚，有益於高血壓的防治。但如果併發高尿酸、痛風時最好不吃，因為高纖雜糧相對含嘌呤量高，攝取過多，會影響胃腸道消化、吸收功能，並引起代謝異常。

蓮子

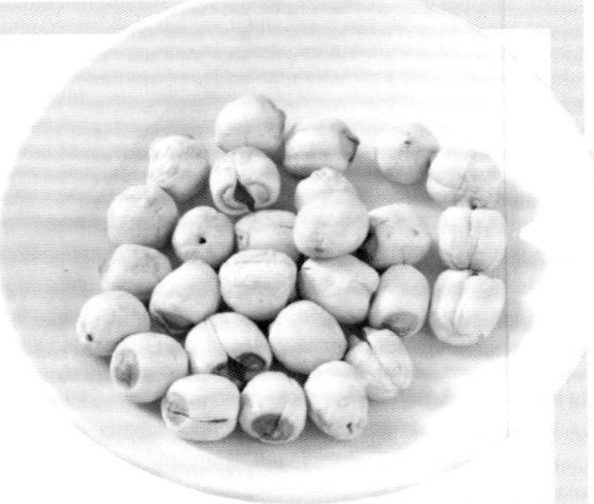

擴張周圍血管

性味歸經：性平，味甘、味澀；歸脾經、腎經、心經。
推薦用量：每餐宜吃 6 ～ 15 克。

營養成分	營養功效
蓮子含有蛋白質、維生素B群、維生素C、鈣、鐵、磷等。	蓮子中所含的多醣具有很好的滋補功效，適宜久病、產後或老年體虛者食用；蓮子心所含生物鹼具有顯著的強心作用，可以改善心慌、失眠多夢等症狀，有助於睡眠。

降血壓關鍵字

非結晶性生物鹼 Nn-9（✔）

對高血壓的益處

擴張血管，降低血壓。經臨床和動物實驗證實，蓮子所含非結晶性生物鹼 Nn-9 具有較強的降壓作用，作用機制主要是通過釋放組織胺，使周圍血管擴張，進而降低血壓。

特別提示

蓮子味甘澀，有收斂作用，對脾虛便溏、腹瀉者較適宜，但腸躁便祕的人，吃蓮子反而會加重便祕。

搭配宜忌

Ⓥ 蓮子＋豬肚 ⇨ 益腎、健脾胃

豬肚是補脾胃的佳品，主治虛弱、泄瀉、消渴、頻尿等症；蓮子也有補脾胃、潤肺養心、滋腎的功效。兩者搭配同食，益腎、健脾胃的功效更強。

降壓常備菜食譜

Ⓖ綠色食物 Ⓡ紅色食物 Ⓨ黃色食物 Ⓦ白色食物 Ⓑ黑色食物

銀耳蓮子羹 ⓇⓌ

食材：乾銀耳、蓮子各 30 克，紅棗 6 枚，山藥 50 克。

調味料：冰糖 10 克。

做法：

1. 將銀耳洗淨，浸泡 2 小時，去蒂，撕成小朵；將蓮子洗淨，去芯；紅棗洗淨，去核；山藥洗淨，去皮切片，待用。
2. 鍋置火上，放入蓮子、紅棗、山藥與銀耳，倒入適量水，熬煮 1 小時至所有材料熟爛，加入冰糖調味即可。

大蔥

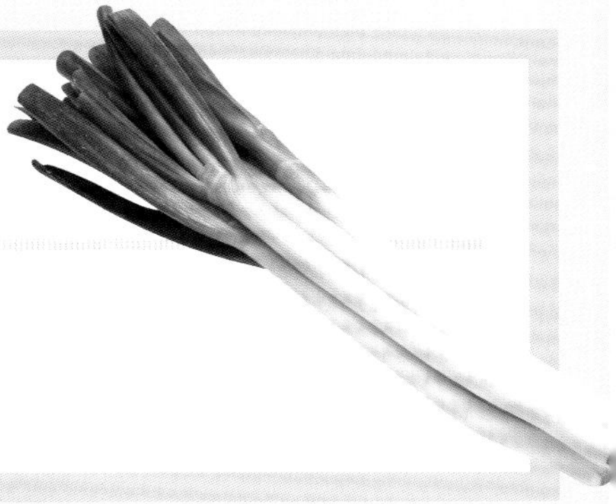

防止血壓升高所致的頭暈

性味歸經：性溫，味辛平；歸肺、胃二經。
推薦用量：每餐宜吃 10 ～ 30 克。

營養成分	營養功效
大蔥含有胡蘿蔔素、維生素B1、維生素B2、維生素C、膳食纖維、鉀、鈣、鎂、硒、辣素等。	大蔥含有揮發油和辣素，可以刺激消化液的分泌，增進食慾；大蔥中所含辣素，具有明顯的抵禦細菌、病毒的作用，尤其對痢疾桿菌和皮膚真菌抑制作用更強。

降血壓關鍵字

前列腺素 A（✔）、鉀（✔）、鈣（✔）

對高血壓的益處

有助於防止血壓升高所致的頭暈。大蔥中含有前列腺素 A，有舒張微血管、促進血液循環的作用，有助於防止血壓升高所致的頭暈；大蔥中所含的鉀和鈣，對於降壓也有一定的幫助。

特別提示

多食大蔥對腸胃有刺激作用，患有胃腸道疾病，特別是潰瘍病的人應嚴格控制食用量。

搭配宜忌

✔ 大蔥＋維生素 B1 含量較多的肉類 ⇨ 提高維生素 B1

大蔥含有烯丙基硫醚，與維生素 B 1 含量較多的肉類一起食用時，可提高維生素 B 1 在體內的吸收效果，還能去除肉腥味，使其產生特殊香氣。

降壓常備菜食譜

Ⓖ綠色食物 Ⓡ紅色食物 Ⓨ黃色食物 Ⓦ白色食物 Ⓑ黑色食物

蔥爆羊肉 ⓇⓌ

食材：羊腿肉 300 克，大蔥 100 克。

調味料：薑絲、蒜片各 5 克，醬油、米酒各 10 克，鹽 3 克，花椒粉、香油各少許。

做法：

1. 羊肉洗淨，切片，加醬油、米酒、鹽、花椒粉拌勻；大蔥洗淨，切段待用。
2. 炒鍋置火上，倒植物油燒熱，放入薑絲、蒜片煸炒，放入羊肉片，大火爆炒，待羊肉變色，放入蔥段炒至肉熟，淋香油即可。

大蒜

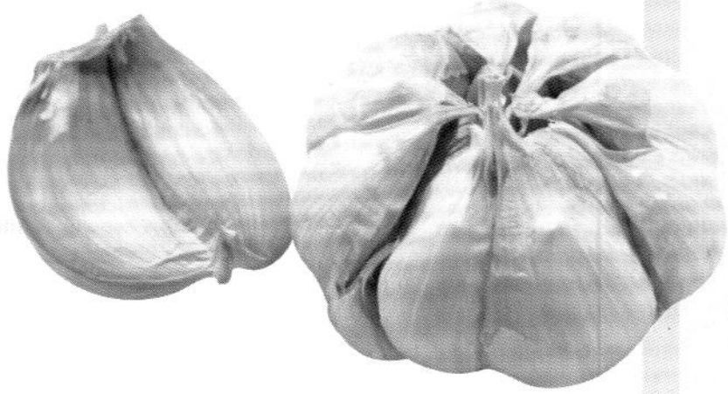

助於血壓穩定

性味歸經：性溫，味辛；歸脾經、胃經、肺經。
推薦用量：每餐宜吃生蒜約 2 至 3 瓣（10 ～ 15 克），熟蒜約 3 至 4 瓣（15 ～ 20 克）。

營養成分	營養功效
大蒜含有膳食纖維、胡蘿蔔素、揮發油、大蒜辣素及鈣、磷、鐵、硒等。	紫皮大蒜揮發油中所含的大蒜辣素等具有明顯的抗炎滅菌作用，尤其對上呼吸道和消化道感染、黴菌性角膜炎、隱孢子菌感染有顯著的功效；大蒜能保護肝臟，誘導肝細胞脫毒酶的活性，阻斷亞硝胺致癌物質的合成。

降血壓關鍵字

大蒜辣素（✔）、硒（✔）

對高血壓的益處

降低血清和肝臟中的脂肪，降低血壓。大蒜所含大蒜辣素，能降低血清和肝臟中的脂肪，使血壓下降；硒能防止血小板凝集，有助於血壓穩定。

特別提示

大蒜中的辣素怕熱，遇熱後很快分解，其殺菌作用就會降低，因此最好生食大蒜，將其搗成蒜泥，並接觸空氣 15分鐘以上。

搭配宜忌

✔ 大蒜＋肉類 ⇨ 提高維生素 B1 的吸收

肉類中的維生素 B1 和大蒜中的蒜素結合生成穩定的蒜硫胺素，能夠延長維生素 B1 在人體內的停留時間，提高其吸收利用率。

降壓常備菜食譜

G 綠色食物 R 紅色食物 Y 黃色食物 W 白色食物 B 黑色食物

蒜蓉木耳 G

食材： 木耳 400 克。

調味料： 蒜蓉 15 克，蔥末、薑絲各 10 克，鹽 3 克，米酒 5 克。

做法：

1. 木耳清洗乾淨，切段，待用。
2. 炒鍋倒油燒熱，放入木耳快速翻炒，然後調入蒜蓉、蔥末、薑絲、鹽、米酒，翻炒至熟即可。

生薑

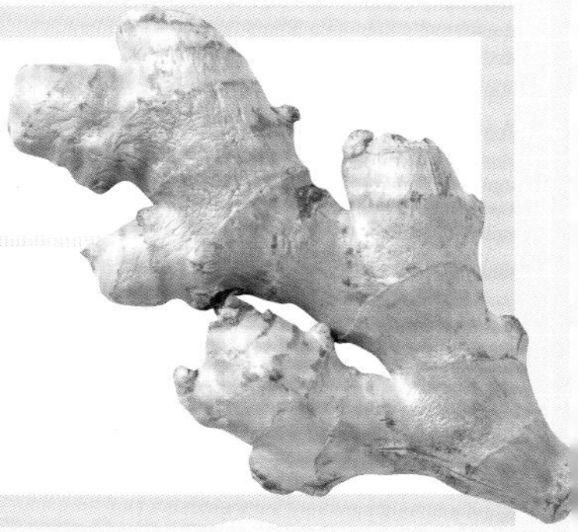

減少膽固醇的生成，促進血液循環

性味歸經：性微溫，味辛；歸肺、脾經。
推薦用量：每餐宜吃 10 克。

營養成分	營養功效
生薑含揮發油，主要為薑醇、薑烯、水芹烯、檸檬醛、芳樟醇等；又含辣味成分薑辣素，分解生成薑酮、薑烯酮等。	生薑的揮發油能增強胃液的分泌和腸壁的蠕動，能提高食慾，而且刺激味覺神經，增強消化吸收功能；生薑揮發油中所含的薑酚，能抑制前列腺分泌過多，減少膽汁中黏蛋白的含量，進而發揮抑制膽石症發生的作用。

降血壓關鍵字

薑酚（✔）、薑烯酚（✔）

對高血壓的益處

降低膽固醇擴張血管。生薑中的辣味成分薑酚和薑烯酚可減少膽固醇的生成，並促使其排出體外，促進血液循環，還可擴張血管，達到降低血壓的作用。

特別提示

生薑性熱，且有一定刺激性，凡屬陰虛火旺、目赤內熱者，或患有癰腫瘡癤、肺炎、肺結核、胃潰瘍、膽囊炎、痔瘡者，都不宜長期食用生薑。

搭配宜忌

Ⓥ 生薑＋螃蟹 ⇨ 減少腸胃損害

吃螃蟹時，一定要配上溫熱性質的生薑，用生薑中和蟹的寒涼，減少對腸胃的損害，還利於蟹肉的消化、吸收。

降壓常備菜食譜

Ⓖ綠色食物 Ⓡ紅色食物 Ⓨ黃色食物 Ⓦ白色食物 Ⓑ黑色食物

薑汁菠菜 Ⓖ

食材：菠菜 250 克。

調味料： 薑汁 25 克，鹽 3 克，香油 4 克。

做法：

1. 菠菜清洗乾淨，放入沸水中汆燙 30 秒後撈出過涼，瀝乾水分，切段。
2. 將菠菜段放盤中，加鹽，淋上薑汁和香油拌勻即可。

醋

擴張血管並維持血管彈性

性味歸經：性平，味酸甘；歸胃、肝經。
推薦用量：每餐宜吃 20 ～ 40 克。

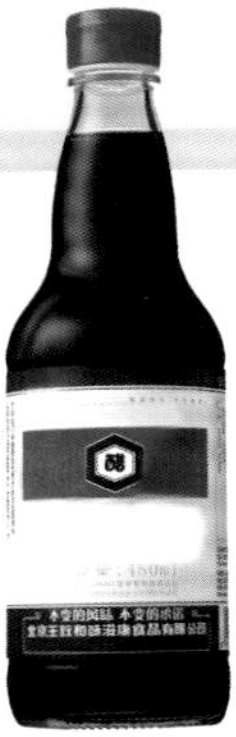

營養成分	營養功效
醋含有醣類、乳酸、醋酸、葡萄糖酸、琥珀酸、胺基酸、鈣、磷、鐵、維生素B2等多種營養物質。	醋可幫助恢復皮膚的正常酸度值，從而消除諸多皮膚問題，如乾燥、瘙癢、脱皮和坐瘡等；醋中的揮發性物質及氨基酸等有助於激發食慾、增強消化吸收功能。

降血壓關鍵字

醋酸（✔）

對高血壓的益處

醋酸有擴張血管的作用。醋中的醋酸可抑制膽固醇的合成，擴張血管並維持血管彈性，促進膽固醇的排泄；醋還有利尿功效，促進鈉的排出，也能達到降低血壓的作用。

特別提示

服用磺胺類藥物、抗生素及氧化鎂、胃舒平等鹼性藥物時不要吃醋，否則會降低藥效。

搭配宜忌

✔ 醋＋排骨、魚等食物⇨提高營養

烹製排骨、魚類等食物時，加點醋可以使骨刺軟化，促進骨中的礦物質如鈣、磷的溶出，提高營養價值。

降壓常備菜食譜

Ⓖ綠色食物 Ⓡ紅色食物 Ⓨ黃色食物 Ⓦ白色食物 Ⓑ黑色食物

醋溜藕片 Ⓦ

食材：鮮蓮藕 500 克。

調味料：花椒油、醬油、蔥花、薑末各 5 克，醋 30 克，鹽 3 克，太白粉 10 克，高湯 100 克。

做法：

1. 蓮藕去皮，洗淨，切片，略過水燙過，待用。
2. 炒鍋置火上，倒油燒熱，放入蔥花、薑末爆香，加鹽、醋、醬油、高湯，放入藕片翻炒，最後用太白粉勾芡，淋上花椒油即可。

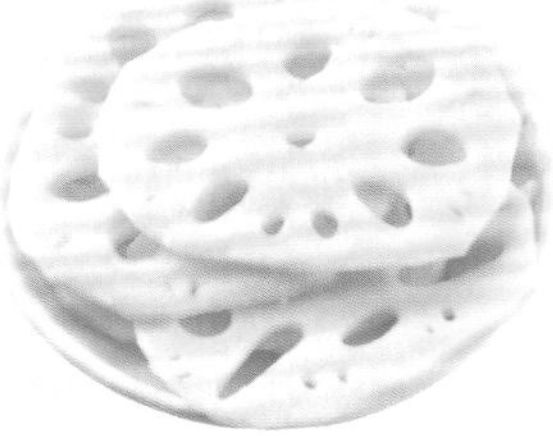

其他

脫脂牛奶

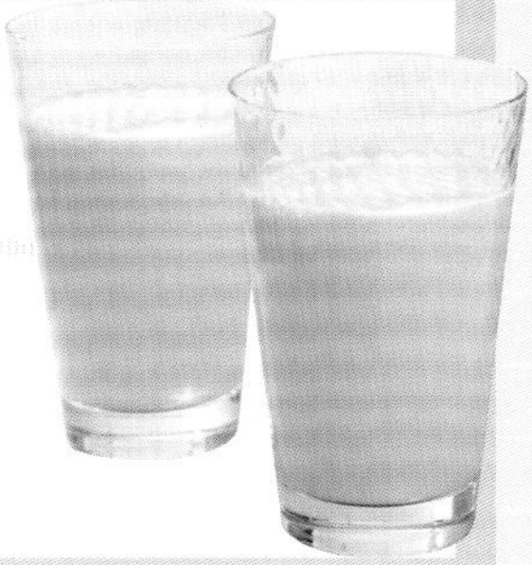

助於維持血壓穩定

性味歸經：性平，味甘；歸肺、胃經。
推薦用量：每餐宜喝 200 ～ 250 克。

營養成分	營養功效
脫脂牛奶含有豐富的蛋白質、乳酸、維生素A、維生素B2及鈣、磷、鐵、鋅、銅、錳、鉬等多種礦物質。	脫脂牛奶中的乳糖能促進人體腸道內乳酸菌的生長，抑制腸內異常發酵造成的中毒，確保腸道健康；脫脂牛奶中含有一種能使人產生疲倦欲睡的色胺酸，還有微量嗎啡類物質，這些物質都有一定的鎮靜催眠作用。

降血壓關鍵字

鈣（✔）

對高血壓的益處

補鈣有助於降低血壓。高血壓的發生與血鈉、血鈣比例是否均衡有關。血鈉過高、血鈣又過低時，其血壓就會明顯上升。因此，攝取含鈣較多且易於吸收的脫脂牛奶，有助於維持血壓穩定。

特別提示

對於腸胃偏寒者，喝冷牛奶後，刺激腸道過度蠕動可能引起輕度腹瀉，可加熱至手感到有些燙的程度再飲用。

搭配宜忌

✔ 牛奶＋蜂蜜 ⇨ 增強免疫力

牛奶和蜂蜜中都含有豐富的礦物質，兩者的分子結構能很好地結合，能有效提高血紅蛋白的數目，並產生酵素來分解體內有害菌，增強免疫力。

降壓常備菜食譜

Ⓖ綠色食物 Ⓡ紅色食物 Ⓨ黃色食物 Ⓦ白色食物 Ⓑ黑色食物

牛奶蒸蛋 ⓎⓌ

食材：雞蛋 2 顆，牛奶 200 克，蝦仁 2 個。

調味料：鹽 3 克，香油 5 克。

做法：

1. 雞蛋打入碗中，加鮮牛奶攪勻，再放鹽化開；蝦仁洗淨。
2. 雞蛋液入蒸鍋大火蒸約 3 分鐘，待蛋羹已略成形，將蝦仁擺放上面，改中火再蒸 5 分鐘，出鍋前淋上香油即可。

綠茶

避免血管收縮所引起的血壓上升

性味歸經：性微寒、味甘、味苦；歸心經、肺經、胃經。
推薦用量：每次宜用 5 ～ 10 克。

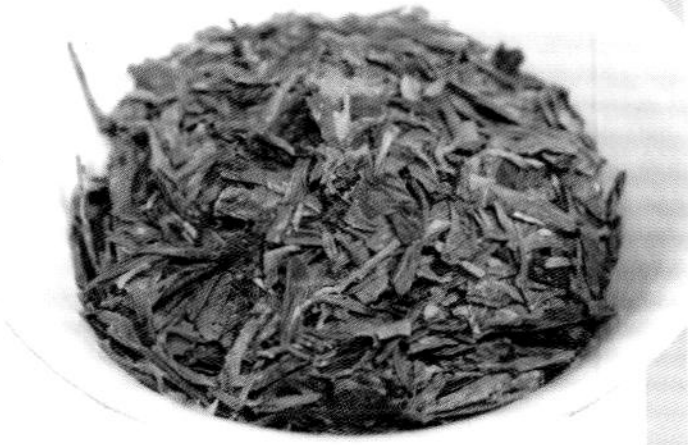

營養成分	營養功效
綠茶含有維生素A、維生素C、維生素E、維生素K、鈣、鐵、鋅及咖啡鹼、兒茶素、酚類、芳香物質等多種營養物質。	綠茶中的咖啡鹼，能促使人體中樞神經興奮，增強大腦皮層的興奮過程，產生提神益思的效果；綠茶含有氟及兒茶素，可以抑制產生齲菌作用，減少牙菌斑及牙周病的發生。

降血壓關鍵字

兒茶素（✔）、氨茶鹼（✔）

對高血壓的益處

兒茶素、氨茶鹼舒張血管。綠茶中所含的兒茶素，對血管緊張素轉換酶的活性，有較強的抑制作用，促使舒緩激肽分泌較多，避免血管收縮引起血壓上升；氨茶鹼可擴張血管，也有利於降低血壓。

特別提示

空腹時不宜飲用濃茶，會抑制胃液的分泌，導致食慾不振。

搭配宜忌

✔ 綠茶＋檸檬 ⇨ 提高人體的免疫力

飲用綠茶時，可加入適量檸檬。檸檬中的檸檬酸和維生素 C，能增加綠茶中兒茶素的效能，提高人體的免疫力。

降壓常備菜食譜

G 綠色食物 R 紅色食物 Y 黃色食物 W 白色食物 B 黑色食物

檸檬綠茶 GY

食材：檸檬半個，綠茶少許。

調味料：蜂蜜適量。

做法：

1. 綠茶用開水沖泡，待綠茶泡出味道和顏色後，將茶葉過濾掉。
2. 待茶溫涼之後，加入檸檬和蜂蜜，攪拌均勻。
3. 直接飲用或放冰箱冷藏後，加冰塊飲用。

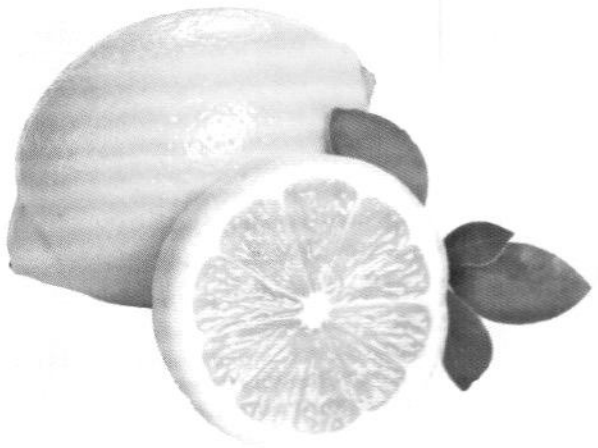

玉米油

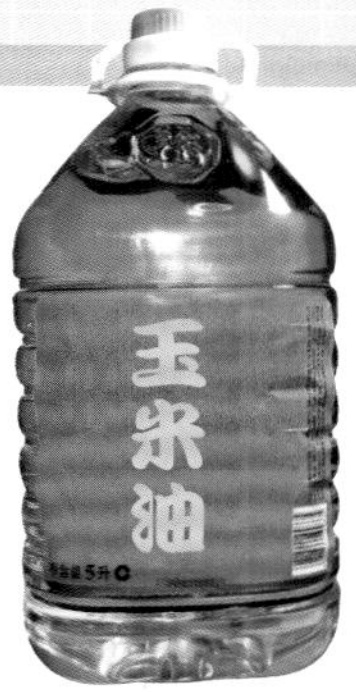

減輕血流阻力

性味歸經：性平，味甘；歸肺、胃經。
推薦用量：每餐宜吃 9 ～ 15 克。

營養成分	營養功效
玉米油富含維生素A、維生素D、維生素E，在玉米油的脂肪中，飽和脂肪酸約占15%，油酸約占27%，亞麻油酸和亞麻酸約占57%，其他脂肪酸約占1%。	玉米油中含豐富的維生素E，適量常吃不僅能美容，還能降低血液中膽固醇的含量，可防治動脈硬化及心臟病；玉米油中不飽和脂肪酸的主要成分是油酸和亞麻油酸，亞麻油酸有抗血小板凝集功能，提高血液活力的功效。

降血壓關鍵字

亞麻油酸（✔）

對高血壓的益處

減輕血流阻力，降低血壓。玉米油中的亞油酸的含量很高，與血液中膽固醇結合，生成低熔點酯，不易在血管壁上沉積，從而減輕血流阻力，降低血壓。

特別提示

已使用過的玉米油，千萬不要再倒入原油品中，因為已用過的玉米油，經氧化後分子聚合變大，容易劣化變質。

降壓常備菜食譜

Ⓖ綠色食物 Ⓡ紅色食物 Ⓨ黃色食物 Ⓦ白色食物 Ⓑ黑色食物

乾炸小黃魚 Ⓦ

食材：小黃魚 300 克。

調味料：鹽 3 克，米酒 10 克，蔥汁、薑汁各 15 克，花椒 3 克，麵粉 50 克，玉米油 60 克，胡椒鹽少許。

做法：

1. 小黃魚去內臟，洗淨，放鹽、米酒、蔥汁、薑汁、花椒醃漬 20 分鐘左右，撿出花椒，放入乾麵粉盆中，裹勻待用。
2. 鍋置火上，倒玉米油燒至六成熱，逐條加入小黃魚，炸至金黃色，撈出，待油溫升至八成熱時，再炸一遍至焦脆，炸好的小黃魚沾胡椒鹽即可食用。

香油

幫助消除動脈血管壁上的沉積物

推薦用量：每餐宜吃 2 ～ 6 克。

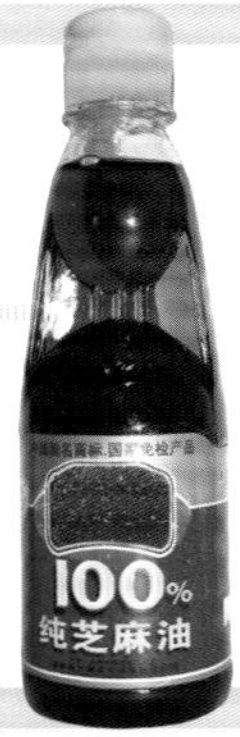

營養成分	營養功效
香油含有油酸、亞麻油酸、花生酸、卵磷脂、芝麻素、芝麻酚、維生素E等多種營養物質。	香油含大量的油脂，有很好的潤腸通便作用，對便祕有一定的預防作用和療效；香油中的卵磷脂不僅滋潤皮膚，還可以祛斑，尤其對祛除老年斑有一定幫助。

降血壓關鍵字

亞麻油酸（✔）、棕櫚酸（✔）

對高血壓的益處

香油中所含不飽和脂肪酸，有助於消除動脈血管壁上的沉積物。香油含有非常豐富的亞油酸、棕櫚酸等不飽和脂肪酸，可以促進膽固醇的代謝，並有助於消除動脈血管壁上的沉積物，發揮調節血壓的作用。

特別提示

香油在高溫加熱後會失去香氣，因而適合做涼拌菜，或在菜餚烹調完成後用來提香。

降壓常備菜食譜

Ⓖ綠色食物 Ⓡ紅色食物 Ⓨ黃色食物 Ⓦ白色食物 Ⓑ黑色食物

三油海蜇 ⒼⓌ

食材： 海蜇皮 250 克，黃瓜 100 克。

調味料： 蔥花、蒜末、醬油、香油各 5 克，醋 10 克，辣椒油、白糖，碎香菜各少許。

做法：

1. 海蜇皮放入清水中浸泡去鹽，洗淨，切絲；黃瓜洗淨，去蒂，切絲。
2. 取盤，放入海蜇絲和黃瓜絲，用蔥花、碎香菜、蒜末、醬油、醋、白糖、辣椒油、香油調味即可。

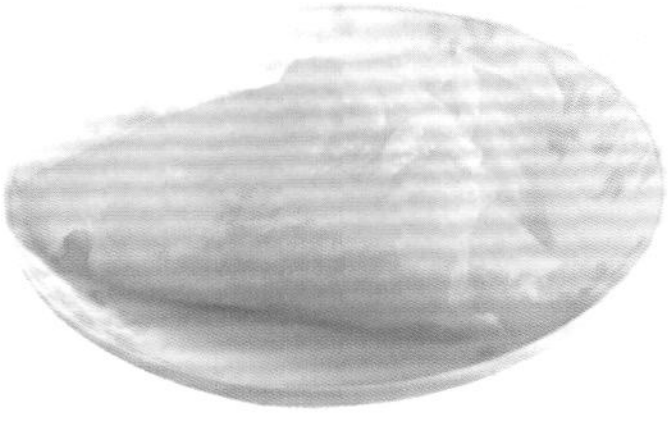

其他

橄欖油

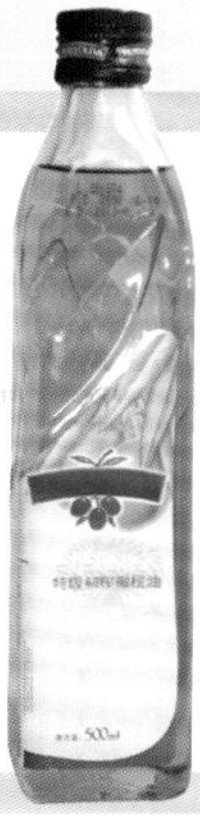

降低血黏度，調節血壓

推薦用量：每餐宜吃 10 ～ 15 克。

營養成分	營養功效
橄欖油中含有豐富的單不飽和脂肪酸和維生素E、維生素K、維生素A、維生素D等及酚類抗氧化物質。	橄欖油含有豐富的不飽和脂肪酸及維生素E，可促進血液循環和肌膚新陳代謝，有助於減肥，減少皺紋，延緩衰老；橄欖油中的多種脂溶性維生素可刺激膽汁分泌，激化胰酶的活力，以減少膽囊炎和膽結石的發生。

降血壓關鍵字

單元不飽和脂肪酸（✔）、多酚類物質（✔）

對高血壓的益處

單元不飽和脂肪酸、多酚類物質，調節血壓。橄欖油中的單元不飽和脂肪酸，可防止因高血壓造成的動脈損傷；橄欖油中還含有一種多酚類物質，可降低血黏度，調節血壓。

特別提示

橄欖油中的微量物質屬多酚類，在高溫環境下容易被破壞；其所含單元不飽和脂肪酸加熱到冒煙後，容易變成反式脂肪酸。所以橄欖油最好不要用於炒菜，更適合涼拌。

降壓常備菜食譜

Ⓖ綠色食物 Ⓡ紅色食物 Ⓨ黃色食物 Ⓦ白色食物 Ⓑ黑色食物

涼拌四季豆 Ⓖ

食材：四季豆 150 克。

調味料：蒜末、醋各 10 克，鹽 3 克，橄欖油 15 克，紅辣椒絲少許。

做法：

1. 四季豆去頭尾，洗淨，切成段，入沸水中燙熟，撈出放涼。
2. 將四季豆倒入盤中，加入紅辣椒絲、蒜末、醋、鹽、橄欖油，拌勻即可。

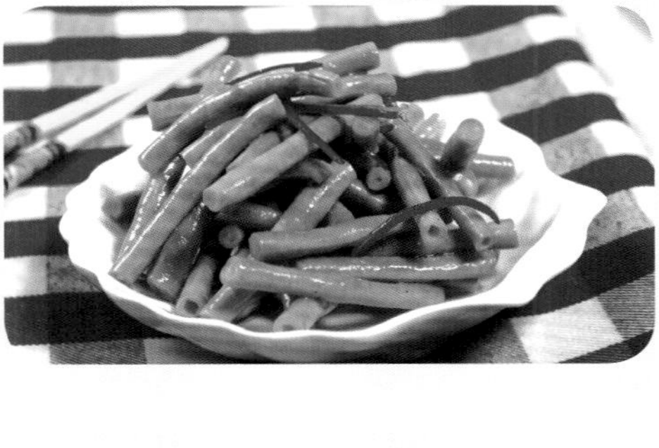

杜仲

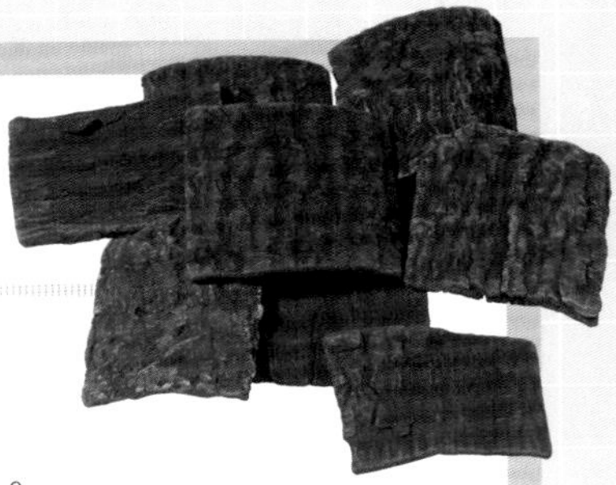

對血壓有雙向調整作用

性味歸經：性溫，味甘；歸肝、腎經。
推薦用量：內服：煎湯，6 ～ 15 克；或浸酒；或入丸、散。

營養功效

1. 杜仲具有興奮垂體——腎上腺皮質系統，具有增強腎上腺皮質功能的作用，能夠滋補肝腎，改善眩暈、腰膝酸痛、筋骨痿弱等肝腎虧虛症狀。
2. 杜仲對細胞免疫具有雙向調節作用，既能啟動單核巨噬細胞系統和腹腔巨噬細胞系統的吞噬活性，增強身體的非特異免疫功能，又能對遲發型超敏反應產生抑制作用。

對高血壓的益處

對血壓具有「雙向調節」作用。杜仲含有降壓成分——木脂素類松脂醇二葡萄糖甘，並對血壓具有「雙向調節」作用；丁香脂二葡萄糖甘亦有明顯的降壓作用；皮中含有豐富的鈣和矽，都能參與對心血管功能的調節。

對預防併發症的益處

有益於防治心腦血管性疾病。杜仲含多種不飽和脂肪酸，能夠幫助高血壓患者預防併發心肌梗塞和腦栓塞等眾多心腦血管性疾病。

服用禁忌

杜仲具有滋補腎陽的功效，因此咽乾口燥、心煩易怒的陰虛火旺者，禁止服用。

降壓常備菜食譜

Ⓖ綠色食物 Ⓡ紅色食物 Ⓨ黃色食物 Ⓦ白色食物 Ⓑ黑色食物

杜仲核桃豬腰湯 ⓇⓌ

食材：豬腰 1 對，杜仲、核桃仁各 30 克。

調味料：香油 5 克，鹽 3 克，胡椒粉少許。

做法：

1. 豬腰洗淨，從中間剖開，去掉脂膜，切成片。
2. 將豬腰片和杜仲、核桃仁一起放入砂鍋中，加入適量水，大火燒沸，轉小火燉煮至熟，用胡椒粉、鹽、香油調味即可。

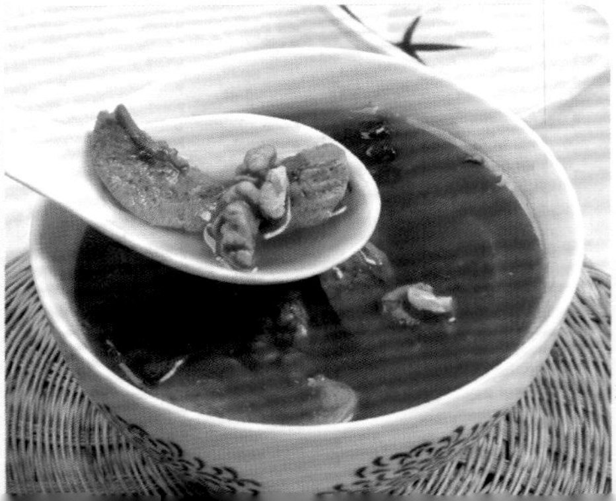

中藥類

決明子

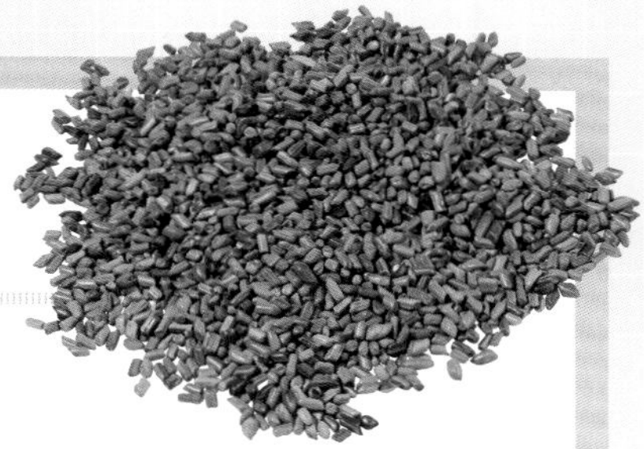

明顯降低收縮壓、舒張壓

性味歸經：性微寒，味甘、苦；歸大腸經。
推薦用量：內服：煎湯，8～15克；或研磨成末。外用：研磨成末調敷。

營養功效

1. 決明子能提高人體乳酸脫氫酶的活力，且相對增加眼部組織中三磷酸腺苷含量，進而達到防治近視及明目的作用。
2. 決明子的正丁醇萃取物，能夠明顯地改善高血脂患者的血脂標準，調節脂質代謝紊亂，延緩動脈硬化的發生。

對高血壓的益處

乙醇萃取物使收縮壓、舒張壓均明顯降低。決明子的乙醇萃取物可使自發遺傳性高血壓患者的收縮壓、舒張壓均明顯降低，尤其對於伴有煩躁、愛發火、頭痛眩暈等情況的肝陽上亢型高血壓患者，有明顯的降壓作用。

對預防併發症的益處

對高血壓兼有便祕者有益。決明子含有大黃素、大黃酚等有機成分，有助於排除胃腸積滯，因此特別適合高血壓兼有便祕者服用。

服用禁忌

決明子有促進子宮收縮的作用，因此患有妊娠期高血壓的孕婦，千萬不要用決明子來降壓。

降壓常備菜食譜

Ⓖ綠色食物 Ⓡ紅色食物 Ⓨ黃色食物 Ⓦ白色食物 Ⓑ黑色食物

決明子燒茄子 ⓇⒷ

食材：紫皮長茄子400克，決明子10克。

調味料：醬油10克，鹽3克。

做法：

1. 將茄子去蒂洗淨，切成丁。
2. 將決明子洗淨置於砂鍋中，加入適量清水煎煮約30分鐘後，去藥渣留汁液備用。
3. 炒鍋加入植物油燒熱，放入茄子丁翻炒3至5分鐘，放入煎好的決明子藥液、醬油燉至茄子熟爛，最後加鹽調味即可。

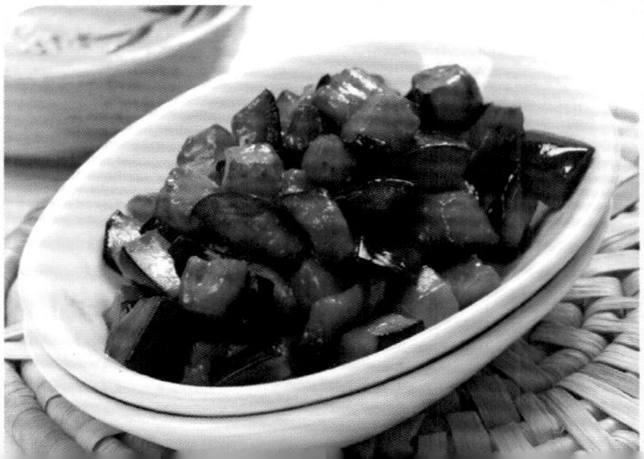

黃耆

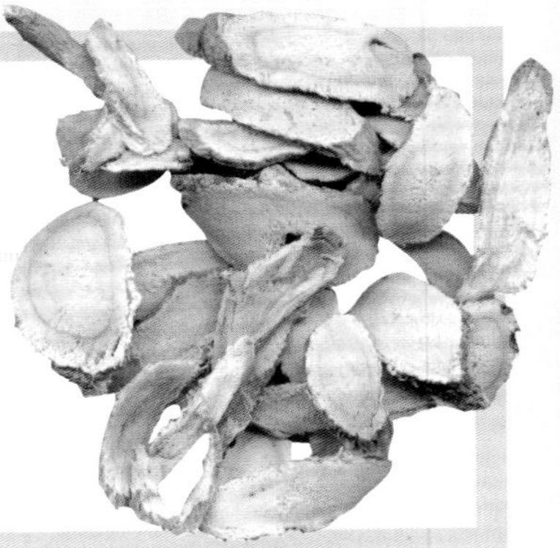

適合氣血兩虛型高血壓患者服用

性味歸經：性微溫，味甘；歸脾、肺經。
推薦用量：內服：煲湯、燉肉、泡水，每次 9 ～ 30 克。

營養功效

1. 黃耆中的黃耆苷和多醣有顯著的保肝功效，能使轉氨酶顯著降低，肝細胞病變顯著減輕。
2. 黃耆有顯著的心肌保護作用，可透過多種途徑以增強心肌細胞，對損傷性刺激的承受力，使溢出的乳酸脫氫酶明顯減少，心肌細胞功能可以維持在正常水準。

對高血壓的益處

雙向調節血壓。黃耆中的 γ-氨基丁酸及黃耆甲苷具有雙向調節血壓的作用，臨床用量小時為提升血壓，用量大則降血壓，因此可使血壓穩定在正常水準，最適合氣血兩虛型高血壓患者。

對預防併發症的益處

黃耆可通過增加心肌收縮力，擴張血管，降低血壓，增加腎血流量及改善腎缺血，**減輕或延緩高血壓性腎損害。**

服用禁忌

黃耆是溫補藥物，補氣升陽，易於助火，又能止汗，所以凡有感冒發熱、胸腹滿悶等症者，不宜服用。

降壓常備菜食譜

Ⓖ綠色食物 Ⓡ紅色食物 Ⓨ黃色食物 Ⓦ白色食物 Ⓑ黑色食物

黃耆蒸乳鴿 ⓇⓌ

食材：乳鴿 2 只，黃耆 10 克，枸杞 5 克，野生蘑菇 30 克，蛋白 1 個。

調味料：鹽 3 克，蔥末、薑末各 5 克，米酒、太白粉各 10 克，香油少許。

做法：

1. 將黃耆切成薄斜長片；枸杞洗淨；蘑菇用清水洗淨，切塊；將乳鴿宰殺放血，用熱水汆燙，去五臟，剁去頭，切成塊，在溫水中泡去血沫，撈出瀝乾水分。
2. 把鴿子肉塊和蘑菇用蛋白、太白粉、鹽、香油、蔥末、薑末和米酒拌勻，盛入碗內，枸杞放在碗底及碗的四周，黃耆片放在鴿子肉上，上籠蒸熟即可。

夏枯草

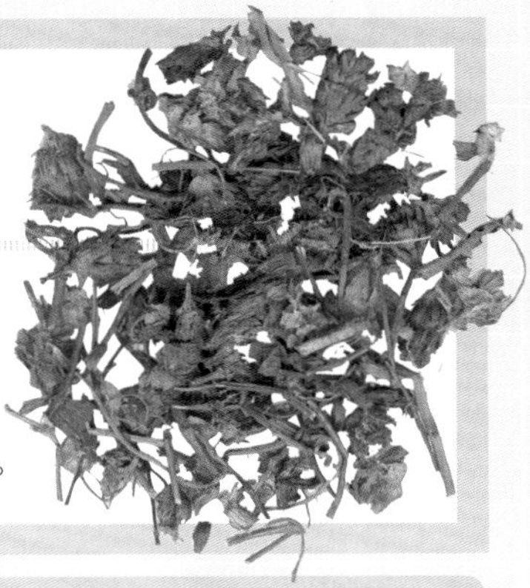

產生顯著持久的降壓作用

性味歸經：性寒，味辛、苦；歸肝、膽經。
推薦用量：內服：煎湯，6 ～ 15 克，大劑量可用至 30 克；熬膏或入丸、散。外用：適量，煎水洗或搗敷。

營養功效

1. 夏枯草有明顯的抗炎作用，對痢疾桿菌、傷寒桿菌、霍亂弧菌、大腸桿菌、變形桿菌、綠膿桿菌和葡萄球菌、鏈球菌有抑制作用。
2. 現代藥理學研究指出，夏枯草具有抗腫瘤作用，可促進胸膜纖維化反應，進而使胸膜粘黏，發揮治療癌性胸積水的作用。

對高血壓的益處

舒張血管。夏枯草萃取物對去甲腎上腺素引起的血管收縮有對抗作用，可以舒張血管，產生顯著持久的降壓作用。

服用禁忌

夏枯草屬於寒涼之物，脾胃虛弱的人或患風濕的人喝了會出現副作用，容易造成腹瀉甚至加重病情，因此要避免服用。

降壓常備菜食譜

Ⓖ綠色食物 Ⓡ紅色食物 Ⓨ黃色食物 Ⓦ白色食物 Ⓑ黑色食物

夏枯草炒肉絲 Ⓡ

食材：夏枯草 30 克，豬肉 150 克。

調味料：米酒 10 克，鹽 3 克，蔥花、薑末、醬油各 5 克。

做法：

1. 將夏枯草去雜洗淨，入沸水鍋汆燙一下，撈出洗淨，擠乾水分備用；豬肉洗淨切絲。
2. 鍋內倒油燒熱，加入肉絲煸炒，加入醬油、蔥花、薑末煸炒，再加入米酒、鹽和少量水，炒至肉熟後加入夏枯草炒入味即可。

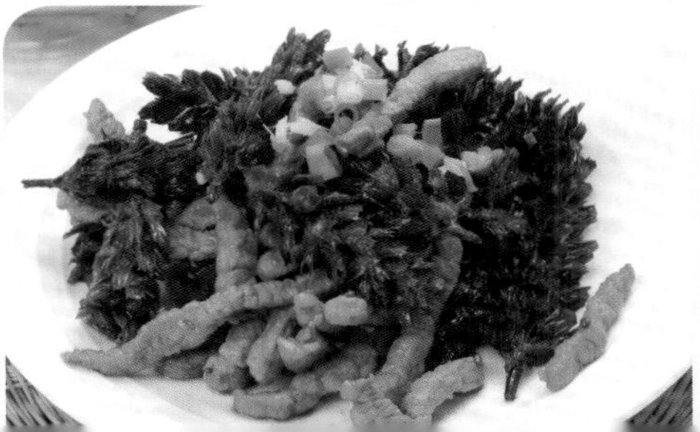

黃連

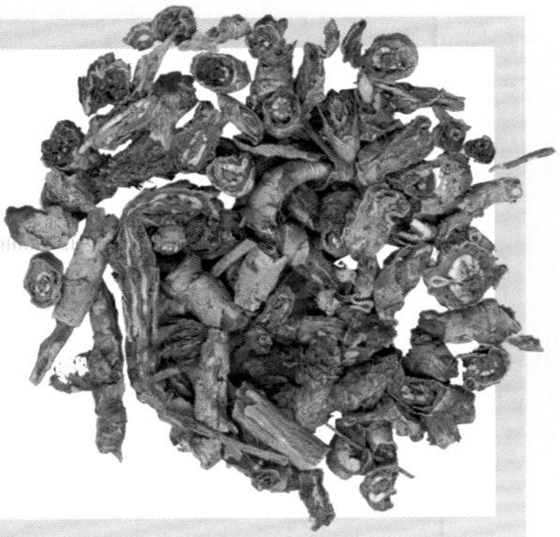

抗膽鹼酶，降低血管阻力

性味歸經：性寒，味苦；歸心，胃，肝，大腸經。
推薦用量：內服：煎湯，2.5～5 克；或入丸、散。
外用：研磨成末調敷、煎水洗或浸汁點眼。

營養功效

1. 黃連鹼及小檗鹼具有廣效抗菌作用，對多種細菌、結核桿菌及真菌等有抑制或殺滅作用。
2. 黃連鹼和小檗鹼能夠對抗多種病原微生物的毒素，提高身體對細菌內毒素的承受能力。
3. 黃連中的小檗鹼可明顯減少炎性介質的生成，產生消炎作用；黃連可透過抑制中樞發熱介質的生成或釋放而產生解熱作用。

對高血壓的益處

擴張血管。黃連中所含的小檗鹼透過抗膽鹼酶、使乙醯膽鹼作用增強的方式，擴張周圍血管，降低血管阻力，具有降低收縮壓和舒張壓的良好效應。

對預防併發症的益處

黃連主要含有黃連素，在低血鉀狀態下可使心肌細胞的興奮性增高，形成異位節律，導致各種心律失常，因此低血鉀患者要禁服。

服用禁忌

黃連主要含有黃連素，在低血鉀狀態下可使心肌細胞的興奮性增高，形成異位節律，導致各種心律失常，因此低血鉀患者要禁服。

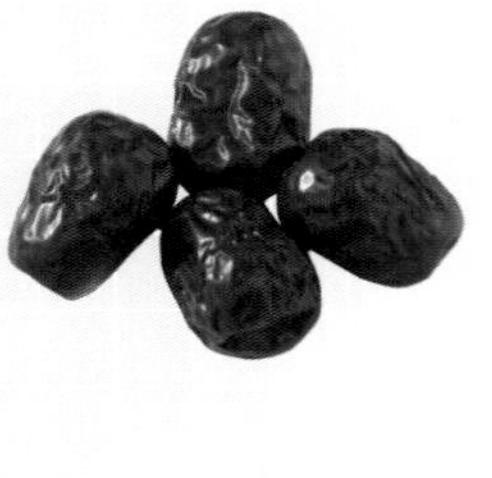

降壓常備菜食譜

Ⓖ綠色食物 Ⓡ紅色食物 Ⓨ黃色食物 Ⓦ白色食物 Ⓑ黑色食物

黨參餛飩 ⓇⓌ

食材：小麥麵粉 250 克，水玉 15 克，黃連 5 克，黨參 20 克，甘草 5 克，豬瘦肉 120 克，紅棗 10 克。

調味料：薑末 10克，鹽 5克，太白粉 10克。

做法：

1. 黨參、水玉、黃連、甘草、紅棗一同置於鍋內，加入適量清水用大火燒沸，再改用小火煎煮 15 分鐘後濾去藥渣，留汁待用；將豬肉洗淨並剁成肉茸。
2. 豬肉茸、太白粉、薑末拌成餡備用。
3. 麵粉置於砧板上，用煎煮好的藥液將麵粉和成麵團，用桿麵棍桿成薄片，切成餛飩皮大小，包入肉餡，製成餛飩煮熟即可。

中藥類

天麻

對血管平滑肌有解痙作用

性味歸經：性味甘，性平；歸肝經。
推薦用量：內服：煎湯，8～15 克；或入丸、散。

營養功效

1.天麻對於人類的大腦神經系統有明顯的保護和調節作用，能夠增強視神經的分辨能力，具有明目、益智的功效。
2.天麻對於顏面神經抽搐、肢體麻木、半身不遂、癲癇等具有一定療效，還有緩解平滑肌痙攣，緩解心絞痛、膽絞痛的作用。
3.天麻含有多種微量元素，可補充體內代謝物質，增強身體免疫功能，延緩衰老。

對高血壓的益處

降低血管阻力。天麻具有輕度降血壓作用，對血管平滑肌有解痙作用，可以使軀體血管、腦血管和冠狀血管的阻力降低和血流量增加，可顯著改善血管順應性下降所致的老年性高血壓症狀。

服用禁忌

血虛引起的體液缺少者，表現為眩暈或頭痛、舌乾口燥、咽乾、大便乾結等，均慎用天麻。

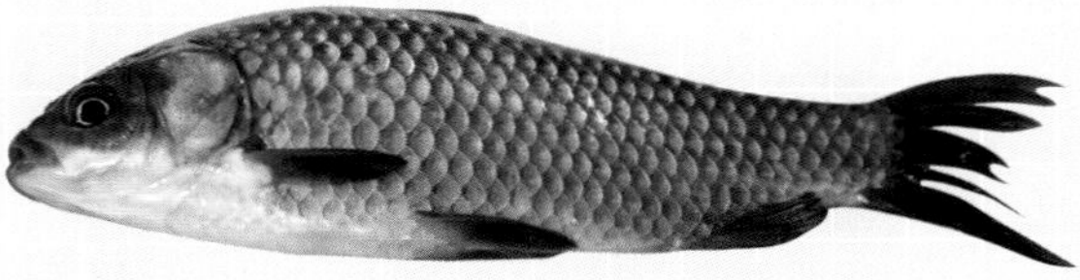

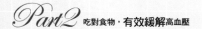

降壓常備菜食譜

Ⓖ綠色食物 Ⓡ紅色食物 Ⓨ黃色食物 Ⓦ白色食物 Ⓑ黑色食物

天麻魚片 ⓌⒷ

食材：烏鰡 300 克，水發黑木耳 100 克，天麻 15 克，蛋白 1 個。

調味料：米酒 15 克，鹽 3 克，蔥花、薑末、太白粉各 5 克，香油少許，太白粉加水適量。

做法：

1. 將天麻洗淨放入鍋中，加少許清水隔水蒸半小時，取出後切成薄片備用；把洗淨的魚切掉頭尾，去掉骨頭和皮，用斜刀切成薄片，加米酒、鹽、蛋白、太白粉拌勻。
2. 炒鍋倒入植物油，燒至三成熱，放入魚片快炒，稍微變色即可出鍋備用。
3. 炒鍋裏放少許油，加入蔥花、薑末爆香，再放入黑木耳煸炒一下，加適量清水、米酒、鹽，炒勻燒沸，放魚片和天麻略煮，再加太白粉勾芡，淋香油即可。

丹參

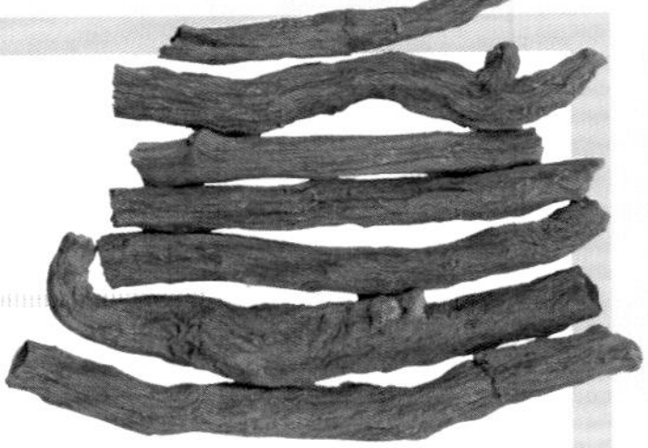

擴張外周血管，改善微循環

性味歸經：性微寒，味苦；歸心、肝經。
推薦用量：內服：煎湯，浸酒，泡茶，5 ～ 15 克，大劑量可用至 30 克。

營養功效

1. 丹參可明顯降低急性心肌缺血患者血漿及心肌中丙二醛含量，提高超氧化物歧化酶的活力，減輕心肌損傷。
2. 丹參能促進肝、骨、皮膚等多種組織的修復與再生，促進肝組織的修復與再生的作用尤其顯著。

對高血壓的益處

擴張外周血管，降低血壓。丹參含有丹參酮、隱丹參酮、原兒茶醛、原兒茶酸、丹參素等成分，能擴張外圍血管，改善微循環，降低血壓，適用於淤血阻絡型、氣血不足型高血壓患者，減輕頭暈頭痛等症狀。

對預防併發症的益處

防治高血併發心臟病引起的心絞痛。丹參能擴張冠狀動脈，增加冠狀動脈血流量，預防高血壓併發心臟病引起的心絞痛。

服用禁忌

丹參有抑制血小板凝集的功效，不能和阿司匹林、華法林等抗凝血藥物同時服用，否則容易導致出血。

輕鬆吃

降壓常備菜食譜

Ⓖ綠色食物 Ⓡ紅色食物 Ⓨ黃色食物 Ⓦ白色食物 Ⓑ黑色食物

丹參海蜇煲 Ⓦ

食材： 海蜇皮 500 克，丹參 15 克。

調味料： 米酒 10 克，鹽 3 克，薑片 5 克，蔥段 10 克，香油 5 克。

做法：

1. 海蜇用鹽水浸泡 30 分鐘，撈出瀝乾，每段約切成 4 公分；丹參洗淨潤透，切薄片。
2. 丹參、薑片、蔥段、米酒放入燉鍋內，加適量清水，置大火上燒沸，用小火煲 20 分鐘，加入海蜇、鹽、香油煮熟即可。

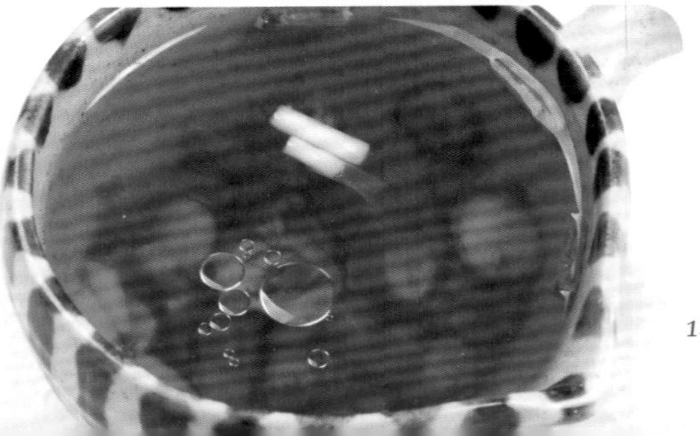

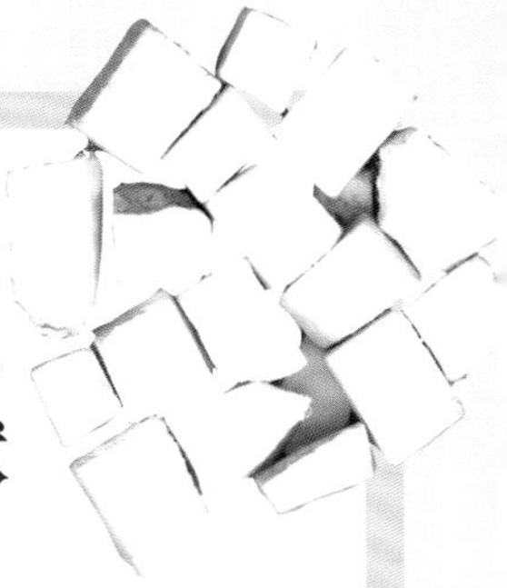

葛根

改善高血壓引起的頭痛、頭暈、耳鳴等症狀

性味歸經：性涼，味甘平；入脾，胃經。
推薦用量：內服：煎湯，10～15 克；或搗汁。外用：適量，搗敷。

營養功效

1. 葛根富含的黃酮類化合物能有效地清除自由基，抑制紅細胞膜以及肝、脾、腦組織的氧化損傷，提高身體的免疫功能。
2. 葛根中的有效成分大豆苷元、大豆苷、葛雌素等對激素依賴性腫瘤，如乳腺癌、子宮膜癌、卵巢癌、結腸癌、前列腺癌的細胞增殖具有抑制作用。

對高血壓的益處

葛根素改善頭痛、頭暈等高血壓症狀。葛根所含的葛根素，可使明顯增高的血漿內皮素標準較快恢復正常，顯著降低血栓素 B2 的濃度，對高血壓引起的頭痛、頭暈、頸背部疼痛和耳鳴等症有明顯療效。

對預防併發症的益處

對高血壓併發心臟病有益。葛根總黃酮等能使心率減慢，總外周阻力減少，使心肌耗氧量降低，提高心肌工作效率，適用於高血壓併發心臟病的治療。

服用禁忌

葛根性涼，孕婦與脾胃虛寒者不宜服用，女性經期也應禁用。

輕鬆吃 降壓常備菜食譜

Ⓖ綠色食物 Ⓡ紅色食物 Ⓨ黃色食物 Ⓦ白色食物 Ⓑ黑色食物

葛根鯽魚湯 Ⓦ

食材：鯽魚 200 克，葛根 50 克。

調味料：薑片、米酒各 10 克，鹽 5 克。

做法：

1. 鯽魚去鱗、鰓和內臟，洗淨，用米酒、薑片和鹽醃漬 30 分鐘；葛根去皮，切成厚塊。
2. 鍋內倒入植物油燒熱，放入鯽魚煎至兩面色黃，加適量清水，大火煮沸後放入葛根塊，用中火熬煮 45 分鐘，加鹽調味即可。

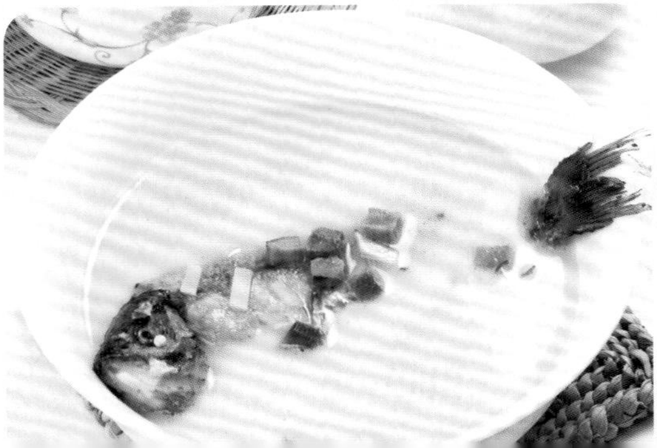

菊花

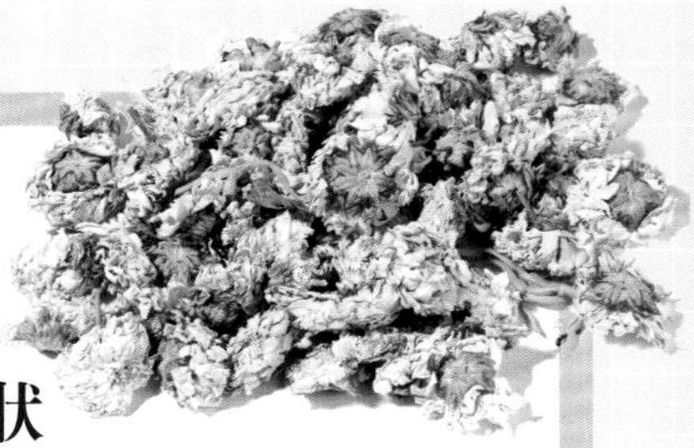

有效緩解頭暈頭痛、心煩失眠等症狀

性味歸經：性微寒，味甘，苦；歸肺，肝經。
推薦用量：內服：煎湯，10～15 克；或入丸、散；或泡茶。
外用：適量，煎水洗；或搗敷。

營養功效

1. 菊花有疏風、平肝的功效，對感冒、頭痛有輔助治療作用，還可用於治療外感風熱、目赤腫痛。
2. 菊花有良好的鎮靜作用，能使肢體輕鬆、精神振奮，還能讓雙目明亮，特別對肝火旺、用眼過度導致的雙眼乾澀有較好的療效。

對高血壓的益處

平肝明目，緩解頭暈頭痛等症。菊花具有疏風散熱、平肝明目的功效，適用於肝火亢盛型、陰虛陽亢型及肝腎陰虛型高血壓，有效緩解頭暈頭痛、心煩失眠等症狀。

服用禁忌

菊花性微寒，怕冷、手腳發涼、脾胃虛弱等虛寒體質者，及容易腹瀉者不宜經常飲用。

降壓常備菜食譜

Ⓖ綠色食物 Ⓡ紅色食物 Ⓨ黃色食物 Ⓦ白色食物 Ⓑ黑色食物

菊花魚片湯 ⓇⓌⒷ

食材：菊花 20 克，草魚肉 200 克，冬菇 20 克，枸杞少許。

調味料：米酒、薑片、蔥段各 10 克，鹽 3 克，清湯 800 克。

做法：
1. 菊花用清水浸泡，瀝乾水分；草魚肉橫放在砧板上，刀口斜入，順著魚刺切成 3 公分見方的魚片；冬菇去蒂，切片備用。
2. 鍋內加入清湯，投入薑片、蔥段，加蓋燒開後，放入魚片和冬菇，倒入米酒，待魚片熟後，撈出冬菇、蔥段、薑片，再放入菊花、枸杞、鹽調味即可。

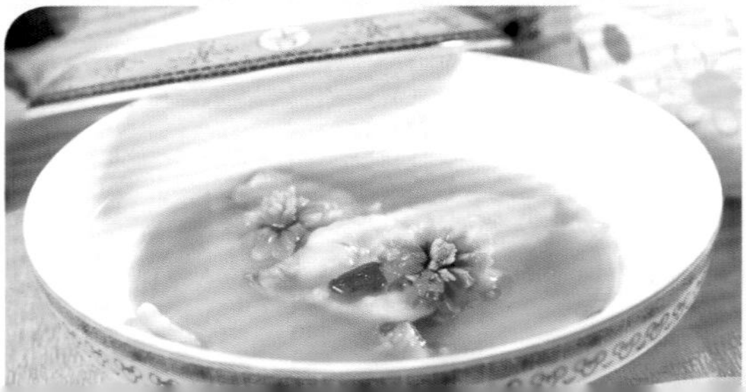

中藥類

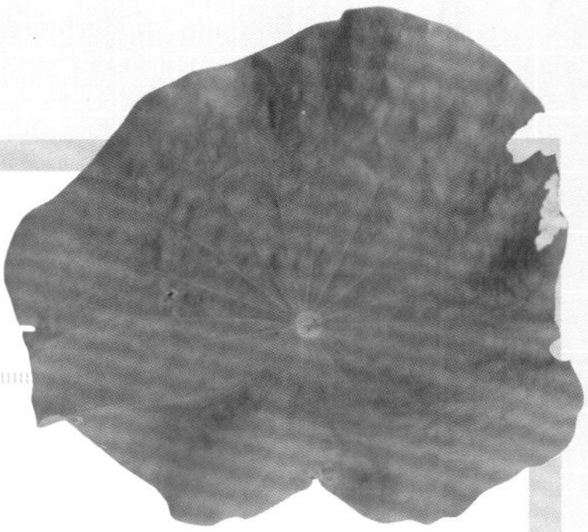

荷葉

清熱平肝，改善頭痛、眩暈症狀

性味歸經：性平，味苦；入肝、脾、胃經。
推薦用量：內服：煎湯，6～10克（新鮮葉15～30克）；或入丸、散。
外用：適量，搗敷，研磨成末摻或煎水洗。

營養功效

1. 荷葉中富含的黃酮類物質，是大多數氧自由基的清除劑，可以增加冠脈流量，對實驗性心肌梗塞有對抗作用，對急性心肌缺血有保護作用。
2. 荷葉能明顯降低血清中三酸甘油脂和膽固醇含量，具有調節血脂的營養作用。

對高血壓的益處

荷葉鹹可擴張血管，降低血壓。從荷葉中提取的生物鹼——荷葉城可擴張血管，降低血壓。荷葉還有清熱平肝的功效，能改善高血壓引起的頭痛眩暈症狀。

服用禁忌

身體虛弱的人、有消化道疾病（例如胃不好）者，不宜食用荷葉。

降壓常備菜食譜

Ⓖ綠色食物 Ⓡ紅色食物 Ⓨ黃色食物 Ⓦ白色食物 Ⓑ黑色食物

蓮子荷葉粥 ⒼⓌ

食材：白米80克，鮮荷葉1張，新鮮蓮子30克。

調味料：白糖適量。

做法：

1. 白米清洗乾淨，浸泡30分鐘；荷葉洗淨撕碎，放入鍋中，加入適量清水，熬煮成荷葉湯，留湯備用；蓮子洗淨，去心。
2. 白米放入鍋中，倒入荷葉湯，大火煮沸，放入蓮子改小火一同煮至粥稠，加白糖調味即可。

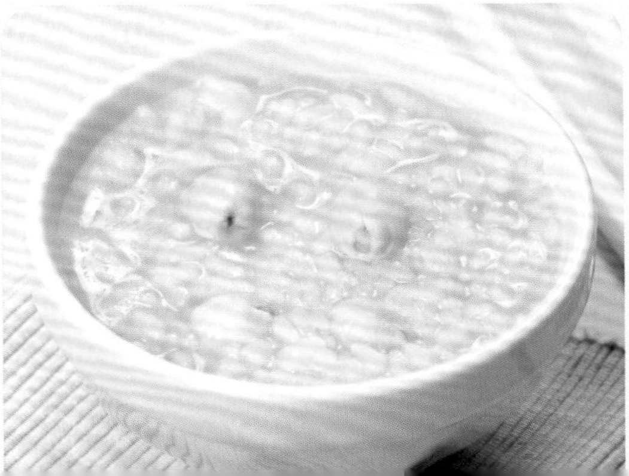

玉米鬚

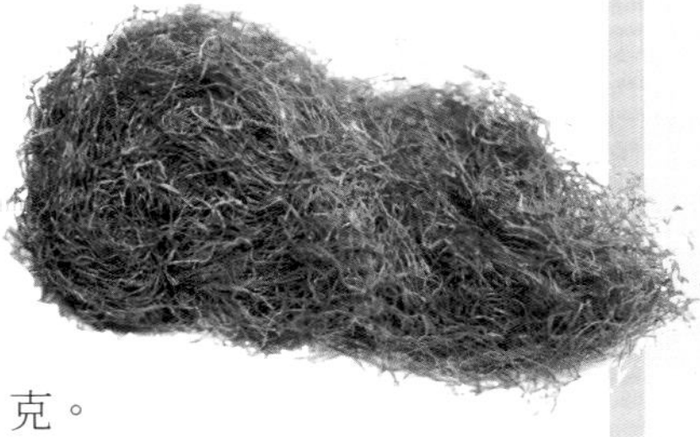

促進體內鈉的排出

性味歸經：性平，味甘；入胃、肝、膽經。
推薦用量：內服：煎湯，15 ～ 30 克；大劑量 60 ～ 90 克。
外用：適量，燒煙吸入。

營養功效

1.玉米鬚能促進膽汁代謝，降低其黏度，減少膽色素含量，適用於無併發症的慢性膽囊炎、膽汁排出障礙的膽管炎患者。
2.中醫認為，玉米鬚甘平，能利水消腫、泄熱，平肝利膽，還能抗過敏，對腎炎水腫、肝炎、高血壓、糖尿病、乳腺炎等有一定的輔助治療作用。

對高血壓的益處

促進鈉排出，控制血壓。玉米鬚有利尿作用，增加氧化物排出量，可促進身體內鈉的排出，減少細胞外液和血容量，有助於控制血壓。

對預防併發症的益處

玉米鬚的作用不僅對腎病患者有利尿、消腫的作用，還能減少或消除尿蛋白、改善腎功能，輔助治療腎炎引起的高血壓。

服用禁忌

玉米鬚性平和，無明顯禁忌。

降壓常備菜食譜

Ⓖ綠色食物 Ⓡ紅色食物 Ⓨ黃色食物 Ⓦ白色食物 Ⓑ黑色食物

玉米鬚排骨湯 Ⓡ

食材：玉米鬚 50 克，豬排骨 200 克。

調味料：蔥段、薑片各 5 克，鹽 3 克。

做法：

1. 玉米鬚去雜質，洗淨；排骨清洗乾淨，在水中浸 10 分鐘左右，去血水，剁成小塊備用。
2. 排骨放入砂鍋內，倒入適量清水，放入蔥段和薑片，大火燒沸，撇去血沫，放入玉米鬚，轉小火煲 2 小時左右，煲熟後去掉蔥段和薑片，加入鹽調味即可。

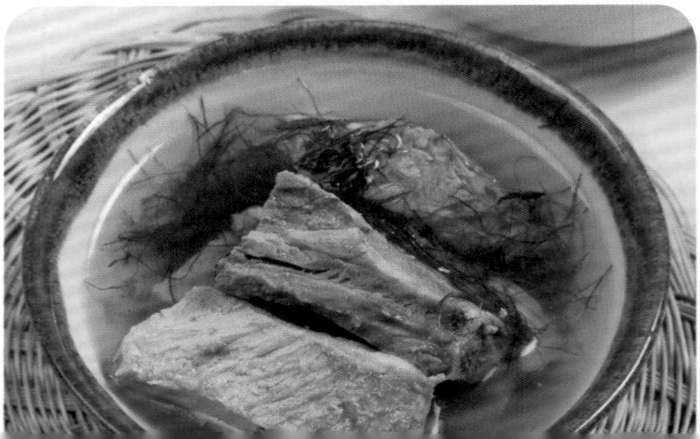

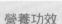

中藥類

PART3

4週降壓飲食，全方位改善高血壓

Healthy Recipes

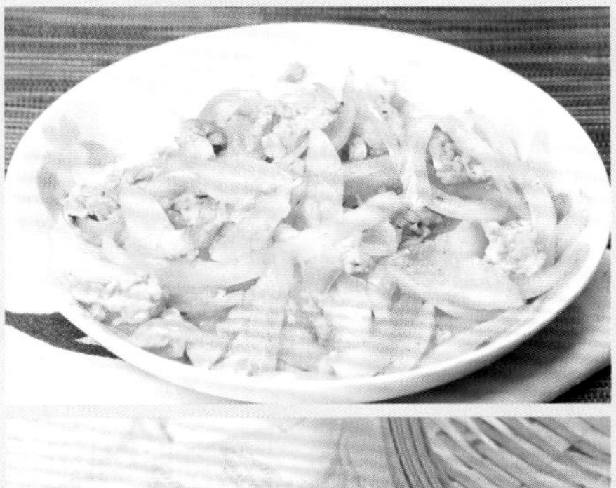

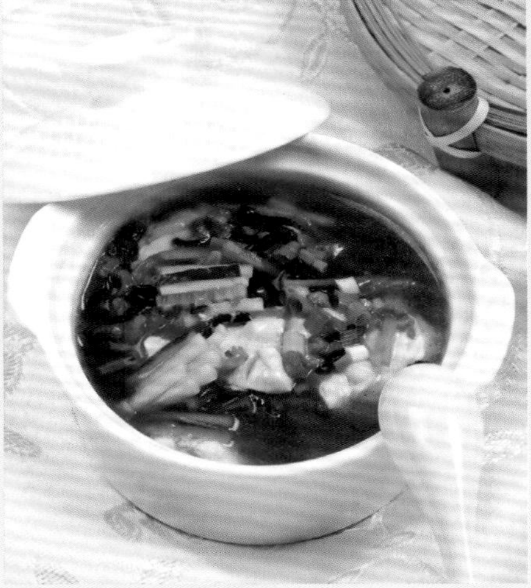

4週28天，
高血壓患者可經由低卡、低脂、低鹽、
低糖、高膳食纖維的平衡膳食，
循序漸進地調理身體，平穩降低血壓，
享受健康幸福的人生。

超有效！4週快速降壓飲食法

第1週 低熱量，維持理想體重

飲食低熱量，有助病情穩定

低熱量飲食，能夠有效地幫助體重控制不佳的高血壓患者進行減重，達到平穩血壓和減少其他相關疾病的作用。所謂的低熱量飲食就是要限制高脂肪、高糖類的食物，適量多吃些蔬菜和水果等低熱量食物。

維持理想體重，低熱量飲食不能少

低熱量飲食通常會讓攝取的熱量少於消耗的熱量，即入不敷出，因為不夠消耗，所以體內的脂肪就會被「調動」來提供熱量，體重因而減輕。高血壓和肥胖是一對「好兄弟」，高血壓患者中50%的人都過胖，體重過胖者之中又將近一半的人都是高血壓患者。曾有臨床觀察顯示，體重每減少1公斤，血壓可下降約1毫米汞柱。

低熱量飲食法必須長期地持之以恆，一旦鬆懈就很容易使得減輕的體重又恢復到原來的數字，甚至更胖。此外，還應堅持適當的體力勞動（做家事、勤走路等）和運動（散步、快走、游泳等），更有助於達到較好的減肥效果。

國人膳食熱量推薦攝取量

（單位：千克/日）

年齡／歲	勞動強度	年齡／歲	勞動強度
18～49	輕體力活動	2400	2100
	中體力活動	2700	2300
	重體力活動	3200	2700
孕婦			+200
母乳			+500
50～59	輕體力活動	2300	1900
	中體力活動	2600	2000
60～69		1900	1800
70～79		1900	1700
80以上		1900	1700

第2週 均衡膳食，營養不過剩也不欠缺

許多高血壓患者都比較肥胖，少數患者因為堅信醫生「清淡飲食、注意減肥」的叮囑，所以成為素食主義者。其實，這不僅對穩定病情無益，而且對健康也不利，健康飲食關鍵在於平衡攝取各類營養素，而非僅吃特定食物。

均衡膳食不是指吃價格昂貴或精緻的食物，也不是指吃得越多或越少就越好，當然更不是僅吃素或多吃肉類這些特定的飲食法。所謂的均衡，就是將一定量的不同食物搭配食用，使得膳食所中提供的營養素和人體所需的營養保持平衡。

即使是體重超重的肥胖型高血壓患者，膳食中也應該包括一定量的動物性食物，因為雞蛋、牛肉、羊肉等動物蛋白所含的胺基酸與人體的需求相符，這些是植物蛋白無法替代的營養成分。

高血壓患者更應該建立起正確的膳食觀念，在限鹽的前提下達到均衡膳食，每天都應該攝取一定量的穀物、水果、蔬菜和動物蛋白等，建議可以根據「國人均衡膳食寶塔」來規劃每日三餐。

每日飲食指南

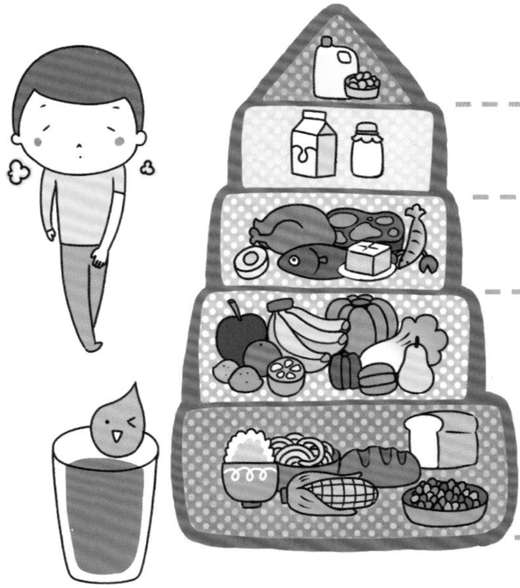

油脂與堅果類
油脂3-7茶匙及堅果種子類1份

低脂乳品類
1.5～2杯（一杯240毫升）

豆魚肉蛋類
3～8份

蔬菜和水果類
蔬菜3～5碟及水果2～4份

全穀根莖類
1.5～4碗

身體活動：每天至少30分鐘。飲水：每天至少喝1200克的水。資料來源／衛生福利部國民健康署

第3週 膳食纖維多一些，血壓更穩定

膳食纖維雖好，攝取量應適宜

膳食纖維具有吸附鈉的作用，可以使體內多餘的鈉隨糞便排出體外，讓體內的鈉含量降低，進而輔助降血壓。此外，膳食纖維能寬腸通便，預防便祕，進而防止便祕所引發的血壓升高。

膳食纖維分為可溶性膳食纖維和不溶性膳食纖維兩大類。食物中常見的可溶性膳食纖維來源於水果的果膠、海藻的藻膠、豆類的豆膠等；常見的不溶性膳食纖維來源自穀類的外皮以及植物的葉和莖。

高血壓患者，每日所攝取的膳食纖維不可低於35克。但是膳食纖維的攝取也並非越多越好，因為過量的膳食纖維，也會影響到鈣、鐵、鋅和一些維生素的吸收。

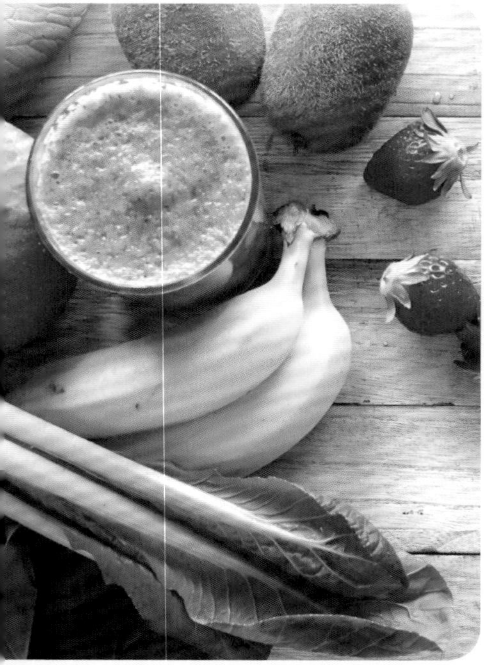

第4週 限制脂肪、膽固醇攝取量，預防併發症

低脂、低膽固醇飲食，預防多種併發症

世界衛生組織建議高血壓患者必須限制含動物脂肪及膽固醇食物的攝取量。因為動物油脂、腦髓、肥肉、內臟、蛋黃等食物中脂肪及膽固醇的含量較高，攝取後會明顯升高血脂，使脂質沉積於動脈血管壁內，進而加速動脈粥狀硬化的發展，使血管彈性減弱，再次升高血壓。所以高血壓患者必須嚴格限制脂肪和膽固醇的攝取量。

富含不飽和脂肪酸的甲魚、深海魚等這類食物，高血壓患者可適量食用，能夠在一定程度上達到降血脂和降膽固醇的作用。

遠離脂肪性食物，偏食不健康

長期素食，一味地遠離脂肪食物，將會導致低膽固醇血症，反而會增加心血管疾病的發病率，例如腦中風。高血壓患者的每日脂肪的攝取量應控制在40～50克。

此外，含膽固醇的食物還是要適當攝取，因為膽固醇是人體細胞膜不可缺少的物質，維持細胞膜的正常結構、神經的傳導及抗癌等都需要膽固醇，高血壓患者的每日膽固醇攝取量則要少於300毫克。

不同熱量降壓食譜推薦，讓均衡營養變簡單

1400～1500大卡4週降壓菜單

※計算個人每日所需熱量，請參考本書第24頁

第1週 低熱量，維持理想體重

	早餐	午餐	晚餐
一 Mon	麻醬花捲（麵粉50克、麻醬5克），涼拌豆腐（豆腐100克、香油2克），番茄100克	白米飯（白米50克），清炒綠豆芽（綠豆芽200克、植物油4克），苦瓜燴雞片（苦瓜200克、雞肉100克、植物油4克）	紫米粥（紫米25克、白米25克），扒茄條（茄子100克、植物油4克），蔬菜沙拉（生菜100克、胡蘿蔔50克、黃瓜50克）
二 Tue	豆漿250克，發糕（麵粉35克、玉米麵粉15克），涼拌海帶絲（海帶結100克、香油2克）	紅豆米飯（白米80克、紅豆20克），燜鯧魚（鯧魚200克、植物油2克），茄汁花椰菜（番茄50克、花椰菜250克、植物油4克）	饅頭（麵粉75克），腐竹拌黃瓜（腐竹20克、黃瓜200克、香油3克），木耳炒洋蔥（洋蔥100克、木耳10克、瘦肉50克、植物油3克）
三 Wed	牛奶240克，白煮蛋1顆，香菇肉絲麵（乾麵條50克、瘦肉50克、鮮香菇2朵、香油3克），豆腐絲拌芹菜（芹菜100克、豆腐絲25克、香油3克）	饅頭50克（熟重），青江菜草菇湯（青江菜75克、草菇75克、香油3克），豆芽炒韭菜（韭菜150克、綠豆芽50克、植物油3克）	玉米飯（白米35克、玉米粒15克），魚絲炒青椒（青椒100克、草魚肉80克、植物油3克），豆腐燒蝦（豆腐50克、蝦肉50克、植物油3克），黃瓜50克

	早　餐	午　餐	晚　餐
四 Thu	餅乾35克，鹽水蝦（草蝦80克），牛奶240克	米飯（白米50克），涼拌綠豆芽（綠豆芽200克、香油4克），雞片炒萵苣筍（萵苣筍 200克、雞胸肉100克、植物油3克）	紫米粥（紫米 25克、白米25克），醬燒茄子（茄子100克、植物油4克），蔬菜沙拉（花椰菜 50克、番茄50克、白菜葉50克）
五 Fri	玉米發糕（麵粉30克、玉米麵粉 10克），紫菜黃瓜湯（黃瓜100克、紫菜3克、香油3克）	燕麥飯（白米50克、燕麥片25克），牛肉炒韭菜（韭菜100克、瘦牛肉75克、植物油3克），香菇白菜（香菇50克、大白菜150克、植物油3克）	綠豆米飯（白米 45克、綠豆15克），香菜拌豆腐（豆腐100克、香菜5克、香油3克），番茄炒白花椰菜（白花椰菜100克、番茄50克、植物油3克）
六 Set	花捲100克（熟重），紫米粥（紫米25克），熗黃瓜（黃瓜200克、豆干60克、香油 3克）	米飯200克（熟重），草魚燉豆腐（草魚塊150克、豆腐100克、植物油3克），麻醬拌茄子（紫色長茄子 150克、芝麻醬3克）	麵疙瘩湯（麵疙瘩 80克、鮮貝30克、香油3克），蝦米拌苦瓜（苦瓜200克、蝦米20克、香油3克）
日 Sun	花捲 75克，豆漿250克，黃瓜炒雞蛋（黃瓜100克、雞蛋1顆、植物油3克）	玉米麵餅（玉米麵粉100克、黃豆麵粉10克），菠菜汆丸子（菠菜150克、豬瘦肉50克、香油3克），番茄100克	餡餅（麵粉50克、韭菜100克），銀耳鴨湯（銀耳10克、鴨肉25克、香油3克）

1400～1500大卡4週降壓菜單

第2週 均衡飲食，營養不過剩不欠缺

	早餐	午餐	晚餐
一 Mon	豆漿400克，麻醬燒餅100克（熟重），番茄50克	雙米飯（白米50克、小米35克），菠菜雞肉丸湯（菠菜150克、熟雞肉丸50克、植物油2克），清炒茄子（茄子150克、植物油3克）點心：蘋果100克	饅頭35克（熟重），紅豆粥（白米15克、紅豆10克），胡蘿蔔燒花椰菜（花椰菜100克、胡蘿蔔20克、植物油5克），海帶拌豆腐絲（海帶50克、豆腐絲75克、香油2克），燒蘑菇（鮮蘑菇150克、瓠瓜50克、植物油5克） 點心：蘇打餅乾25克
二 Tue	花捲50克（熟重），豆漿300克，涼拌黃瓜（黃瓜100克，香油2克）	米飯75克（熟重），韭菜炒蝦仁（韭菜100克、鮮蝦仁50克，植物油9克），香菇炒大白菜（香菇30克，大白菜100克）	饅頭75克（熟重），肉絲炒茼蒿（茼蒿150克、豬瘦肉50克、植物油9克），番茄1個（150克）
三 Wed	花捲（麵粉50克），鮮奶250克，青椒拌豆腐絲（青椒50克、豆腐絲25克、香油3克）	米飯（白米50克），瓠瓜炒肉（瓠瓜100克、豬瘦肉50克、植物油2克），香菇菜心（香菇15克、青江菜心150克、植物油2克），紫菜蝦米湯（蝦米5克、紫菜2克、番茄25克、香油2克）	發麵餅（麵粉50克），肉末雪裡紅豆腐（牛瘦肉25克、雪裡紅50克、豆腐50克、植物油4克），蒜蓉冬瓜（冬瓜150克、香油2克）

	早餐	午餐	晚餐
四 Thu	燒餅（麵粉50克），豆漿250克，涼拌白菜心（大白菜心100克、植物油2克）	蔥花捲（麵粉75克），菠菜丸子湯（豬瘦肉50克、菠菜150克、植物油3克），涼拌豆芽（綠豆芽100克、香油2克），黃瓜炒雞蛋（黃瓜50克、雞蛋1顆、植物油3克）	米飯（白米50克），萵苣筍炒豆干(萵苣筍150克、豆干50克、植物油2克），蒜泥海帶(海帶絲50克、香油2克)，冬瓜湯(冬瓜75克、紫菜2克、植物油2克) 睡前點心：牛奶240克
五 Fri	小饅頭（麵粉50克），牛奶250克，涼拌菠菜（菠菜100克、香油2克）	米飯（白米50克），清炒白菜（白菜200克、植物油3克），黃瓜湯（黃瓜50克、紫菜2克、香油2克）	米飯（白米70克），青椒炒牛肉（青椒150克、牛瘦肉50克、植物油3克），豆腐拌芹菜絲（芹菜100克、豆腐25克、香油2克）
六 Set	包子（麵粉50克、雞蛋1顆、茴香50克、植物油2克），豆花200克	米飯（白米75克），魚燒豆腐（帶骨鯧魚40克、豆腐50克、植物油5克），韭菜炒豆芽（韭菜150克、綠豆芽200克、植物油3克）	玉米發糕（玉米麵粉12克、麵粉13克），番茄麵（乾麵條25克、番茄50克、香油2克），胡蘿蔔燒花椰菜（花椰菜150克、胡蘿蔔20克、植物油4克），蝦米炒白菜（白菜100克、蝦米5克、植物油4克）
日 Sun	花捲75克（熟重），牛奶240克，芥藍（芥藍100克、植物油2克）	米飯（白米75克），炒莧菜（莧菜200克、植物油2克），蔥燒海參（海參200克、植物油5克），蘿蔔絲蝦米湯（白蘿蔔100克、蝦米5克、香油2克）	饅頭75克（熟重），紅燒雞塊（雞肉25克、胡蘿蔔25克、植物油3克），香菇燒絲瓜（絲瓜150克、乾香菇5克、植物油3克），白菜豆腐湯（大白菜150克、豆腐25克、植物油3克）

1400~1500大卡4週降壓菜單

第3週 膳食纖維多一些，血壓更穩定

	早餐	午餐	晚餐
一 Mon	全麥麵包75克，鮮奶240克，滷蛋1顆（帶殼60克），生番茄100克	水餃（麵粉75克、肉末50克、芹菜100克、香油3克），香干燒白菜（大白菜150克、五香豆干75克、植物油4克），胡蘿蔔燒白菜（白菜100克、胡蘿蔔20克、植物油4克）	饅頭35克，麵片湯（麵粉25克、菠菜30克、香油2克），涼拌白蘿蔔絲（白蘿蔔100克、香油3克），木耳炒萵苣筍（萵苣筍150克、乾木耳10克、植物油4克），鹽水蝦（帶殼草蝦80克）
二 Tue	饅頭片75克，豆漿400克，拌豆芽（綠豆芽100克、香油2克） 點心：奇異果100克	炒飯（白米飯125克、黃瓜50克、胡蘿蔔50克、植物油3克），香菇燒芹菜（芹菜200克、鮮香菇30克、植物油3克），蝦米冬瓜湯（冬瓜100克、蝦米3克、香油3克）	肉包（麵粉75克、肉末50克），清炒瓠瓜（瓠瓜150克、植物油3克），涼拌海帶絲（海帶100克、香油3克），豆腐番茄湯（番茄100克、豆腐50克、香油3克）
三 Wed	饅頭45克（熟重），燕麥牛奶粥（牛奶250克、燕麥片25克），生黃瓜100克	蕎麥麵（生蕎麥麵條105克），菠菜湯（菠菜150克、植物油5克），豆干炒洋蔥（洋蔥100克、豆干75克、植物油5克） 點心：香蕉100克	花捲（麵粉50克），白米粥（白米30克），炒三絲（肉絲50克、蒟蒻100克、青椒20克、胡蘿蔔20克、植物油5克），木耳炒菠菜（菠菜150克、乾木耳10克、植物油5克）

	早餐	午餐	晚餐
四 Thu	窩窩頭75克（熟重），豆漿400克，蔥拌豆腐（香蔥50克、板豆腐100克、香油2克），水煮蛋1顆（約60克）	薏仁粥（白米15克、薏仁10克），蝦肉包子（麵粉75克、草蝦40克、韭菜30克，香油3克），肉末芹菜（芹菜末100克、瘦肉末25克、植物油4克）炒茄子（茄子克、植物油4克）	米飯（白米50克），海帶燉排骨（海帶100克、排骨50克、植物油3克），燜扁豆（扁豆150克、植物油3克），涼拌白蘿蔔絲（白蘿蔔100克、香油2克）
五 Fri	全麥麵包75克（熟重），牛奶240克，酸辣海帶絲（海帶100克、香油2克），番茄100克	烙餅80克，湯麵（乾麵條30克、小青江菜50克、香油2克），豆腐燒白菜（小白菜100克、瘦肉末50克、豆腐50克、植物油4克），蘑菇燒冬瓜（鮮蘑菇20克、冬瓜150克、植物油4克）	燒餅105克，玉米粥（玉米麵粉30克），洋蔥燒肉（牛瘦肉50克、洋蔥50克、植物油4克），香菇芹菜（乾香菇5克、芹菜150克、植物油4克）
六 Set	豆漿250克，糙米飯（白米35克、糙米10克），涼拌紫甘藍（紫甘藍50克、香油3克）	米飯（白米100克），炒三丁（青椒100克、茭白100克、雞肉50克、植物油3克），青江菜豆腐湯（青江菜50克、豆腐50克、香油3克） 點心：奇異果200克	燕麥飯（白米40克、燕麥片35克），竹筍肉絲（竹筍100克、豬瘦肉50克、植物油3克），雞蛋絲瓜湯（絲瓜50克、蛋白40克、植物油3克）
日 Sun	全麥麵包（全麥粉50克），鮮奶250克，蒜泥茄子（茄子50克、香油3克）	蕎麥米飯（白米75克、蕎麥米25克），蒜薹炒肉（蒜薹50克、雞胸肉50克、植物油3克），魚丸冬瓜湯（魚肉80克、冬瓜200克、植物油3克） 點心：橘子100克	米飯（白米75克），炒瓠瓜（瓠瓜100克、豬瘦肉50克、植物油3克），蘑菇湯（鮮蘑菇50克、香油3克）

1400~1500大卡4週降壓菜單

第4週 限制脂肪、膽固醇攝取量，預防併發症

	早餐	午餐	晚餐
一 Mon	蔥花捲（麵粉55克），脱脂優酪乳200克，涼拌菠菜（菠菜100克、香油3克）	饅頭（麵粉90克），芹菜百合（芹菜100克、百合10克、香油3克），蘿蔔燉牛肉（白蘿蔔150克、牛瘦肉50克，植物油3克） 點心：杏仁100克	米飯（白米75克），海帶拌豆干絲（海帶100克、豆干絲100克、植物油3克），炒茴香（茴香100克、植物油3克） 點心：草莓100克
二 Tue	發麵餅（麵粉50克），豆漿250克，番茄100克	米飯（白米100克），青椒炒蝦仁（青椒100克、蝦仁50克、植物油3克），蘑菇豆腐湯（鮮蘑菇、豆腐各50克，植物油3克） 點心：桃子100克	紅豆米飯（白米50克、紅豆25克），紅燒鯽魚（鯽魚130克、植物油3克），蝦米冬瓜湯（冬瓜50克、蝦米10克、植物油3克） 點心：梨子100克
三 Wed	花捲(麵粉50克)，牛奶240克，涼拌芹菜（芹菜50克、香油2克），鹽水草蝦（草蝦80克）	涼麵（麵條100克），雞蛋炒菠菜（菠菜100克、雞蛋1顆、植物油3克），魚丸黃瓜湯（魚肉50克、黃瓜200克、植物油3克） 點心：柳丁100克	米飯（白米75克），空心菜炒肉（空心菜100克、豬瘦肉25克、植物油3克），涼拌豆芽（綠豆芽50克、香油2克） 點心：李子100克

	早餐	午餐	晚餐
四 Thu	麵包（麵粉 50克），無糖脫脂優酪乳200克，蒜拌萵苣筍（萵苣筍 50克、香油 2克），熟醬牛肉35克	窩窩頭（玉米麵粉 50克、麵粉40克），香菇白菜（鮮香菇50克、大白菜100克、植物油 3克），清蒸鮕魚（鮕魚80克、香油3克） 點心：草莓100克	米飯（白米75克），燉鴨肉海帶（海帶100克、鴨肉 50克、植物油 3克），炒小白菜（小白菜100克、植物油2克） 點心：西瓜100克
五 Fri	蔥花捲100克（熟重），雙米粥（白米10克、小米15克），芹菜（芹菜200克、香油3克），水煮蛋1顆	白飯150克，草魚燉豆腐（草魚塊 150克、豆腐100克、植物油 5克），草菇扒菜心（草菇50克、青江菜心150克、植物油4克） 點心：草莓100克	麵片湯（麵片100克、蝦80克、蛋白80克、植物油 5克），涼拌菠菜（嫩菠菜 200克、香油3克）
六 Set	饅頭75克，豆漿300克，炒韭菜（韭菜 150克、植物油3克）	米飯125克，蝦仁炒青江菜（草蝦 80克、青江菜200克，植物油5克）	米糕100克，肉絲炒芹萊（瘦肉 50克、芹菜150克、植物油5克），拍黃瓜（黃瓜150克、香油2克）
日 Sun	饅頭100克（熟重），牛奶250克，黃瓜150克，水煮蛋1顆	蔥花捲150克（熟重），炒三絲（雞胸肉25克、蒟蒻100克、甜椒20克、），胡蘿蔔20克、植物油5克），豆腐青江菜湯（青江菜200克、豆腐100克、香油5克）	玉米發糕（玉米麵粉40克、麵粉35克），肉末海帶（瘦肉25克、海帶100克、植物油5克），炒小白菜（小白菜150克、植物油5克）

不同熱量降壓食譜推薦，讓均衡營養變簡單

1600～1700大卡4週降壓菜單

※計算個人每日所需熱量，請參考本書第24頁

第1週 低熱量，維持理想體重

	早餐	午餐	晚餐
一 Mon	豆漿250克，花捲（麵粉25克），炒蒜薹（蒜薹50克、植物油3克），滷豆干25克	燒餅（麵粉100克），鱔魚絲瓜湯（鱔魚100克、絲瓜150克、植物油4克），蝦皮炒韭菜（蝦皮10克、韭菜50克、植物油3克） 點心：梨子100克	米飯（白米100克），蘿蔔燒肉（白蘿蔔100克、豬瘦肉50克、植物油4克），炒豇豆（豇豆150克、植物油3克） 點心：牛奶100克
二 Tue	牛奶250克，無糖蛋糕（麵粉25克），菠菜炒雞蛋（菠菜100克、雞蛋1個、植物油4克），鹽水花生（花生米25克）	紅豆米飯（白米60克、紅豆40克），豆干炒瓠瓜（瓠瓜150克、豆干75克、木耳3克、植物油4克），瓜片湯（黃瓜150克、瘦肉末50克、香油4克）	饅頭（麵粉100克），酸菜魚（酸菜100克、烏魚75克、植物油4克），炒空心菜（空心菜100克、植物油4克） 點心：桃子100克
三 Wed	豆漿200克，包子（麵粉75克、瘦肉50克、茴香100克、香油3克） 點心：葡萄100克	蕎麥米飯（白米75克、蕎麥25克），紅燒鯉魚（鯉魚100克、植物油4克），炒茼蒿（茼蒿100克）	花捲（麵粉75克），番茄豆腐湯（番茄100克、豆腐50克、香油3克），燒茄子（茄子200克、青椒50克、瘦肉25克、植物油5克）

	早　餐	午　餐	晚　餐
四 Thu	奶香麥片粥（牛奶240克、燕麥片25克），饅頭35克（熟重），茶葉蛋1顆 點心：番茄100克	米飯260克（熟重），茭白燒肉（茭白100克、雞肉50克、植物油5克），白菜炒木耳（大白菜150克、乾木耳10克、植物油5克）	窩窩頭75克（熟重），二米粥（白米40克、小米10克），豬肉炒芥藍（芥藍200克、瘦肉50克、植物油5克），干絲拌黃瓜（黃瓜100克、干絲25克、植物油5克）
五 Fri	豆漿200克，蒸餃（麵粉75克、蛋白1顆、韭菜150、香油3克） 點心：奇異果100克	綠豆米飯（白米75克、綠豆25克），香菇燒肉（瘦肉50克、鮮香菇25克、胡蘿蔔25克、植物油4克），炒莧菜（莧菜300克、植物油3克）	發麵餅（麵粉100克），豆干炒白菜（白菜100克、豆干50克、植物油4克），草菇燒青江菜（草菇50克、青江菜200克、植物油4克）
六 Set	無糖優格25克，麵包100克（熟重），番茄150克 點心：橘子100克	米飯（白米100克），拌扁豆（扁豆150克、香油3克），炒萵苣筍（萵苣筍150克、豆干75克、木耳10克、植物油4克） 點心：香蕉1根(約100克)	饅頭（麵粉75克），黃瓜拌海蜇（黃瓜150克、海蜇皮100克、香油4克），青江菜燒肉（青江菜100克、瘦肉50克、鮮香菇50克、植物油4克）
日 Sun	牛奶240克，發麵餅（麵粉75克），黃瓜拌豆干（黃瓜150克、豆干100克、香油3克	糙米飯（白米75克、糙米25），鯽魚湯（鯽魚100克、植物油4克），燒南瓜（南瓜250克、植物油4克）	涼麵（麵條75克），洋蔥燒肉（洋蔥150克、瘦肉50克、植物油4克），涼拌菠菜（菠菜200克、香油3克）

1600～1700大卡4週降壓菜單

第2週 均衡飲食，營養不過剩也不欠缺

	早餐	午餐	晚餐
一 Mon	奶香麥片粥（牛奶250克、燕麥片25克），窩窩頭35克（熟重），水煮蛋1顆（約60克） 點心：番茄100克	米飯260克（熟重），青椒炒雞丁（青椒100克、雞胸肉50克、植物油5克），木耳白菜湯（大白菜150克、乾木耳10克、植物油5克）	花捲75克（熟重），蕎麥粥（白米40克、蕎麥10克），韭菜炒肉（韭菜200克、瘦肉50克、植物油5克），萵苣筍炒豆干（萵苣筍100克、豆干75克、植物油5克）
二 Tue	湯麵（乾麵條50克、青江菜100克、香油3克），涼拌黃瓜（黃瓜50克、豆乾35克、香油3克）	包子（麵粉100克、豬肉50克、香油3克），紫米粥（紫米25克），炒三丁（黃瓜50克、萵苣筍50克、胡蘿蔔25克、植物油4克）	米飯260克（熟重），洋蔥炒牛肉（洋蔥150克、牛瘦肉50克、植物油4克），蝦米冬瓜湯（蝦米5克、冬瓜100克、香油3克），滷豆干50克
三 Wed	牛奶250克，饅頭75克（熟重），玉米200克，涼拌苦瓜（苦瓜100克、香油4克）	發麵餅105克（熟重），玉米麵粉粥（玉米麵粉25克），茭白燒肉（茭白150克、豬瘦肉50克、植物油4克），涼拌海帶（海帶100克、大白菜心150克、香油3克）	米飯130克（熟重），花捲75克（熟重），小白菜蛋花湯（小白菜150克、豆腐50克、雞蛋1個、植物油4克），紅燒花椰菜（花椰菜70克、番茄150克、乾木耳10克、植物油4克）

	早　餐	午　餐	晚　餐
四 Thu	豆漿400克，全麥麵包110克（熟重），涼拌甘藍（紫甘藍100克、番茄50克、香油3克）	米飯260克（熟重），白蘿蔔燒雞肉（白蘿蔔100克、雞胸肉50克、植物油4克），瓜片湯（黃瓜50克、鮮貝40克、香油3克）	小米粥（小米50克），包子（麵粉 50克、牛瘦肉25克、香油3克），芹菜（芹菜100克、乾腐竹20克、香油3克），木耳燒白菜（大白菜150克、乾木耳10克、植物油4克）
五 Fri	牛奶250克，花捲75克（熟重），蘑菇青江菜（青江菜150克、蘑菇50克、植物油3克），柚子200克（帶皮）	發麵餅105克（熟重），菠菜200克、香油3克），酸辣海帶（海帶100克、植物油4克）	米飯260克（熟重），黃瓜炒雞蛋（黃瓜50克、雞蛋1顆、胡蘿蔔25克、植物油4克），小白菜湯（小白菜 100克、蝦米5克、豆腐50克、香油3克）
六 Set	豆漿400克，蘇打餅乾75克（熟重），涼拌青椒絲（青椒150克、香油3克）	烙餅160克（熟重），韭菜炒蝦（韭菜100克、草蝦40克、植物油3克），青江菜豆腐湯（青江菜150克、嫩豆腐100克、植物油3克） 點心：葡萄100克	小米粥（小米25克），包子（麵粉 75克、牛瘦肉50克、胡蘿蔔20克、香油3克），黃瓜拌蒟蒻（蒟蒻100克、黃瓜20克、香油3克）
日 Sun	牛奶250克，蒸蛋羹（雞蛋1顆），饅頭片75克（熟重），炒瓠瓜（瓠瓜150克、植物油3克）	米飯260克（熟重），鯽魚豆腐湯（鯽魚80克、板豆腐50克、植物油4克），清炒芥藍（芥藍150克、香油3克）	餃子（麵粉100克、瘦肉80克、香 3克），蒜香空心菜（空心菜 200克、植物油3克）

1600～1700大卡4週降壓菜單

第3週 膳食纖維多一些，血壓更穩定

	早餐	午餐	晚餐
一 Mon	饅頭75克（熟重），燕麥粥（燕麥片25克），炒茼蒿（茼蒿250克、植物油3克），牛奶250克	米飯260克（熟重），青椒燒蝦仁（青椒100克、胡蘿蔔20克、青蝦80克、植物油3克），莧菜豆腐湯（莧菜100克、豆腐100克、蝦米5克、植物油3克）	玉米發糕75克（熟重），白米粥（白米25克），香菇燒肉（鮮香菇200克、瘦肉50克、植物油3克），涼拌蒟蒻（蒟蒻100克、甜椒25克、胡蘿蔔20克、植物油3克）
二 Tue	全麥麵包75克（熟重），豆漿400克，菠菜炒雞蛋（菠菜200克、雞蛋1顆、植物油3克）	蕎麥米飯（白米50克、蕎麥25克），炒韭菜（韭菜100克、蛤蠣80克、植物油4克），黃瓜湯（黃瓜100克、蝦米5克、植物油3克）	花捲35克（熟重），餛飩（麵粉50克、肉末25克、香油3克），豆腐燒肉（豆腐100克、豬瘦肉25克、植物油4克），涼拌海帶（海帶100克、豆芽200克、香油3克）
三 Wed	窩窩頭75克（熟重），牛奶燕麥片粥（牛奶250克、燕麥片25克），涼拌萵苣筍（萵苣筍150克、豆干75克、香油4克）	紫米飯（白米50克、紫米25克），番茄燒茄子（茄子150克、番茄50克、植物油5克），排骨冬瓜湯（冬瓜100克、排骨50克、乾香菇5克、植物油4克） 點心：蘋果100克	燒餅75克（熟重），玉米粥（玉米25克），熗蘿蔔絲（白蘿蔔100克、胡蘿蔔絲20克、香油4克），白菜燒蘑菇（大白菜150克、蘑菇20克、植物油5克），鹽水蝦（草蝦80克）

	早　餐	午　餐	晚　餐
四 Thu	豆漿250克，饅頭（麵粉50克），紅燒絲瓜（絲瓜50克、香油3克），清蒸鯽魚（鯽魚80克）	米飯（白米100克），冬筍豬肉（冬筍200克、豬瘦肉 50克、植物油3克），豆腐白菜湯（白菜150克、豆腐50克、香油3克） 點心：梨子100克	花捲（麵粉75克），炒三絲（白蘿蔔200克、竹筍50克、雞胸肉50克、植物油3克），紫菜蝦米湯（紫菜5克、蝦米10克、香油3克） 點心：橘子100克（帶皮）
五 Fri	蔥花捲75克（熟重），牛奶240克，蝦米拌菠菜（菠菜100克、蝦米5克、香油4克）	熱湯麵（生麵條105克、肉末25克、青江菜100克、蛋白 80克、香4克），肉炒茴香（茴香100克、瘦肉25克、植物油4克）	饅頭75克（熟重），雙米粥（白米、小米共25克），紅燒雞翅（雞翅70克、乾香菇5克、植物油4克），冬瓜燒海帶（冬瓜200克、海帶絲 100克、植物油4克），滷豆干75克
六 Set	牛奶240克，米飯（白米50克），蝦仁拌生菜（生菜100克、草蝦80克、香油3克）	涼麵（麵條100克），肉燒鮮蘑菇（豬瘦肉50克、鮮蘑菇100克、植物油3克），酸辣海帶（海帶100克、植物油3克） 點心：蘋果100克	米飯（白米75克），燉鯉魚（鯉魚100克、植物油 3克），番茄燒茄子（番茄、茄子各150克，香油3克），滷豆干25克
日 Sun	無糖優格200克，饅頭（麵粉50克），涼拌菜（紫甘藍、黃瓜各 25克、香油2克），鹽水蝦（草蝦80克）	饅頭（麵粉100克），西芹百合（西芹100克、百合10克、香油3克），白花椰菜燒牛肉（白花椰菜200克、牛肉50克、植物油4克） 點心：西瓜100克	米飯（白米75克），苦瓜炒雞肉（苦瓜100克、雞肉100克、植物油3克），炒胡蘿蔔絲（胡蘿蔔150克、植物油3克） 點心：奇異果100克

1600~1700大卡4週降壓菜單

第4週 限制脂肪、膽固醇攝取量，預防併發症

	早餐	午餐	晚餐
一 Mon	脫脂牛奶250克，蘇打餅乾75克，玉米200克，滷豆干50克，酸辣黃瓜（黃瓜100克、植物油3克）	玉米粥（玉米麵粉50克），包子（麵粉50克、瘦肉25克、香油3克），涼拌蒟蒻（蒟蒻100克、青椒50克、香油3克），拌豇豆（豇豆150克、植物油4克）	米飯200克（熟重），蒸芋頭50克，燉茄子（茄子100克、番茄100克、植物油4克），冬瓜鮮蝦湯（冬瓜100克、草蝦80克、香油3克） 點心：桃子200克
二 Tue	豆漿200克，米飯（白米75克），水煮蛋1顆，銀耳拌黃瓜（黑木耳1克、銀耳15克、黃瓜100克、香油3克）	饅頭（麵粉100克），冬瓜蟹肉湯（冬瓜150克、蟹肉100克、香油3克），炒蒜薹（蒜薹150克、植物油3克），滷豆干50克	涼麵（乾麵條100克），青椒燒茄子（茄子100克、青椒50克、瘦肉50克、植物油5克），椒油冬筍絲（冬筍150克、香油3克）
三 Wed	低脂優酪乳125克，玉米發糕75克，冬瓜湯（木耳5克、銀耳10克、冬瓜150克、香油3克），鹽水蝦（草蝦80克），水煮蛋1顆	燕麥飯（白米75克、燕麥片25克），青椒拌豆腐絲（青椒150克、豆腐絲75克、香油5克），手撕白菜（白菜150克、植物油3克）	餛飩（麵粉75克、豬瘦肉50克、芹菜150克、香油4克），雙色蘿蔔絲（白蘿蔔、胡蘿蔔各100克，香油3克） 點心：蘋果200克

	早　餐	午　餐	晚　餐
四 Thu	豆漿200克，包子（麵粉75克、雞胸肉50克、芹菜150克、香油3克） 點心：奇異果200克	碗豆仁米飯（白米75克、碗豆仁25克），燒香菇（豬瘦肉50克、鮮香菇25克、胡蘿蔔25克、植物油4克），魚香青江菜（青江菜 300克、植物油3克）	花捲（麵粉100克），豆干炒韭菜（韭菜100克、豆干25克、植物油4克），草菇燒絲瓜（50克、絲瓜200克、植物油4克）
五 Fri	脫脂牛奶250克，蒸地瓜胡蘿蔔（地瓜、胡蘿蔔各100克），花捲70克（熟重），水煮蛋1個 點心：橘子100克	發麵餅（麵粉100克），鯽魚湯（鯽魚100克、植物油5克），木耳燒白菜（大白菜300克、木耳10克、植物油4克）	米飯（白米100克），海帶拌豆腐絲（海帶100克、豆腐絲50克、植物油5克），蘿蔔絲湯（白蘿蔔200克、蝦米3克、香油4克）
六 Set	豆漿200克，包子（麵粉75克、牛瘦肉25克、芹菜150克、香油4克） 點心：香蕉 150克	紫米飯（白米75克、紫米25克），苦瓜炒蝦仁（鮮蝦仁50克、苦瓜25克、胡蘿蔔25克、植物油4克），南瓜湯（南瓜200克、植物油3克）	饅頭（麵粉100克），燒茄子（茄子100克、青椒150克、植物油 4克），瓠瓜豆腐雞蛋湯（瓠瓜100克、豆腐50克、雞蛋 1顆、香油3克）
日 Sun	脫脂牛奶240克，窩窩頭（麵粉50克、玉米麵粉25克），豆芽炒雞絲（綠豆芽150克、雞胸肉25克、植物油4克） 點心：葡萄200克	花捲（麵粉75克），扁豆燒肉（扁豆150克、瘦豬肉 25克、植物油 4克），燉酸菜（酸菜150克、凍豆腐 100克、植物油6克）	米飯（白米100克），鹽水蝦（草蝦100克），番茄燒茄子（茄子250克、番茄50克、植物油4克）

不同熱量降壓食譜推薦，讓均衡營養變簡單

1800～1900大卡4週降壓菜單

※計算個人每日所需熱量，請參考本書第24頁

第1週 低熱量，維持理想體重

	早餐	午餐	晚餐
一 Mon	花捲50克(熟重)，白米粥25克，涼拌黃瓜(黃瓜100克、香油5克)，水煮雞蛋1顆(約60克) 點心：蘇打餅乾25克	米飯125克，牛肉炒芹菜(芹菜200克、牛瘦肉50克、植物油5克)，番茄湯(番茄200克、植物油5克) 點心：橘子100克	蕎麥肉絲麵(蕎麥麵100克、肉絲50克)，豆干燒青江菜(青江菜100克、豆干50克、木耳少許、香油5克) 點心：新鮮玉米100克
二 Tue	豆漿250克，蔥花捲(麵粉75克)，海帶涼拌黃瓜絲(黃瓜75克、海帶25克、香油5克)	燕麥飯(白米100克、燕麥片25克)，清蒸鴨(鴨肉100克、植物油6克)，素炒空心菜(空心菜200克、植物油6克)，紫菜蝦米湯(紫菜2克、蝦米10克、香油5克)	發麵餅(麵粉100克)，小白菜肉丸湯(小白菜150克、瘦豬肉50克、香油5克)，雞蛋炒絲瓜(絲瓜150克、雞蛋2顆、植物油6克)
三 Wed	牛奶240克，麻醬花捲150克(熟重)，鵪鶉蛋3顆(帶殼約30克) 點心：番茄100克	蔥花餅150克(熟重)，雞肉炒韭菜(韭菜200克、雞胸肉50克、植物油6克)，冬瓜湯(冬瓜150克、香油5克)	米飯260克(熟重)，白蘿蔔燒肉(白蘿蔔100克、豬瘦肉50克、植物油6克)，豆干燒青江菜(青江菜100克、豆干50克、植物油5克)

	早　餐	午　餐	晚　餐
四 Thu	豆漿250克，饅頭（麵粉75克），涼拌芹菜（芹菜50克、香油5克）	米飯（白米150克），馬鈴薯燉牛肉（馬鈴薯100克、牛肉5克、植物油5克），涼拌甘藍（紫甘藍50克、香油5克） 點心：奇異果100克	花捲（麵粉100克），豆干炒韭菜（韭菜100克、豆干75克、植物油5克），冬瓜湯（冬瓜50克、香油5克）
五 Fri	牛奶250克，花捲（麵粉75克），青椒拌豆干（青椒75克、豆干25克、香油7克），水煮蛋1顆（約60克）	雙米飯（白米75克、小米50克），溜肉片苦瓜（豬瘦肉50克、苦瓜100克、植物油7克），番茄燒茄子（茄子100克、番茄50克、植物油7克）	饅頭（麵粉100克），鮮蘑菇燉雞（鮮蘑菇50克、雞100克、植物油7克），素炒萵苣筍（萵苣筍200克、植物油7克）
六 Set	無糖優格200克，發麵餅（麵粉75克），涼拌菠菜（菠菜50克、香油5克）	米飯（白米150克），西芹拌百合（西芹100克、百合10克、香油5克），清蒸白鯧魚（白鯧100克、植物油5克）點心：杏100克	花捲（麵粉125克），冬瓜燉排骨（冬瓜100克、排骨50克、植物油5克），雞蛋炒小白菜（小白菜150克、雞蛋1顆、植物油5克）
日 Sun	牛奶250克，花捲（麵粉75克），熗豆芽（綠豆75克、香油5克）	蔥花餅（麵粉125克），炒茼蒿（茼蒿200克、植物油5克），豆腐燉魚（豆腐50克、鰱魚50克、植物油5克） 點心：橘子100克	米飯（白米100克），蘿蔔燒牛肉（白蘿蔔150克、牛肉100克、植物油5克），炒茄子（茄子150克、植物油5克）

1800~1900大卡4週降壓菜單

第2週 均衡飲食，營養不過剩也不欠缺

	早餐	午餐	晚餐
一 Mon	牛奶250克，燕麥粥（燕麥片25克），玉米發糕105克（熟重） 點心：番茄50克	米飯200克（熟重），蘿蔔牛肉湯（白蘿蔔150克、牛肉50克、植物油5克），炒菠菜（菠菜250克、植物油4克）	花捲（麵粉100克），小米粥（小米25克），炒素丁（黃瓜50克、萵苣筍丁50克、豆干50克、胡蘿蔔20克、植物油6克），冬瓜燒鮮蝦（冬瓜150克、鮮蝦80克、香油5克）
二 Tue	花捲50克（熟重），雞蛋麵（乾麵條50克、雞蛋1顆、小白菜100克、香油4克）	米飯330克（熟重），芹菜肉末（芹菜150克、甜椒100克，牛瘦肉25克、植物油5克），雙色豆腐湯（豆腐50克、鴨血50克、香油4克）	烙餅（麵粉100克），二米粥（白米加小米共25克），鴨肉炒韭菜（韭菜150克、鴨肉50克、植物油4克），香椿拌豆芽（香椿末50克、綠豆芽100克、香油3克） 點心：豆漿400克
三 Wed	牛奶250克，饅頭150克（熟重），拍黃瓜（黃瓜100克、香油4克）	包子（麵粉100克、肉末50克、大白菜100克），紫米粥（黑米25克），木耳大白菜（大白菜250克、乾木耳10克、植物油4克）	米飯200克（熟重），青江菜燒蝦（青江菜200克、草蝦80克、植物油4克），涼拌雙色蘿蔔（白蘿蔔80克、胡蘿蔔20克、植物油4克）

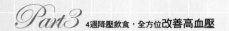

	早　餐	午　餐	晚　餐
四 Thu	麻醬花捲75克（熟重），餛飩（麵粉50克、豬瘦肉25克、香油3克），涼拌苦瓜（苦瓜100克、香油3克）	熱湯麵（麵條175克、小白菜150克、香油3克），紅燒蘿蔔塊（白蘿蔔150克、香油3克）	米飯260克（熟重），燉酸菜（酸菜250克、凍豆腐100克、植物油5克），青椒燒蝦（青椒100克、草蝦40克、植物油3克）
五 Fri	牛奶240克，玉米發糕150克（熟重），涼拌蘿蔔絲（白蘿蔔100克、香油4克），水煮蛋1顆（約60克）	米飯330克（熟重），蒜香茼蒿菜（茼蒿 00克、大蒜20克），香菇燒白菜（大白菜200克、乾香菇5克、植物油4克）	饅頭150克（熟重），玉米粥（玉米麵粉25克），帶骨熟雞肉50克，芹菜燒木耳（芹菜200克、乾木耳10克、植物油4克），涼拌海帶（海帶150、綠豆芽50克、香油4克）
六 Set	豆漿250克，蒸餃（麵粉100克、牛瘦肉50克、香油4克），炒韭菜（韭菜100克、植物油3克）	米飯275克（熟重），冬瓜蛤蠣湯（冬瓜150克、蛤蠣40克、香油3克），蠔油生菜（生菜250克、植物油4克）	烙餅105克（熟重），小米粥（小米25克），蒜香菠菜（菠菜200克、植物油3克），芹菜炒香菇（香菇200克、芹菜80克、植物油3克）
日 Sun	牛奶240克，麵包150克（熟重），黃瓜100克	饅頭105克（熟重），白菜燒帶魚（大白菜200克、帶骨白帶魚180克、植物油5克），青江菜草菇湯（青江菜100克、鮮草菇20克、植物油5克）	米飯330克（熟重），番茄雞蛋湯（番茄150克、雞蛋1顆、植物油5克），清炒A菜（A菜150克、植物油5克）

1800~1900大卡4週降壓菜單

第3週 膳食纖維多一些，血壓更穩定

	早餐	午餐	晚餐
一 Mon	奶香麥片粥（牛奶240克、燕麥片25克），饅頭70克（熟重），涼拌菠菜（菠菜200克、香油4克）	蕎麥飯（白米75克、蕎麥25克），茭白燒肉（茭白150克、豬瘦肉50克、植物油4克），青江菜蝦仁（青江菜100克、鮮蝦仁50克、植物油4克） 點心：蘋果200克	花捲（麵粉100克），番茄湯（番茄150克、香油4克），豆干炒白菜（白菜150克、豆干75克、胡蘿蔔25克、植物油4克）
二 Tue	豆漿200克，包子（麵粉75克、草蝦80克、韭菜200克、香油4克），涼拌菜（黑木耳5克、銀耳5克、生菜50克、紫甘藍50克、香油4克）	綠豆米飯（白米75克、綠豆25克），茼蒿炒肉絲（瘦肉50克、茼蒿150克、香油4克），韭菜炒豆芽（韭菜、綠豆芽各100克，植物油4克）	饅頭（麵粉100克），清蒸鯧魚（鯧魚120克），清炒莧菜（莧菜300克、植物油4克）
三 Wed	牛奶250克，全麥麵包100克（熟重），蔬菜沙拉（洋蔥、生菜、芹菜各50克，沙拉醬3克）	牛肉麵（乾麵條100克、牛肉50克、小白菜150克、香油4克），炒鮮蘑菇（鮮蘑菇200克、香油4克） 點心：桃子100克	紅豆米飯（白米75克、紅豆25克），豇豆燒香菇（豇豆250克、鮮香菇50克、植物油5克），涼拌豆腐（板豆腐100克、肉鬆25克、香油4克）

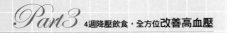

	早 餐	午 餐	晚 餐
四 Thu	豆漿400克，窩窩頭140克（熟重），水煮蛋1顆，拌雙花（白花椰菜50克、綠花椰菜50克、香油3克）	蒸餃（麵粉100克、瘦肉50克），莧菜豆腐湯（莧菜100克、板豆腐150克、蝦米5克、香油3克），涼拌豆芽（綠豆芽100克、胡蘿蔔絲25克、香油3克）	米飯260克（熟重），韭菜炒蝦（韭菜200克、草蝦80克、植物克），黃瓜涼拌白蘿蔔（黃瓜150克、白蘿蔔50克、香油3克）
五 Fri	牛奶250克，饅頭（麵粉75克），胡蘿蔔涼拌豆芽（綠豆芽150克、胡蘿蔔50克、香油5克）	米飯（白米100克），白菜炒牛肉（白菜100克、牛肉50克、植物油5克），麻醬拌茄子（茄子200克、芝麻醬3克）	玉米粥（玉米75克、白米25克），鹽水蝦（草蝦80克），芹菜拌腐竹（芹菜250克、腐竹20克、香油5克）
六 Set	豆漿400克，窩窩頭75克（熟重），拌黃瓜（黃瓜100克、熟雞胸肉50克、香油3克）	蒸餃（麵粉75克、牛瘦肉50克、香油4克）、紫米粥（紫米25克），小白菜豆腐湯（小白菜150克、豆腐100克、香油3克），熗蘿蔔絲（白蘿蔔100克、香油3克）	米飯200克（熟重），青江菜鮮蝦湯（青江菜150克、草蝦80克、香油3克），炒瓠瓜（瓠瓜200克、植物油4克）
日 Sun	牛奶250克，涼麵（麵條75克、熟雞肉50克、黃瓜50克、香油3克）	饅頭（麵粉100克），炒雜菜（芹菜200克、黑木耳10克、草蝦20克、植物油6克）	蕎麥飯（白米75克、蕎麥25克），辣炒藕絲（蓮藕200克、植物油6克），鯽魚湯（鯽魚80克） 點心：香蕉150克

1800~1900大卡4週降壓菜單

第4週 限制脂肪膽固醇攝取量，預防併發症

	早餐	午餐	晚餐
一 Mon	脫脂牛奶250克，花捲（麵粉50克），芹菜炒蝦仁（芹菜50克、草蝦80克、香油5克） 點心：梨子100克	米飯（白米125克），大白菜炒肉片（大白菜200克、豬瘦肉50克、植物油5克），番茄雞蛋湯（番茄50克、鮮蘑菇50克、雞蛋清40克、植物油5克） 點心：柚子100克	饅頭（麵粉100克），冬筍牛肉湯（冬筍150克、牛瘦肉50克、植物油5克），豆干炒韭菜（韭菜100克、豆干75克、植物油5克）
二 Tue	豆漿250克，花捲（麵粉50克），萵苣筍燒豆干（萵苣筍50克、豆乾25克、香油5克）	紅豆米飯（白米100克、紅豆25克），蘿蔔絲鯽魚湯（白蘿蔔150克、鯽魚160克、植物油5克），拌茄泥（茄子100克、香油5克） 點心：蘋果100克	甜饅頭（麵粉100克），炒蒜薹（蒜薹100克、香油5克），木須肉（豬瘦肉50克、雞蛋1個、黃瓜150克、木耳5克、金針花10克、植物油5克） 點心：草莓100克
三 Wed	脫脂牛奶250克，發麵餅（麵粉50克），燕麥粥（燕麥片25克），清炒芥藍（芥藍50克、植物油5克） 點心：香蕉100克	花捲（麵粉125克），素炒青江菜（青江菜100克、植物油5克），蒜苗燒肉（蒜苗100克、豬瘦肉50克、豆干25克、植物油5克） 點心：奇異果100克	雙米飯（白米75克、小米25克），涼拌豇豆（豇豆150克、植物油5克），瓜片鮮蝦湯（黃瓜150克、草蝦100克、植物油5克）

	早　餐	午　餐	晚　餐
四 Thu	豆漿250克，饅頭（麵粉50克），黃瓜拌雞絲（綠豆芽50克、雞胸肉50克、香油5克），杏100克	米飯（白米100克），酸辣海帶（海帶100克、香油5克），冬瓜湯（冬瓜100克、豆腐皮50克、植物油5克）	花捲（麵粉100克），胡蘿蔔燒肉（胡蘿蔔150克、豬瘦肉50克、植物油5克），涼拌洋蔥（洋蔥150克、香油5克）
五 Fri	無糖優格125克，麵包100克，鹽水蝦(草蝦80克)，拌雜菜（白花椰菜50克、生菜50克、紫甘藍50克、香油3克）	花捲（麵100克），番茄燒牛肉（番茄150克、牛瘦肉50克、植物油4克），魚香菠菜（菠菜50克、植物油4克）	綠豆米飯（白米75克、綠豆25克），花生米拌豇豆（豇豆150克、花生米15克、香油 3克），豆腐白菜湯（白菜150克、豆腐100克、植物油4克）
六 Set	脫脂牛奶250克，燒餅(麵粉50克)，香煎鯽魚（鯽魚80克），涼拌蘿蔔絲（白蘿蔔100克、香油4克）	蕎麥米飯（白米75克、蕎麥25克），肉炒青椒（青椒 150克、牛瘦肉50克、植物油4克），黃瓜湯（黃瓜50克、紫菜2克、香油4克）	蔥油餅（麵粉100克），瓠瓜蛤蠣湯（鮮貝160克、瓠瓜150克、植物油4克），紅燒豆腐（豆腐100克、香油4克）
日 Sun	脫脂牛奶250克，發麵餅（麵粉50克），鹽水蝦（草蝦80克），燒絲瓜（絲瓜50克、植物油5克）	饅頭（麵粉100克），鮮蘑菇青江菜湯（鮮蘑菇50克、青江菜50克、植物油5克），茭白雞丁（雞胸肉50克、茭白50克、植物油5克） 點心：橘子100克	米飯（白米100克），炒空心菜（空心菜200克、植物油5克），豆芽拌海帶（綠豆芽50克、海帶100克、香油5克）

PART4

防治高血壓併發症飲食調養

Healthy Recipes

瞭解飲食原則及細節，
補充效果顯著的營養素，
配合按摩療法，
全方位攔截各種併發症的發生，
讓你遠離危險，
穩步邁向健康生活。

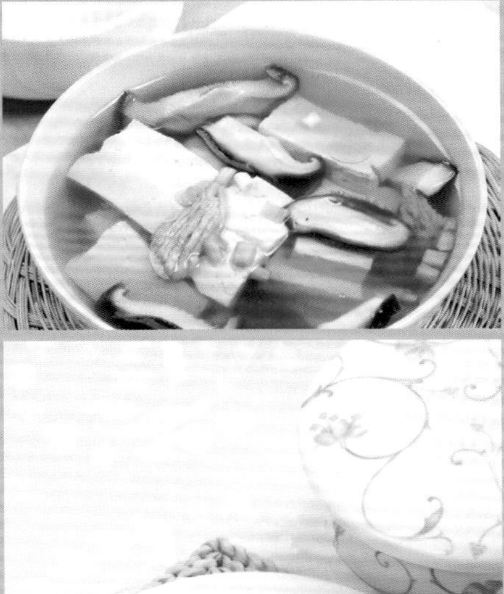

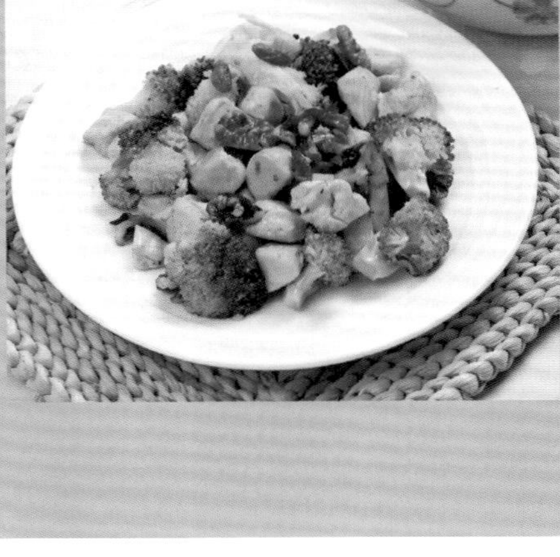

高血壓併發糖尿病

高血壓、糖尿病纏身，不但使心、腦血管的損害雪上加霜，更容易傷害到腎臟、眼睛等器官。高血壓併發糖尿病的患者，除了必須積極進行符合症狀的藥物治療外，也要養成適當的飲食習慣，兩者同樣都非常重要。

高血壓併發糖尿病患者飲食原則

1. 控制飲食總熱量的攝取，使得攝取和消耗的熱量達到平衡，以維持標準體重。
2. 高血壓患者應該嚴格限鹽，每天鈉鹽的攝取量不應超過3克。
3. 主食多選用不易升高血糖的全穀類和高纖等食物，如全麥粉、蕎麥、燕麥、玉米等。少吃馬鈴薯、地瓜、山藥等澱粉含量較高的薯類。
4. 不吃肥肉及脂肪含量高的食物；少吃蛋黃、動物的皮和肝臟等高膽固醇食物。
5. 蛋白質的來源應以牛奶、瘦肉、雞蛋（蛋白）等優質的動物蛋白為主，應占全日蛋白質攝取總量的一半左右。
6. 多攝取富含膳食纖維的食物，例如海帶、紫菜等，每天蔬菜的攝取量不應少於500克。膳食纖維不易被小腸消化吸收，但是能夠帶來飽足感，有助於減少食量，並能延緩糖和脂肪的吸收。
7. 每天至少安排三餐定時定量，餐後血糖較高者，可在總熱量不改變的前提下，調整為每日4至5餐，可確保餐後血糖不會升得太高。
8. 檢查數據中尿糖不超過3個加號，空腹血糖不超過升（200毫克／分升），又無酮症酸中毒的患者，可以少量吃些低糖水果。為了避免餐後血糖增加，不建議正餐前後吃水果，應改在兩餐之間或睡前1小時食用，也可在饑餓時或運動後再吃些水果。
9. 常吃些富含鉀和鈣的食物。

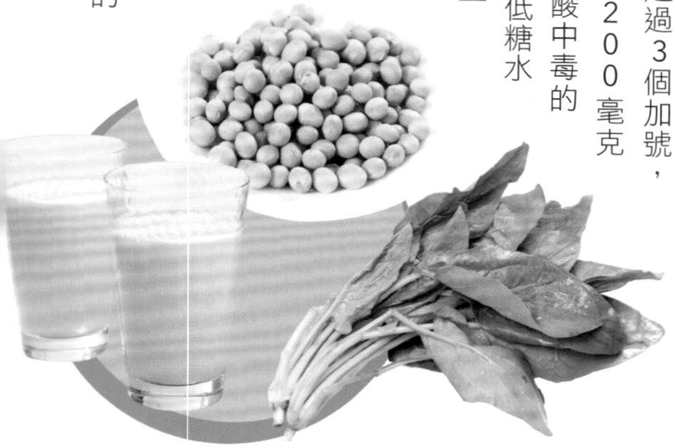

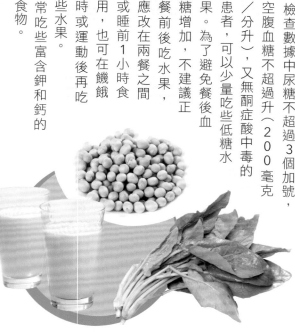

不容忽視的飲食細節

❶晚飯不可以太晚吃。如果晚飯太晚吃，飯後不久就要上床睡覺的話，缺乏適量的活動，食物中的熱量來不及消耗，就會轉化成脂肪在身體內儲存起來，因此身體容易發胖，對於高血壓、糖尿病患者都無益處。晚飯時間最好提前在晚上6點半至7點半之間。

❷高血壓併發糖尿病的患者要少吃瓜子、花生等零食，這類食物含有相當份量的碳水化合物，而且脂肪含量高。

❸少用油炸、油煎的烹調方法，宜採用蒸、煮、燉、熬、氽、涼拌等少油的烹調方法。或選用橄欖油、茶油等高油酸油脂作為烹調用油。

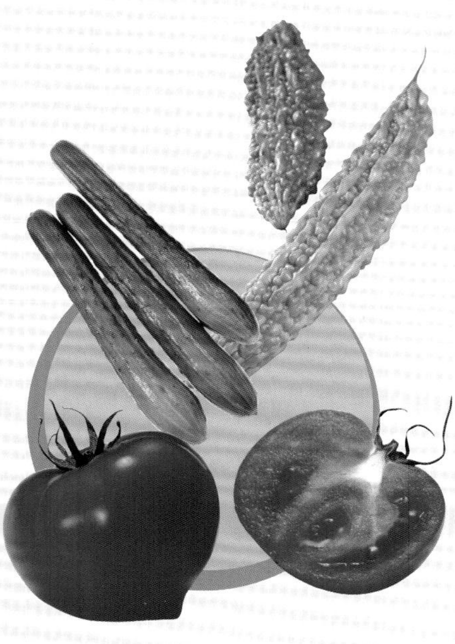

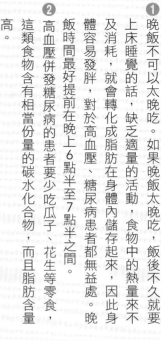

食物選擇

不吃或少吃的食物

蜂蜜及白糖、砂糖、紅糖、冰糖等食用糖；軟糖、硬糖、巧克力等糖果；果乾、蜜棗等蜜餞類食物；可樂、汽水等含糖飲料；鳳梨、山楂等糖水類罐頭；霜淇淋、甜點等甜味食物；炸雞塊等油炸食物；肥肉等高脂肪食物；鹹鴨蛋、醬菜等鹽醃食物；皮蛋、板鴨、香腸、火腿、橄欖、罐裝的番茄汁、罐裝的玉米、罐裝的泡菜等含鈉量較高的食物。

可適量吃的食物

白米、麵粉、燕麥、玉米等糧穀類及其製成品；芋頭、山藥、馬鈴薯等芋薯類及其製成品；綠豆、紅豆、黃豆、黑豆等豆類及其製成品；核桃、花生、瓜子等堅果類食物；鹽、醬油及含糖、鹽的調味料；各種烹調油及畜肉（豬、牛、羊肉）、禽肉（雞、鴨肉）、水產品（魚、蝦）及奶飲品和乳製品。

宜選用的食物

全麥、燕麥、蕎麥、玉米等穀類；芹菜、菠菜、大白菜等綠葉蔬菜；苦瓜、冬瓜、黃瓜、番茄等瓜茄類蔬菜。

高血壓併發糖尿病自我簡易按摩調養

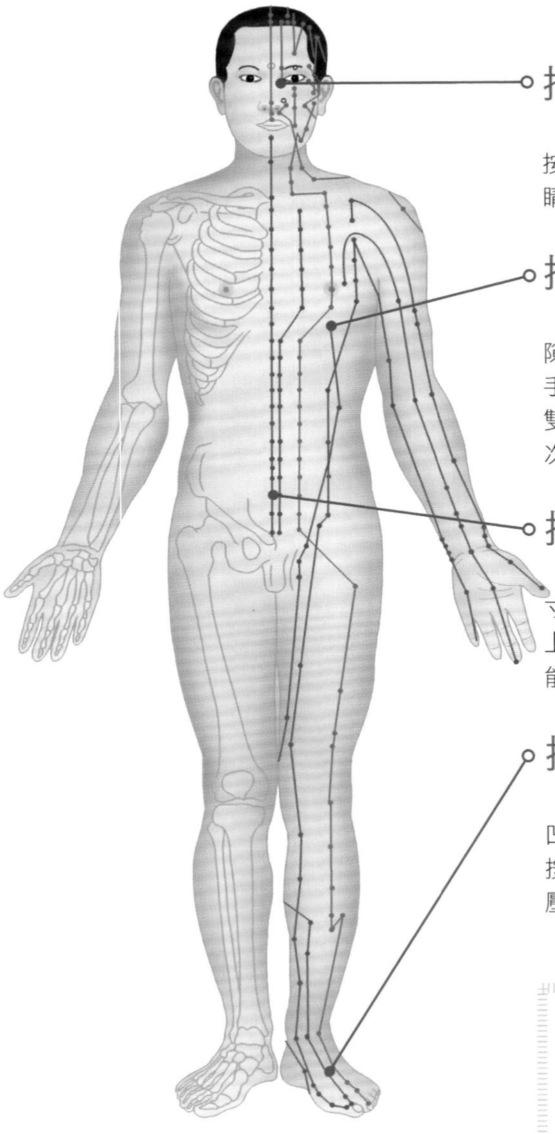

按揉睛明穴

睛明穴位於臉部，眼內眥角稍上方凹陷處。按摩時，取坐姿，雙手的拇指指腹按揉雙側的睛明穴各1分鐘，能夠防治糖尿病及眼部疾病。

按揉期門穴

期門穴位於胸部，乳頭直下，約第六肋間隙，前正中線旁開4寸。按摩時，取站姿，雙手分開放在肋骨下，將手掌心放在期門穴上，雙手均先順時針、再逆時針各按揉20至40次，便能夠達到平衡血糖的作用。

按揉關元穴

關元穴在下腹部、前正中線上，肚臍下3寸。按摩時，取站姿，雙手相疊放在關元穴上，先順時針、再逆時針各按揉20至40次，能有效改善糖尿病引發的尿頻、尿濁等症狀。

按揉太沖穴

太沖穴位於足背側，在第一蹠骨間隙的後方凹陷處。按摩時，取坐姿，用雙手的拇指指腹按揉兩側的太沖穴各1分鐘，有助於改善高血壓併發糖尿病患者的頭痛、眩暈等不適症狀。

TIPS

寸是長度單位，中醫中取穴常用同身寸。
1寸：中指中節彎曲時，手指內側兩端橫紋頭之間的距離；拇指指關節的寬度。

降壓減糖常備菜食譜

Ⓖ綠色食物 Ⓡ紅色食物 Ⓨ黃色食物 Ⓦ白色食物 Ⓑ黑色食物

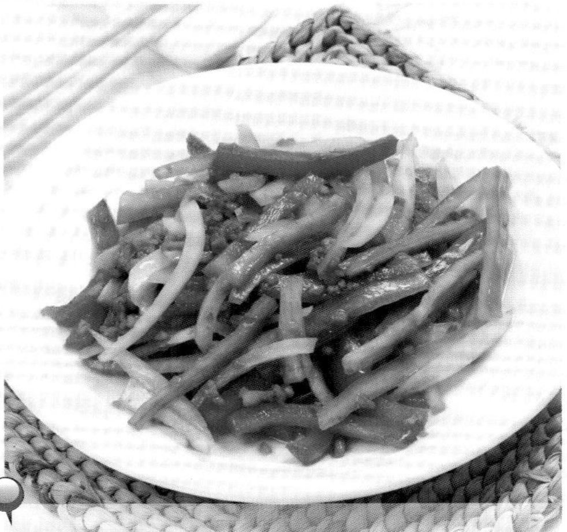

烹飪小幫手

炒洋蔥時不必放蔥、薑、蒜，因為會搶去洋蔥特有的味道。

洋蔥碎肉炒椒 ⒼⓇⓌ

食材：洋蔥 150 克，豬瘦肉 100 克，青椒、紅椒各 30 克。

調味料：米酒、醬油、太白粉各 5 克，鹽 3 克，香油少許。

做法：

1. 洋蔥撕去外膜，去蒂，洗淨，切絲；豬瘦肉洗淨，切碎，加米酒、醬油、香油、太白粉拌勻，醃漬 10 分鐘；青椒、紅椒洗淨，去蒂，除籽，切絲。
2. 鍋置火上，倒油燒至六成熱，放入碎肉煸至變色，倒入洋蔥和青椒、紅椒切絲翻炒至瀝乾，加鹽調味即可。

芹菜拌腐竹 ⒼⓎ

食材：綠豆 50 克，南瓜 150 克。

調味料：香菜末、蒜末各 10 克，醬油 5 克，鹽 2 克。

做法：

1. 芹菜洗淨，放入沸水中汆燙，撈出，瀝乾水分，切段；腐竹洗淨，切段，用沸水快速汆燙，撈出，瀝乾水分。
2. 取小碗，加鹽、蒜末、香菜末、鮮醬油、香油攪拌均勻，調成調味汁。
3. 取盤，放入芹菜段、腐竹，淋上調味汁拌勻即可。

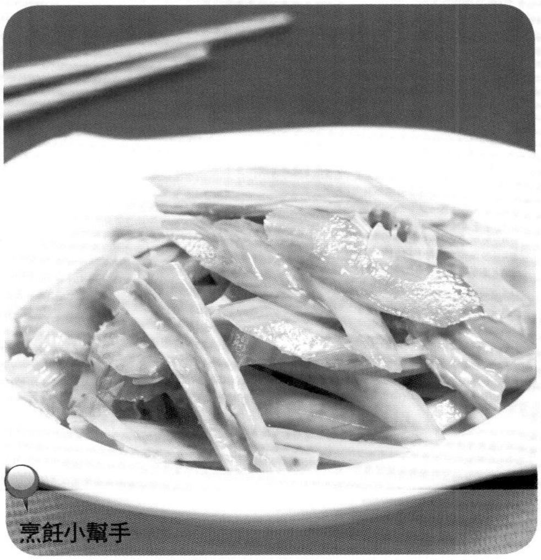

烹飪小幫手

醬油已有鹹味，食鹽的用量不宜多。

降壓減糖常備菜食譜

Ⓖ綠色食物 Ⓡ紅色食物 Ⓨ黃色食物 Ⓦ白色食物 Ⓑ黑色食物

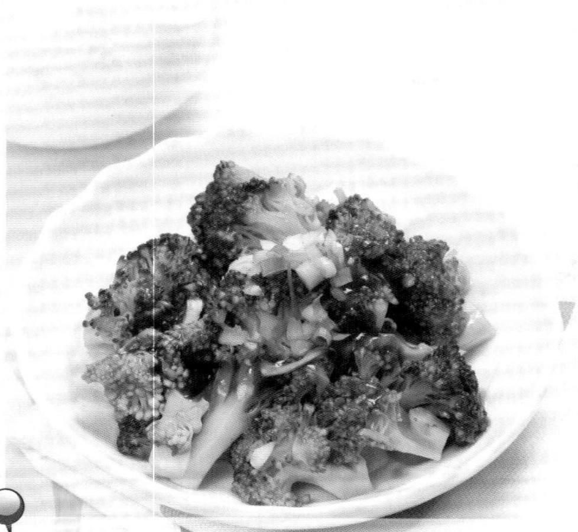

烹飪小幫手

汆燙綠花椰菜時，不要蓋鍋蓋，以免燙過的花椰菜顏色發黃，口感不好。

蠔油綠花椰 Ⓖ

食材：綠花椰 300 克。

調味料：蠔油 10 克，鹽 1 克，太白粉 3 克，蒜末、蔥末各 5 克。

做法：

1. 綠花椰清洗乾淨，掰成小朵，放入已加入少許鹽和香油的沸水中汆燙至六成熟，撈出，放涼，瀝乾水分。
2. 取小碗，放入蠔油、鹽、太白粉、蒜末、蔥末調成調味汁。
3. 鍋置火上，倒油燒至六成熱，倒入調味汁燒沸，放入燙好的綠花椰菜翻炒至鍋中的湯汁略稠即可。

海鮮釀苦瓜 ⒼⓌ

食材：苦瓜 300 克，蝦仁 150 克，雞清 10 克。

調味料：蔥末10克，鹽4克，米酒5克，太白粉少許。

做法：

1. 苦瓜洗淨，去蒂，橫切成 1 公分厚的長段，挖去瓤和籽，放入沸水中汆燙約 1 分鐘，取出後放涼，瀝乾水分。
2. 蝦仁挑去腸泥，洗淨，剁成蝦泥，加鹽、米酒、蛋清攪打至黏稠狀，填入苦瓜中，送入蒸鍋中火蒸 15 分鐘取出。
3. 鍋置火上，倒油燒至六成熱，蔥末爆香後，倒入盤中的蒸汁，加少許鹽，用太白粉勾薄芡淋於苦瓜上即可。

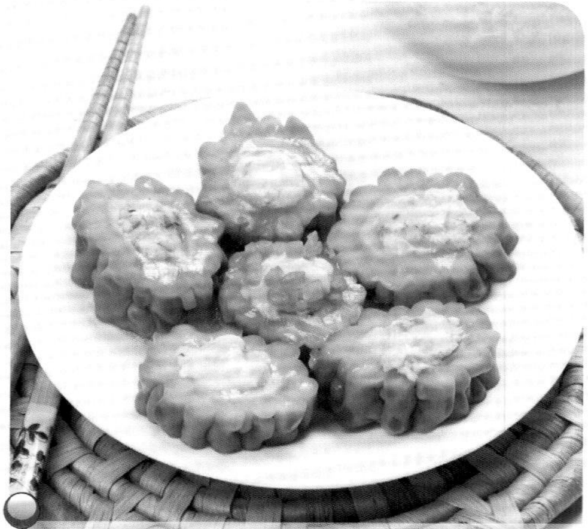

烹飪小幫手

勾芡時，太白粉要一點一點地慢慢淋入鍋中，才易於掌握芡汁的薄厚。

高血壓併發血脂異常

高血壓病與血脂關係異常密切，血脂的增高往往會使原有的高血壓症狀加重，高血壓及高血脂宛如「難兄難弟」。高血壓病併發血脂異常，除了以藥物治療外，飲食的調養也很重要。

高血壓併發血脂異常患者飲食原則

❶每天攝取的總熱量不宜過高，才能夠維持理想體重。

❷常吃些洋蔥、木耳、大蒜等具有調脂作用的食物。

❸適量吃鹽，每日的食鹽量應控制在5克以下。

❹膽固醇輕度增高者，每日膽固醇的攝取量不應超過300毫克；中、重度膽固醇增高者，每日膽固醇的攝取量不應超過200毫克；膽固醇高者一定要限制動物脂肪的攝取量，並增加蔬菜、菌藻、豆類等富含膳食纖維食物的攝取量，以促進多餘膽固醇的排出。

❺三酸甘油脂增高者，必須限制總熱量的攝取，才能夠讓體重減輕。主食以穀類等粗雜糧為主，適當補充蛋白質，尤其是植物性蛋白。增加維生素、礦物質和膳食纖維的攝取量。烹調用油建議選擇玉米油、大豆油等富含不飽和脂肪酸的植物油。

❻極低密度脂蛋白異常者，每天膽固醇的攝取量不應超過200毫克，並忌吃高膽固醇食物，控制碳水化合物的攝取，適當增加蛋白質的攝取，特別是豆類及其製品，烹調用油宜選擇富含不飽和脂肪酸的植物油。

❼膽固醇與三酸甘油脂都增高者，既要適當地限制動物脂肪和膽固醇的攝取量，也要控制總進食量，並且忌吃甜食，限制飲酒，常吃具有降脂作用的食物。

❽飲食清淡，應限量使用烹調用油，避免進食油煎、油炸、重油的食物。

❾多吃富含鉀、鈣的食物，如香蕉、馬鈴薯、豆製品、海帶、奶及乳製品等。

不容忽視的飲食細節

❶高三酸甘油脂血症患者每天可以吃1顆蛋黃，並適量控制主食及甜食、水果。

❷高膽固醇血症患者每週可以吃2、3顆蛋黃。

❸每餐不能吃得過飽，以吃7分飽為最佳，晚餐要盡量少吃。

❹盡量少喝酒，特別要避免高濃度的酒料飲料。

食物選擇

選用的食物

白米、麵粉、燕麥、蕎麥、全麥、玉米、高粱米、薏米等高纖雜糧；紅豆、綠豆、黑豆、黃豆及其製成品；低脂鮮奶、脫脂鮮奶、低脂乳酪等奶品及乳製品；芹菜、大白菜、青江菜、菠菜、洋蔥、茄子、冬瓜、大蒜等新鮮蔬菜；蘋果、桃子等水果；木耳、銀耳、香菇、海帶、紫菜等菌藻類。

限量選用的食物

瘦肉、去皮禽肉、蛋白、草鰡、鯧魚、鯽魚、蝦、海蜇、海參等。

忌用食物

動物油、肥肉、肉皮、豬蹄、動物內臟、全脂鮮奶、魷魚、魚子、蟹黃、奶油、臘腸及鹽醃、煙燻食物。

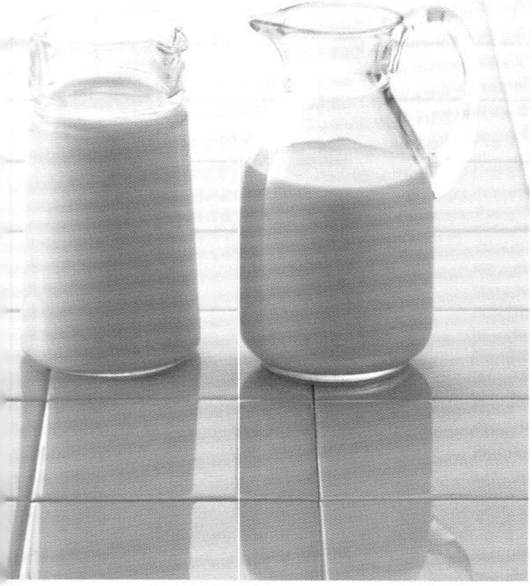

高血壓患者的血脂控制標準

血液總膽固醇	理想值＜200毫克/升 臨界值200～239毫克/升 過高值＞240毫克/升
低密度脂蛋白膽固醇	理想值＜130毫克/升 臨界值130～159毫克/升 過高值＞160毫克/升
血漿三酸甘油	理想值＜200毫克/升 臨界值200～239毫克/升 過高值＞240毫克/升
高密度脂蛋白膽固醇	理想值＞50毫克/升 危險值＜35毫克/升

高血壓併發血脂異常自我簡易按摩調養

按壓耳穴

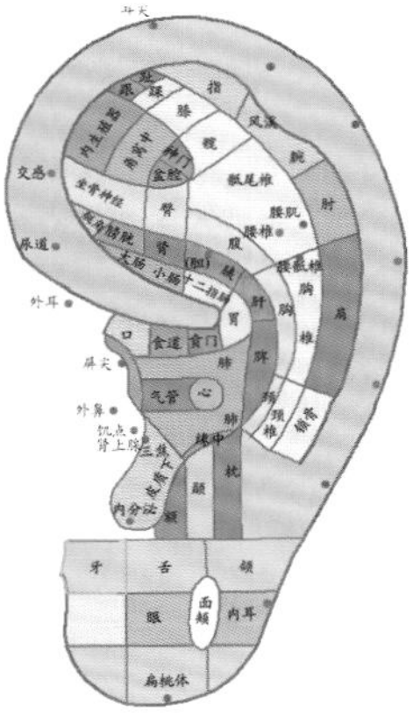

用拇指與食指依次按揉於耳廓上的前列腺穴、膽胰穴、小腸穴、胃穴、肝穴、三焦穴、內分泌穴，有助於人體對脂質的吸收、利用和轉化，進而降低血脂。每天可按摩1至3次，每次每個穴位按壓約10至30下。

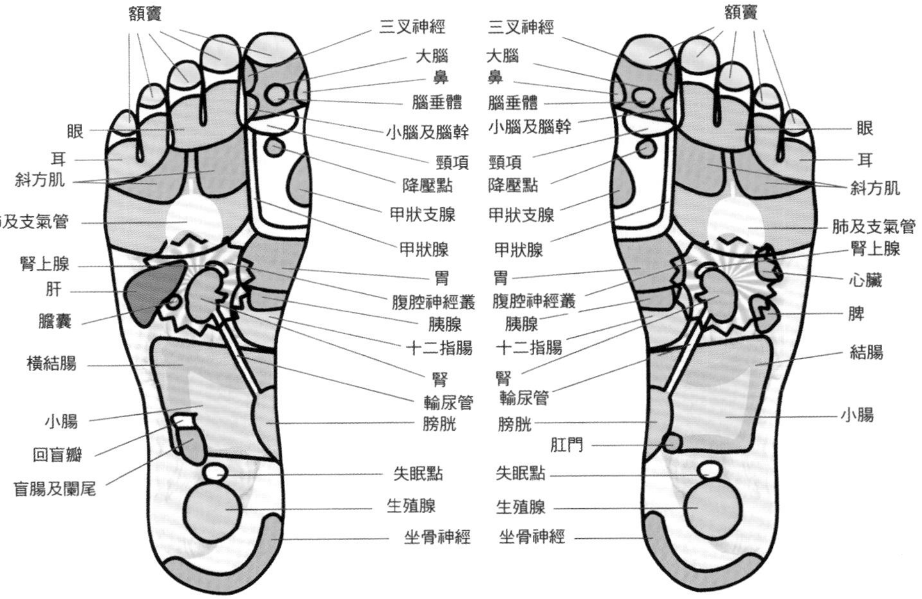

刺激足底反射區

腳是人的第二心臟，因為足底有較多的神經束和神經末梢通過，高血壓併發血脂異常者，若能夠經常刺激足底的各個反射區，可以增強脂質代謝，改善血液循環，降低心血管疾病的危險。

降壓穩脂常備菜食譜

Ⓖ綠色食物 Ⓡ紅色食物 Ⓨ黃色食物 Ⓦ白色食物 Ⓑ黑色食物

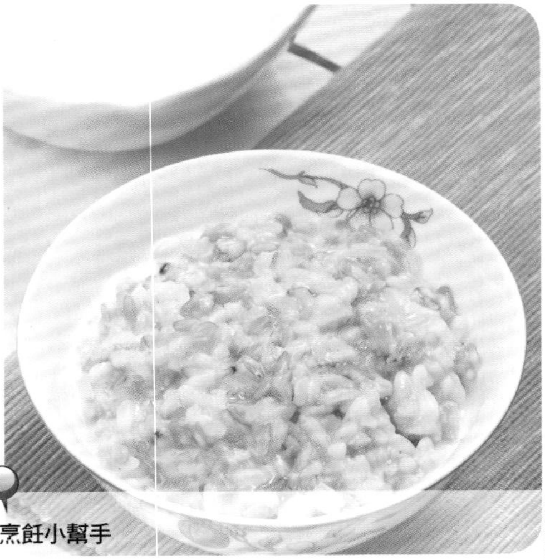

烹飪小幫手

牛奶建議在粥約略放涼至溫熱時再放入，較能保存其營養。

奶香燕麥粥 ⓎⓌ

食材： 白米30克，燕麥片50克，脫脂牛奶150克。

做法：

1. 白米清洗乾淨。
2. 鍋置火上，倒入適量清水燒開，放入白米和燕麥片以大火燒開，轉小火煮至白米粒熟爛的稠粥狀，離火放涼至溫熱，倒入牛奶攪拌均勻即可。

蕎麥黑豆漿 ⓎⒷ

食材： 黑豆 60 克，蕎麥 30 克。

做法：

1. 黑豆用清水浸泡 10 ～ 12 小時，洗淨；蕎麥清洗乾淨，用清水浸泡 2 小時。
2. 把浸泡好的黑豆和蕎麥，一同倒入全自動豆漿機（或食物調理機）中，加水至上、下水位線之間，煮至豆漿機（調理機）提示豆漿做好即可。

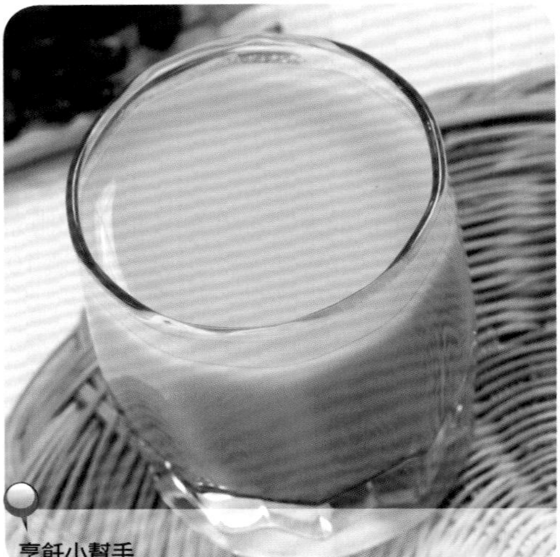

烹飪小幫手

黑豆不易熟，一定要先浸泡。若使用不用泡豆的豆漿機或調理機，也可以直接將黑豆和蕎麥放進去煮。

降壓穩脂常備菜食譜

Ⓖ綠色食物 Ⓡ紅色食物 Ⓨ黃色食物 Ⓦ白色食物 Ⓑ黑色食物

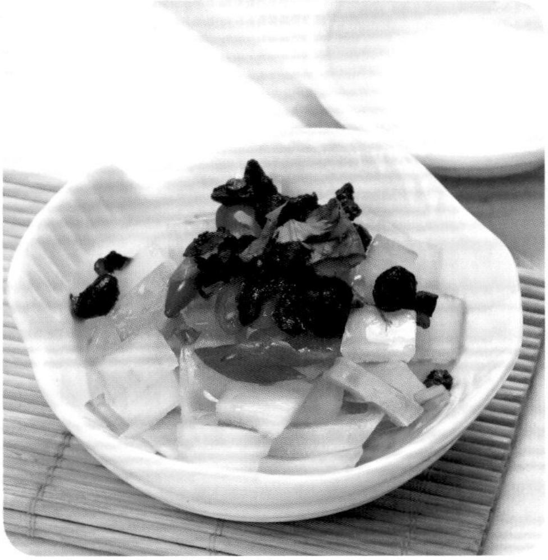

豆豉熗拌洋蔥 ⓇⓌ

食材：洋蔥 1 顆，新鮮小紅辣椒 3 個。

調味料：香菜末 10 克，豆豉 15 克，鹽 1 克，香油少許。

做法：

1. 洋蔥撕去外皮薄膜，去蒂，洗淨，切塊；小紅辣椒洗淨，去蒂，切斜段。
2. 取盤，放入洋蔥、小紅辣椒段，加鹽、香油、香菜末拌勻。
3. 鍋置火上，倒油燒至五分熱，放入豆豉煸出香味，將豆豉連同熱油澆在盤中的洋蔥上拌勻即可。

海帶蒸卷 ⓇⓌⒷ

食材：海帶 200 克，雞胸肉 100 克，蛋白 10 克。

調味料： 鹽 2 克，米酒、醬油各 5 克，太白粉少許。

做法：

1. 海帶洗淨，切成大片；雞胸肉洗淨，剁成肉末，加鹽、米酒、蛋白、醬油攪拌均勻，醃漬 10 分鐘。
2. 取適量醃漬好的雞肉均勻地攤在海帶片上，捲成卷，放入盤中，送入燒開的蒸鍋，用中火蒸 10 ～ 15 分鐘，取出，切 3 公分左右的段。
3. 鍋置火上，倒油燒至七成熱，倒入仍存放在盤中蒸海帶的湯汁，將其燒沸後，用太白粉勾薄芡，淋在海帶卷上即可。

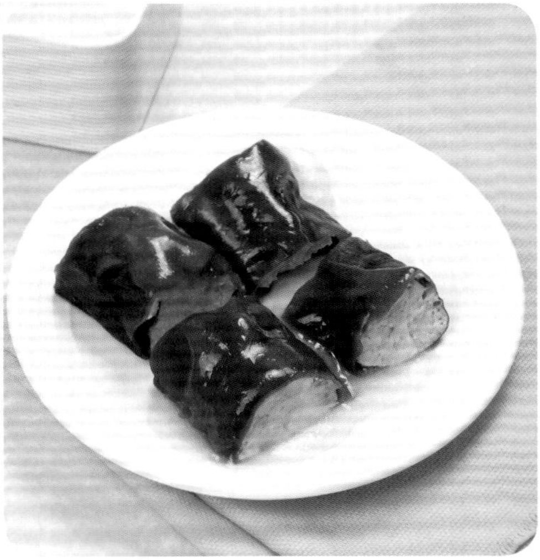

高血壓併發痛風

高血壓患者是痛風的高危險群。高血壓患者如果發現尿酸輕微升高，可以藉由調整飲食來減少普林的攝取量，使尿酸降低；尿酸中度升高者，需要控制飲食和採取藥物治療。高血壓併發痛風的患者應該注意自己的飲食方式，稍加調整可以幫助緩解症狀，防止復發；飲食不當，就會加重病情。

高血壓併發痛風患者飲食原則

❶控制飲食總熱量的攝取，使得攝取和消耗的熱量達到平衡，以維持標準體重。

❷少吃動物內臟及腦、蛋黃、蝦子、蟹黃、肥肉、魷魚、墨魚、牛油、奶油等高脂肪、高膽固醇的食物。

❸多吃些鹼性食物。主要以新鮮蔬菜、水果、牛奶等為主。這類食物使尿液偏鹼性，減少尿酸的形成。

❹每日從湯、粥及飲水中攝取的總水量，應達到2500至3000克，每日排尿量最好達到2000克，可稀釋尿酸，使尿酸標準下降，還能加速尿液排泄；夜間及睡前也應注意補充水分，預防夜尿濃縮。當腎功能有問題時，飲水量上限要遵照醫生的具體指示，自我控制。

❺適量攝取蛋白質。攝取過量的蛋白質會使普林的合成量增加，而且蛋白質代謝產生含氮物質，會引起血壓波動。所以應該少吃含脂肪高的豬肉，增加含蛋白質較高而脂肪較少的禽類及魚類。牛奶、雞蛋普林含量很少，可作為蛋白質的首選來源。

❻忌飲酒及含酒精的飲料。酒精容易使體內乳酸堆積，對尿酸排出有抑制作用，易誘發痛風。

不容忽視的飲食細節

❶每週吃魚2至3次，魚類富含的牛磺酸和蛋氨酸，可調節血壓，使尿液鈉排出量增加，從而降低血壓。

❷烹調方法採用蒸、煮、燉、汆燙等用油少的方法。

❸少喝肉湯、魚湯、雞湯、火鍋湯等，這些湯中的普林含量較高。

❹高血壓併發痛風的患者，病情輕緩時，每日的脂肪攝取量不能多於50克，肉類的攝取量不能超過100克。

食物選擇

病情處在急性期時，首選普林含量少的食物（100克含量小於50毫克），每日普林攝取量不超過150毫克；處在緩解期時，可適量食用普林含量中等的食物（100克含量在50~150毫克）。

食物普林含量表（每100克食物）

單位：毫克

種類	普林	種類	普林	種類	普林	種類	普林
澱粉類							
大米	18.1	糙米	22.4	糯米	17.7	米糠	54.0
小米	7.3	小麥	12.1	麵粉	17.1	麵條	19.8
米粉	11.1	高粱	9.7	玉米	9.4	芋頭	10.1
麥片	24.4	番薯	2.4	荸薺	2.6	馬鈴薯	3.6
蔬菜類							
白菜	12.6	菠菜	13.3	高麗菜	12.4	空心菜	17.5
茼蒿	16.3	芥菜	12.4	榨菜	10.2	芹菜	12.4
芥藍菜	18.5	大蔥	13.0	韭菜	25.0	葫蘆	7.2
苦瓜	11.3	冬瓜	2.8	絲瓜	11.4	小黃瓜	14.6
茄子	14.3	青椒	8.7	蘿蔔	7.5	胡蘿蔔	8.9
洋蔥	3.5	花椰菜	24.9	薑	5.3	蘑菇	28.4
水果類							
檸檬	3.4	桃子	1.3	西瓜	1.1	哈密瓜	4.0
柳丁	3.0	橘子	3.0	葡萄	0.9	石榴	0.8
蛋　類							
雞蛋白	3.7	雞蛋黃	2.6	鴨蛋白	3.4	鴨蛋黃	3.2
堅果類							
栗子	34.6	蓮子	40.9	瓜子	24.2	杏仁	31.7
肉／海產類							
瘦豬肉	122.5	豬血	11.8	豬皮	29.8	豬腦	66.3
豬肝	169.5	豬大腸	262.2	豬腎	132.6	豬肚	132.4
豬肺	138.7	牛肉	83.7	牛肚	79.0	牛肝	169.5
羊肉	111.5	兔肉	107.6	雞心	125.0	雞胸肉	137.4
雞肝	293.5	鴨肝	121.0	鴨心	301.5	鱔魚	92.8

種類	普林	種類	普林	種類	普林	種類	普林
肉／海產類							
草魚	140.3	鯉魚	137.1	鰱魚	202.4	海參	4.2
海蜇皮	9.3	螃蟹	81.6	墨魚	89.8	魚丸	63.2
蝦	137.7	鯧魚	238.1	白帶魚	391.6	鯊魚	166.8
烏魚	183.2	海鰻	159.5	牡蠣	239.0	蚌蛤	436.3
豆　類							
豆芽	14.6	綠豆	75.1	紅豆	53.2	豌豆	75.7
蠶豆	57.0	黃豆	116.5	豆乾	66.5	黑豆	137.4
其　他							
銀耳	98.9	香菇	214.5	醬油	25.0		

高血壓併發痛風自我簡易按摩調養

按摩心包經

心包經從乳房外側的天池穴起，至中指尖的中沖穴止。高血壓併發痛風患者，每天按摩天池、天泉、曲澤、內關、大陵、勞宮、中沖這 7 個穴位，每個穴位按摩 2 分鐘，每天按摩一次。

在按摩這幾個穴位前，最好先按按膻中穴（在體前正中線，兩乳頭連線的中點）和昆侖穴（在外踝後方，當外踝尖與跟腱之間的凹陷處）。經常進行按摩，可以改善痛風的症狀，有效地降低痛風病的發生。

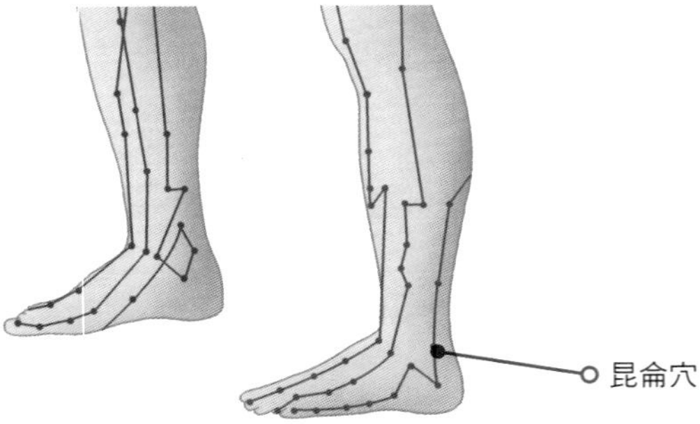

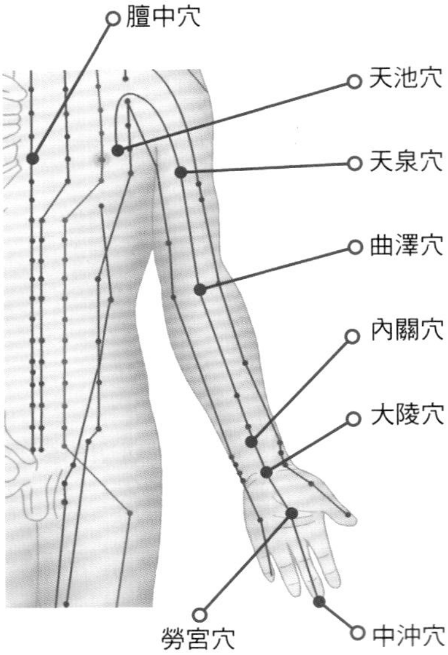

降壓減痛常備菜食譜

Ⓖ綠色食物 Ⓡ紅色食物 Ⓨ黃色食物 Ⓦ白色食物 Ⓑ黑色食物

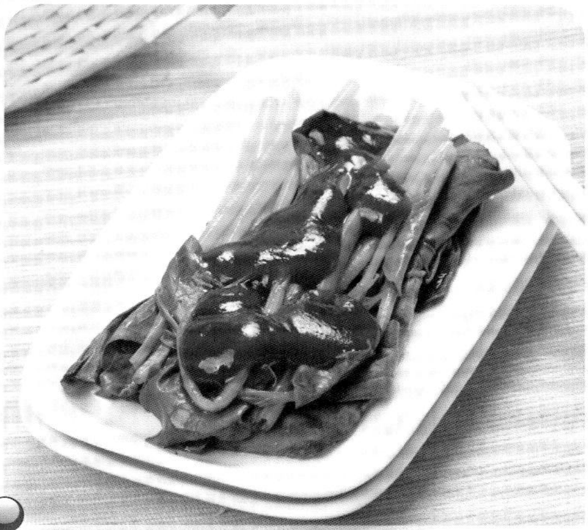

汆燙菠菜 Ⓖ

食材：菠菜 250 克。

調味料：番茄醬50克，鹽2克，白糖3克，香油少許。

做法：

1. 菠菜清洗乾淨，用沸水汆燙 1 分鐘，撈出，過涼，瀝乾水分，裝盤。
2. 取小碗，加鹽、白糖、番茄醬、香油攪拌均勻，調成調味汁，淋在盤中汆好的菠菜上即可。

烹飪小幫手

汆燙菠菜時，只需加少許香油，汆燙後的菠菜顏色會更顯鮮綠，不發黃。

蔬菜蒸蛋 ⒼⓎ

食材：雞蛋 2 顆，大白菜、青江菜各 50 克。

調味料： 蔥末10克，鮮醬油3克，鹽2克，香油少許。

做法：

1. 大白菜、青江菜清洗乾淨，切碎；雞蛋洗淨，打入碗中，打散，加入適量涼開水，加入鹽和菜末攪拌均勻。
2. 蒸鍋置火上，倒入適量清水，於於蒸籠內放上攪拌好的蔬菜雞蛋液，大火燒開後轉小火蒸 8 分鐘，取出，撒上蔥末，淋上鮮醬油和香油即可。

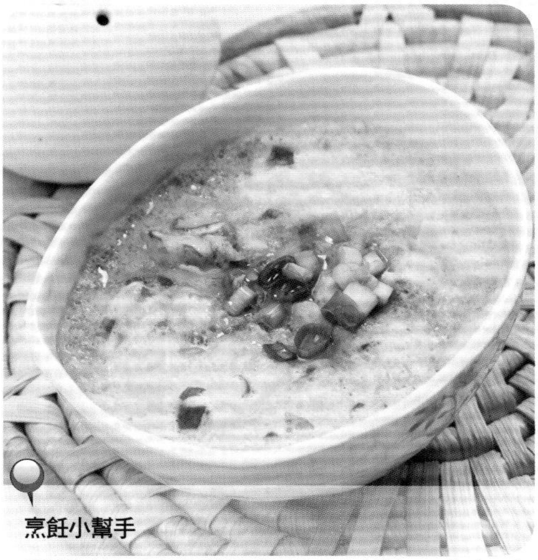

烹飪小幫手

蒸籠內的加水量和蔬菜雞蛋液的比例以 1:1 為宜，如此一來蒸蛋的口感較嫩滑。

降壓減痛常備菜食譜

Ⓖ綠色食物 Ⓡ紅色食物 Ⓨ黃色食物 Ⓦ白色食物 Ⓑ黑色食物

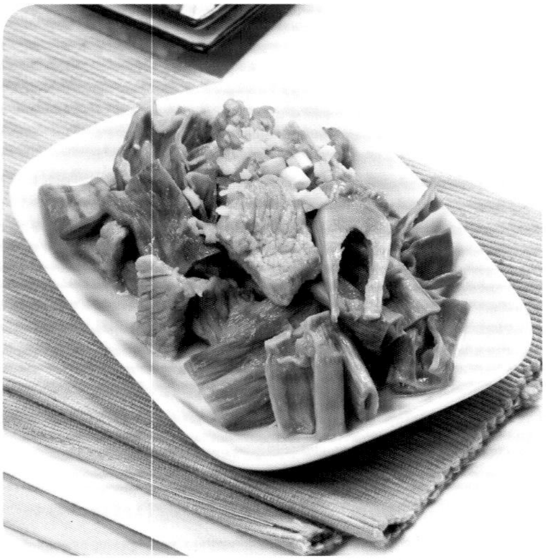

筍乾炒肉 ⓇⓌ

食材： 竹筍乾 100 克，豬瘦肉 200 克。

調味料： 蔥末、薑末各 5 克，鹽 2 克。

做法：

1. 筍乾用清水泡發，洗淨，切片；豬瘦肉洗淨，切片，用沸水汆燙一下，撈出。
2. 鍋置火上，倒油燒至六成熱，加入蔥末和薑末爆香，放入筍乾和肉片翻炒均勻，加適量清水燒燉煮約 8 至 10 分鐘，加鹽調味即可。

烹飪小幫手

豬瘦肉等肉類烹調之前，建議在切好之後，先用熱水汆湯一下，能夠使肉中的普林部分溶解於水中，減少肉類的普林含量。

紅醬花椰菜 Ⓦ

食材： 白花椰菜 200 克。

調味料： 蔥花 10 克，甜辣醬 15 克。

做法：

1. 白花椰菜清洗乾淨，掰成小朵，用沸水汆燙 1 分鐘，撈出。
2. 鍋置火上，倒油燒至六成熱，蔥花爆香，放入甜辣醬炒出紅油，放入汆好的花椰菜翻炒均勻即可。

烹飪小幫手

甜辣醬種類甚多，有甜味、辣味，還有鹹味，無論哪一種的調味都非常豐富，若使用甜辣醬入菜，便可以不加鹽調味。

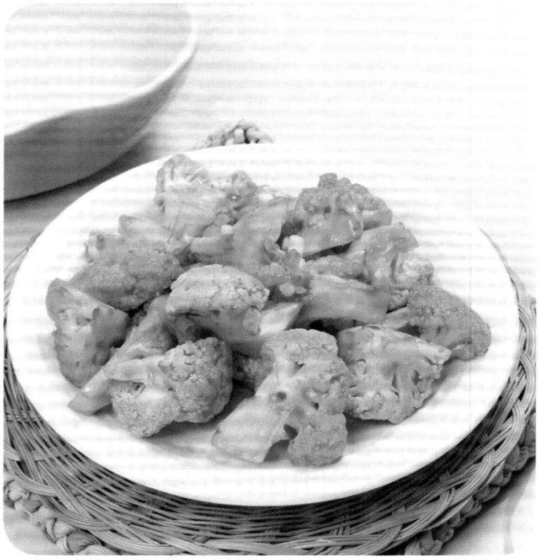

高血壓併發肥胖

高血壓和肥胖互為因果，高血壓患者中有大約50％的人都有體重超重的問題。肥胖型高血壓患者，同時還容易併發血脂異常、糖尿病、動脈硬化等，所以更要加以重視。「良好的飲食習慣」是保持減肥的必要關鍵。

高血壓併發肥胖患者飲食原則

❶控制飲食總熱量，膳食營養均衡。肥胖型高血壓患者，一定要嚴格限制每日攝取食物的總熱量，以確保各種營養素的充足供給。

❷高血壓併發肥胖患者的食譜，必須以低熱量、高蛋白、低碳水化合物的食物為宜，減少含脂肪量多的肥肉、油炸食品、奶油、全脂牛奶等食物的攝取。

❸確保蛋白質的充分攝取，供給量以每日每公斤體重克蛋白質為宜。每日的蛋白質攝取量不能過低，以免造成免疫力下降。

❹三餐分配得宜法：早餐吃飽、午餐吃好、晚餐吃少。

❺定時定量進餐。每日固定早、中、晚三餐的進餐時間。晚餐後，不可以再吃其他零食，尤其是甜食。

❻多選擇飽足感強、熱量低的食物，例如蔬菜、豆製品，這類食物在進食後容易產生飽足感，進而消除飢餓感，有助於減肥。

❼建議在每餐的主食中，加入一些能夠增強飽腹感的高纖食物，對於高血壓和肥胖均有益。

❽養成細嚼慢嚥的習慣，每餐的用餐時間不可少於20分鐘，每頓飯以「半飽」為宜。

❾不喝酒、不可喝含糖飲料。

❿少吃零食，改變愛吃零食的習慣。

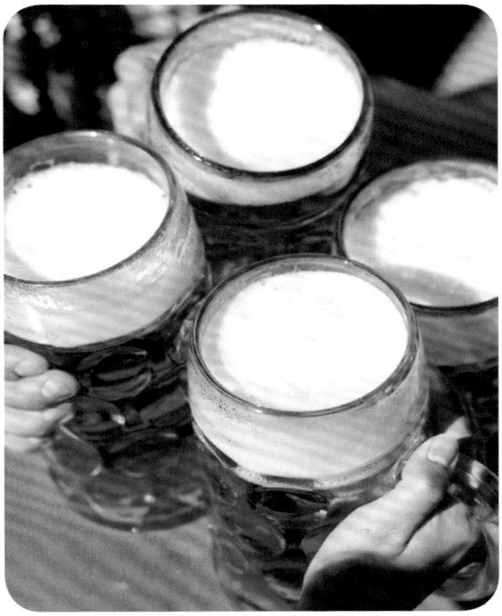

喝啤酒會使得胃口大開，而導致攝取過多的熱量，容易造成肥胖。

不容忽視的飲食細節

❶宜採用蒸、煮、燒、炒、拌等方法烹調食物，禁用油煎、炸、醃燻等烹調方法。

❷建議每次只烹調少量食物，碗中盛放少量食物或用小碗盛裝食物，吃完1份即可。

❸吃飯要專心，不可邊吃飯邊看電視、聽廣播或看書，若吃飯不集中，容易在不知不覺中超量進食。

❹身旁不要擺放容易隨手拿到的食物，尤其是零食。

❺盡量不要與食量較大，或吃飯速度較快的人一起進食，容易在不知不覺中吃下超量的食物。

❻每當想吃第2碗飯時，立即喝1杯溫水，可以容易使飽感中樞產生飽足感而控制食慾。

食物選擇

宜選用的食物

大豆及其製成品、綠豆、紅豆、燕麥片、高粱米、荷蘭豆、四季豆、蒟蒻、黃豆芽、綠豆芽、芹菜、生菜、竹筍、洋蔥、蒜薹、蘿蔔、茭白筍、冬瓜、黃瓜、絲瓜、金瓜、櫛瓜、大白菜、番茄、茄子、蘑菇、木耳、香菇、山楂、蘋果、梨子、奇異果、瘦肉、去皮禽肉、牛奶、魚、蝦、蟹、海帶、海蜇等。

不建議吃或需少吃的食物

蔥油餅、油條、甜點、糖果、蜜餞、肥肉、肥禽、動物油、醃製品、霜淇淋、巧克力、黃油、奶油、油炸食品、罐頭食品等。

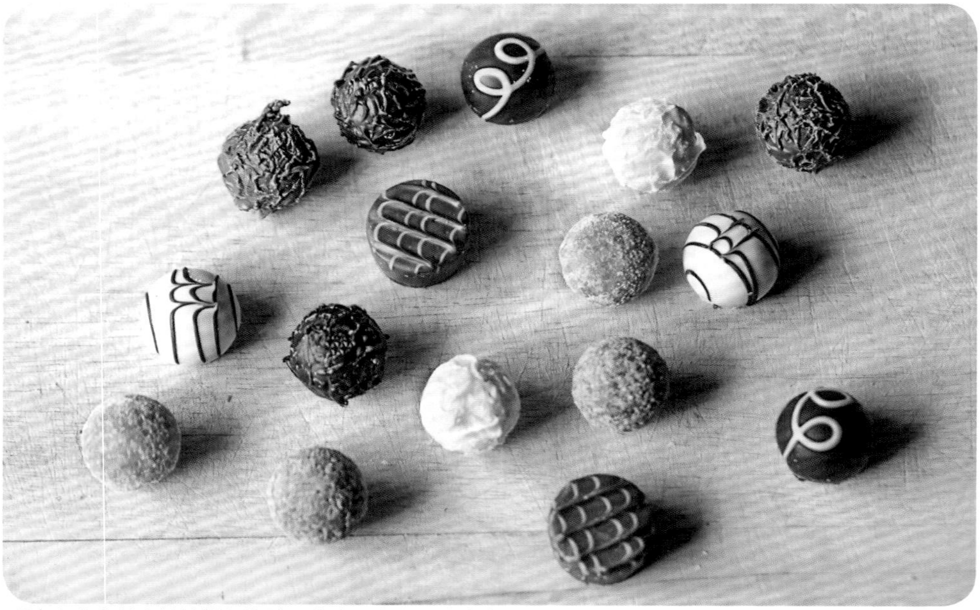

巧克力含有較多的糖類和脂肪，高血壓患者不適宜食用。

高血壓併發肥胖自我簡易按摩調養

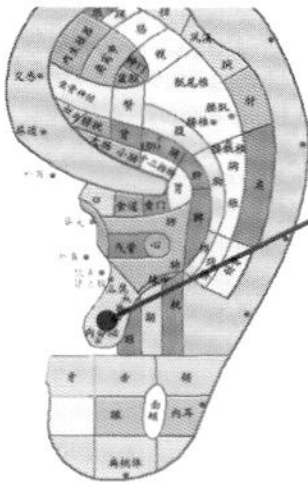

點按飢點穴

飢點穴位於耳屏外側面，耳屏下方的小隆起處。點按飢點穴可使脘脹滿，減低食慾，對於抑制食慾具有很好的效果，高血壓併發肥胖者常按這個穴位可以達到減肥的效果。這個穴位宜在餐前20分鐘進行點按，每次點按50次左右。

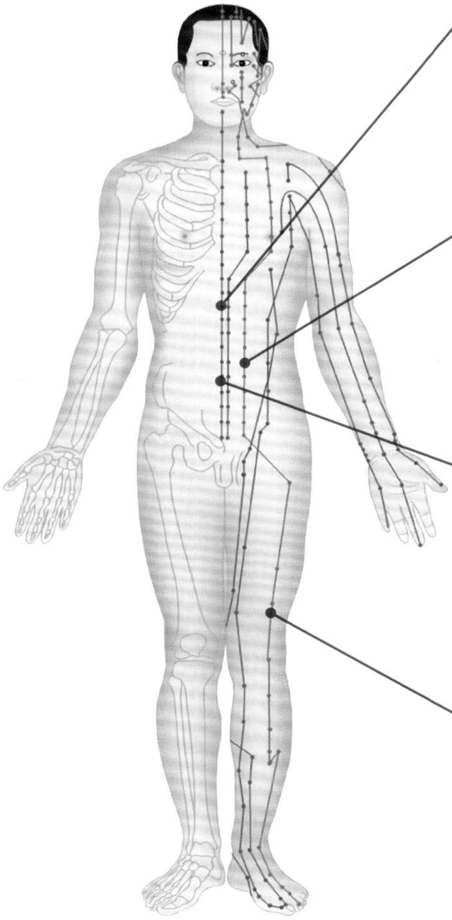

點按中脘穴

中脘穴位於上腹部，前正中線上，當臍中上4寸。進食前，用雙手食指指腹點按中脘穴100次，具有控制食慾的作用，能夠有效控制體脂肪含量，達到減肥瘦身的目的。

揉天樞穴

天樞穴位於肚臍左右約兩支拇指寬處。睡前用雙手食指指端同時繞揉天樞穴100次，逆時針和順時針方向各重複一次。經常按摩此穴，有於益腸道健康，清除腸道內累積的宿便，輕鬆趕走堆積在腹部的贅肉。

點按氣海穴

取穴時，建議可採用仰臥的姿勢，該穴位於人體的下腹部，直線連結肚臍與恥骨上方，將其分為十等分，從肚臍約十分之三的位置，即為此穴。經常按揉此穴，能夠促進腸胃蠕動，幫助消除腹部多餘的脂肪，達到減肥的作用。

點按梁丘穴

從膝蓋骨右端，約三個手指左右的上方即為此穴。每天按揉梁丘穴，可以調整身體的代謝功能和內分泌功能，促進脂肪分解，達到減肥降脂的效果。

降壓減脂常備菜食譜

Ⓖ綠色食物 Ⓡ紅色食物 Ⓨ黃色食物 Ⓦ白色食物 Ⓑ黑色食物

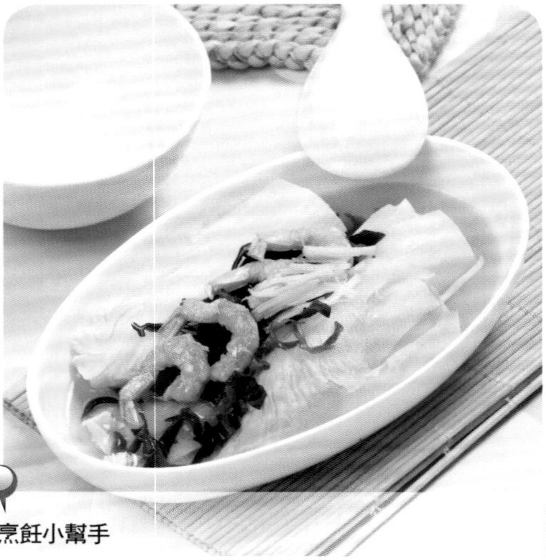

烹飪小幫手

用淘米水泡發出的木耳，口感更加脆嫩，而且易泡發得更充分。

鮮蒸白菜心 ⒼⓎⒷ

食材：白菜心 250 克，乾木耳 2 朵，蝦米 5 克。

調味料：蔥絲、薑絲各 10 克，米酒 5 克，鹽 3 克，香油少許。

做法：

1. 木耳用清水泡發，清洗乾淨，切絲；蝦米洗淨，用清水泡軟；白菜心整顆沖洗乾淨，切成三段。
2. 取碗放入白菜段，放上木耳、蝦米、蔥絲和薑絲，加入米酒、50 克清水及少許泡蝦米的水，攪拌均勻，送入燒開的蒸鍋，以大火蒸 15 分鐘，取出，加鹽調味，淋上香油即可。

糙米豆粥 ⒼⓇⓌ

食材：糙白米30克，白米50克，紅豆、綠豆各20克。

做法：

1. 糙米、紅豆、綠豆分別清洗乾淨，用清水浸泡約 3 至 4 小時；白米清洗乾淨。
2. 鍋置火上，倒入適量清水燒開，加入糙米、白米、紅豆、綠豆，大火煮開後轉小火煮至米粒熟爛的稀粥即可。

烹飪小幫手

糙米口感較粗，蒸米飯或煮粥時，最好和白米搭配食用，這樣口感更佳。

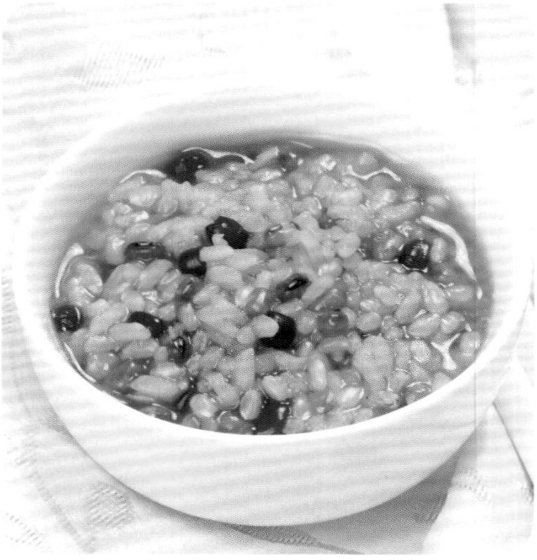

降壓減脂常備菜食譜

G 綠色食物 R 紅色食物 Y 黃色食物 W 白色食物 B 黑色食物

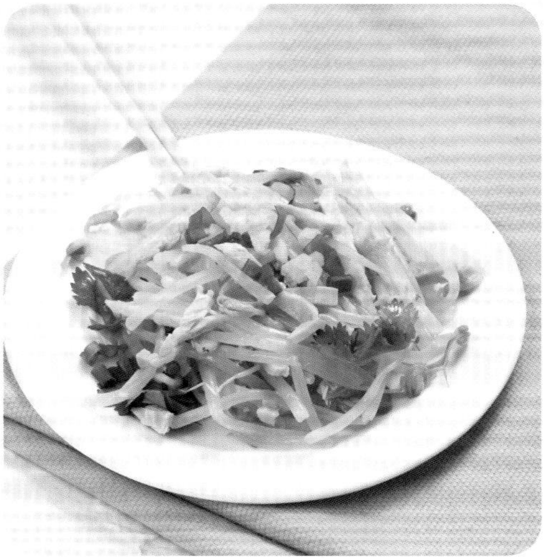

涼拌豆芽雞絲 GW

食材：綠豆芽 250 克，雞胸肉 100 克。

調味料：蒜末、蔥末、香菜末、醋各 5 克，鹽 2 克，香油少許。

做法：

1. 綠豆芽清洗乾淨，用加入醋的沸水汆燙約八分熟，撈出，放涼，瀝乾水分；雞胸肉洗淨，煮熟，撈出，撕成絲。
2. 取盤，放入已汆燙好的綠豆芽和熟雞絲，加鹽、香油、蒜末、蔥末、香菜末攪拌均勻即可。

烹飪小幫手

在汆燙綠豆芽的水中加一些醋，能夠減少綠豆芽的豆腥味。

砂鍋燉豆腐 RWB

食材：豆腐 250 克，豬瘦肉 50 克，鮮香菇 3 朵。

調味料：蔥花 10 克，鹽 2 克，醬油 3 克，香油少許。

做法：

1. 豆腐洗淨，切塊；豬瘦肉去淨筋膜，洗淨，煮熟，撈出，切片；新鮮香菇清洗乾淨，用沸水汆燙約 3 至 5 分鐘，撈出，切片。
2. 砂鍋置火上，放入豆腐和清水，大火燒開，轉小火煮 5 至 8 分鐘，加入肉片、香菇略煮，加鹽和醬油調味，撒上蔥花，淋上香油即可。

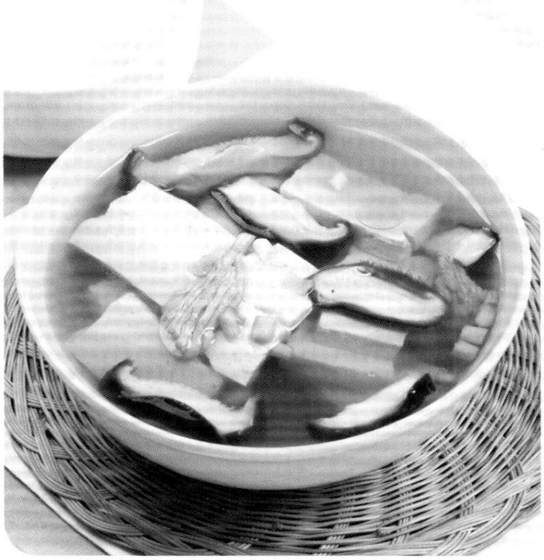

烹飪小幫手

豆腐宜選購質感硬一點的板豆腐，以避免燉碎。

高血壓併發心臟病

高血壓是心臟病的危險因素，高血壓患者中也占多數同時罹患心臟病。高血壓和心臟病的發生、病史都與飲食密切相關，均衡適量的飲食可以預防高血壓患者的心臟病危機，可避免心腦血管疾病的發生。

高血壓併發心臟病患者飲食原則

1. 控制總熱量的攝取，盡量使體重保持或接近標準體重，因為攝取過高的熱量會使體重增加，對高血壓心臟病患者就是危險致病因素。
2. 飲食清淡，每日的食鹽量控制在4克以下。
3. 多吃富含維生素C及鉀的蔬菜和水果，例如番茄、馬鈴薯、奇異果、香蕉等。
4. 少吃甜食，多吃高纖食品和豆製品。
5. 少吃或不吃肥肉、黃油、豬油等含動物脂肪較多的食物。飲食上，還應該控制膽固醇的攝取，每日的膽固醇攝取量應該少於300毫克，動物的心、腦、肝、腎等富含膽固醇的食物要少吃或不吃。
6. 適量攝取蛋白質，雖然蛋白質是心臟必需的營養物質，但是因蛋白質不易消化，攝取過多會增加心臟的負擔。高血壓併發心臟病患者，每日食物中蛋白質的含量以每公斤體重不超過1克為宜，應多選用牛奶、優酪乳、魚類和豆製品。
7. 三餐定時定量，每餐最好都能葷素均衡搭配，不偏食。

不容忽視的飲食細節

1. 如果經濟條件允許，烹調用油可以選擇橄欖油、茶油等含油酸高的油脂，有利於調節血脂。
2. 晚餐不要吃得過飽，大約半飽即可，以減輕心臟負擔。
3. 每週吃1至2次海魚，海魚類富含的多不飽和脂肪酸，能夠促進脂質代謝，降低血清膽固醇和血清三酸甘油脂，以及低密度脂蛋白和極低密度脂蛋白，進而保護心血管，對心臟有益。
4. 一顆雞蛋中的膽固醇含量大約是300毫克，高血壓合併心臟病患者應控制雞蛋的攝取，每天可吃半顆雞蛋或每兩天吃一顆雞蛋。
5. 多吃些新鮮的紅、黃、綠色蔬菜，每天進食量至少達到500克。
6. 適量飲茶。茶葉中的茶鹼，可直接刺激心臟，擴張冠狀動脈，增強心肌功能；茶葉中的茶多酚，可改善微血管壁的滲透性，能夠有效的增強心肌和血管壁的彈性和抵抗力，減輕動脈粥狀硬化的程度。

食物選擇

宜選用的食物

大米、麵粉、燕麥、玉米等及其製成品；大白菜、菠菜、青江菜等葉菜及番茄、苦瓜、黃瓜等瓜茄類蔬菜；木耳、銀耳、香菇、海帶、紫菜等菌藻類；綠豆、紅豆、黃豆、黑豆及其製成品；瘦肉、去皮禽肉及魚、蝦等水產品。

少吃或不吃的食物

鹹菜、鹹鴨蛋、鹹魚等醃製食品；香腸、火腿等加工食品；肥肉、肥禽、動物內臟、蟹黃、奶油等含脂肪及膽固醇高的食品；含油脂及高糖分的糕點、飲料、糖果、調味料等。

TIPS

多吃富含維生素 C 及鉀的蔬果，有助於降低血壓以及避免心血管疾病。

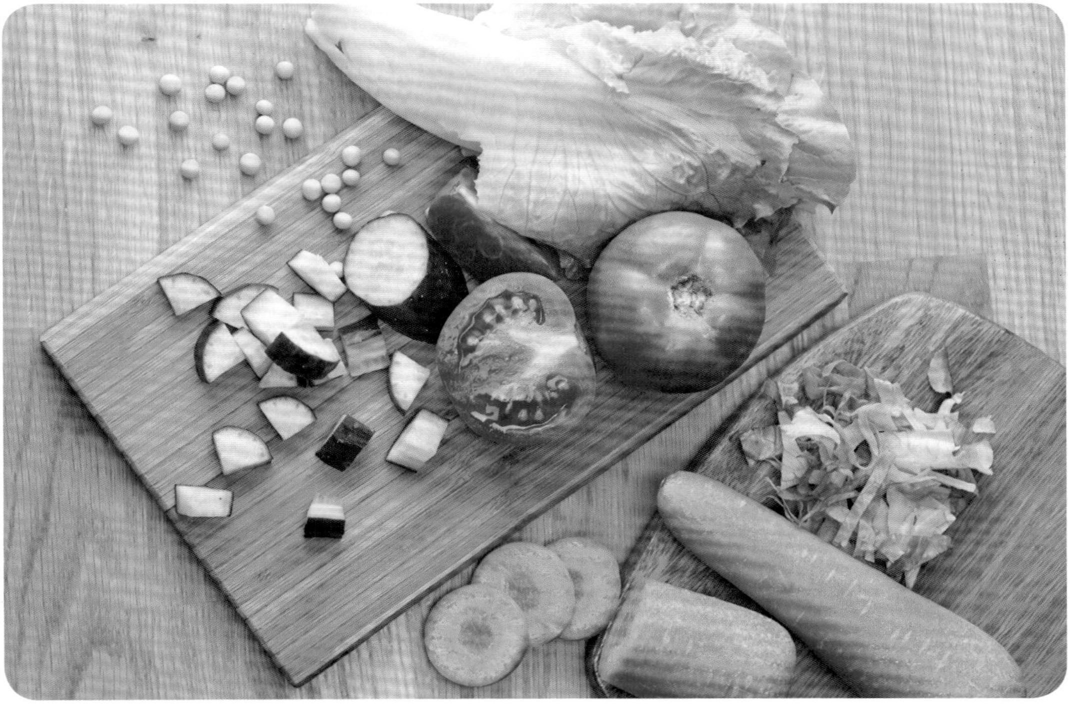

高血壓併發心臟病自我簡易按摩調養

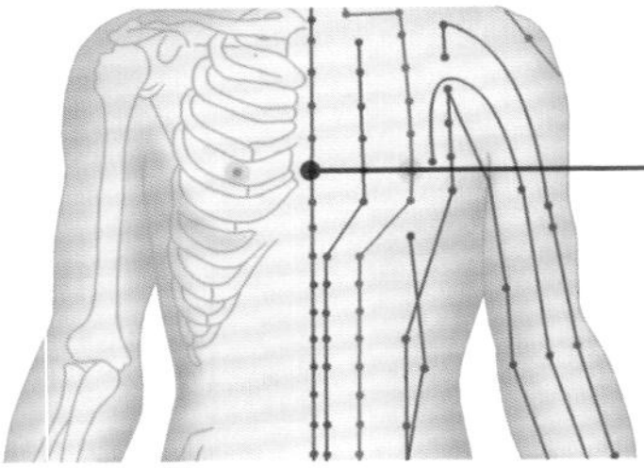

點揉膻中穴

膻中穴在胸部，當前正中線上，平行於第4肋間、兩乳頭連線的中點。按摩時，用左手或右手大拇指的指腹點揉1分鐘為佳。點揉膻中穴，對冠心病引起的心悸、胸悶喘憋和煩躁有較好的療效。

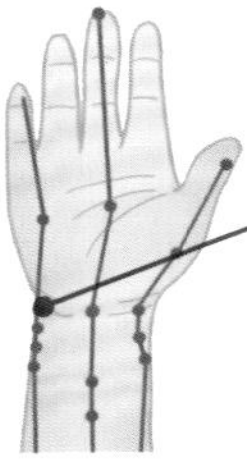

按摩神門穴

神門穴在腕部，腕掌側橫紋尺側端，尺側腕、屈肌腱的橈側凹陷處。每晚睡前各按摩左右兩側的神門穴1 分鐘，按摩時可稍微用力。神門穴是安神養心的穴位之一，按摩神門穴能增加冠狀動脈血液流量，還能益氣血、安神補心，對高血壓和冠心病均有益。

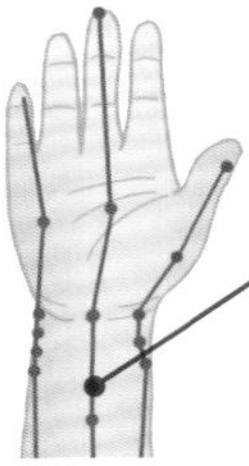

按揉內關穴

內關穴在前臂正中，腕橫紋上2寸，掌長肌腱與橈側腕屈肌腱之間。按摩時，兩手交替按揉對側的內關穴各1分鐘，需稍用力旋轉揉動，以穴點產生酸脹感為佳，每天1次。按揉內關穴能夠強心，調節心律，緩解胸悶憋氣等不適症狀。

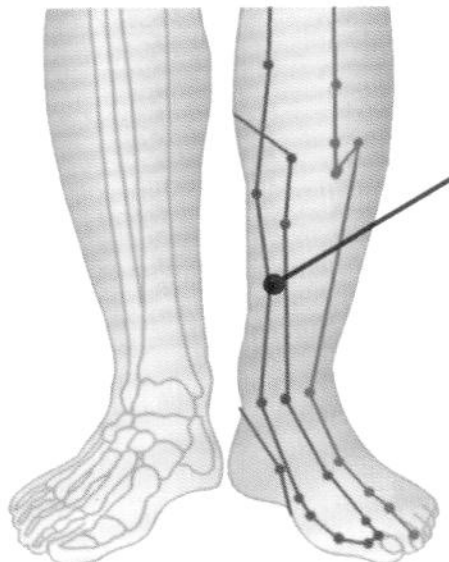

按揉三陰交穴

三陰交穴位於內踝尖上3寸處。按摩時，將右（左）腿平放在對側膝上，左（右）手拇指指腹放在三陰交穴上，適當用力揉按1分鐘，雙穴交替按揉。按揉三陰交穴能養護心腎，寧心安神，對冠心病的調養有益。

降壓護心常備菜食譜

Ⓖ綠色食物 Ⓡ紅色食物 Ⓨ黃色食物 Ⓦ白色食物 Ⓑ黑色食物

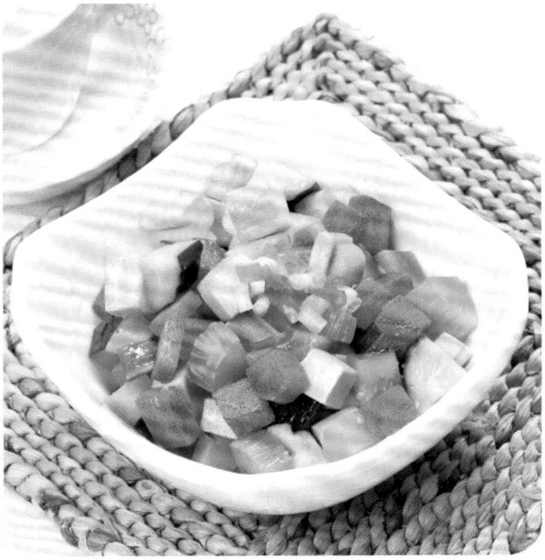

炒素丁 ⒼⓇⓎ

食材：黃瓜、胡蘿蔔、豆乾、萵苣筍各 50 克。

調味料： 蔥末 10 克，鹽 2 克，胡椒粉 1 克。

做法：

1. 黃瓜洗淨，去蒂，切丁；胡蘿蔔洗淨，切丁；豆乾洗淨，切丁；萵苣筍去皮、切丁。
2. 鍋置火上，倒油燒至六成熱，將蔥末爆香，放入胡蘿蔔丁、萵苣筍丁翻炒 3 分鐘，加入黃瓜丁、豆乾丁翻炒約 1 分鐘，加入鹽和胡椒粉均勻調味即可。

烹飪小幫手

黃瓜丁及萵苣筍丁翻炒的時間不宜過長，才能保持爽脆的口感。

砂鍋燉豆腐 ⓇⓌ

食材：蒟蒻、豬瘦肉各 150 克。

調味料： 薑末、蒜末各5克，醬油 3克，豆瓣醬5克。

做法：

1. 豬瘦肉洗淨，切絲；蒟蒻用沸水汆燙一下，撈出，過涼，切絲。
2. 鍋置火上，倒油燒至六成熱，加薑末和豆瓣醬爆香，再放入肉絲煸熟，放入蒟蒻絲快速翻炒幾下，加上醬油和蒜末均勻調味即可。

烹飪小幫手

蒜末起鍋前再放入，可以讓菜餚的蒜香味更濃郁。若不喜歡蒜味，也可不加。

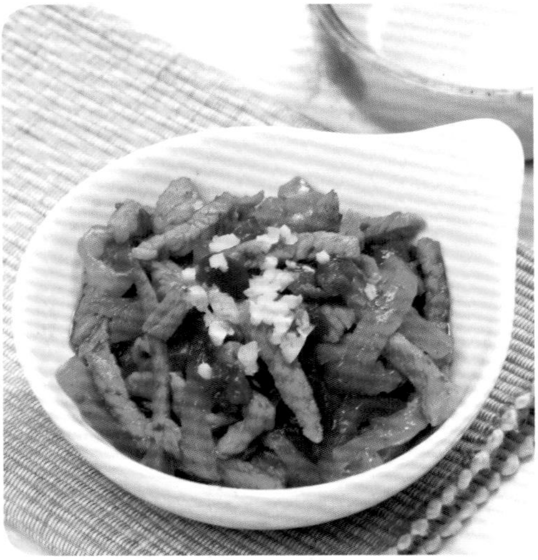

降壓護心常備菜食譜

Ⓖ 綠色食物 Ⓡ 紅色食物 Ⓨ 黃色食物 Ⓦ 白色食物 Ⓑ 黑色食物

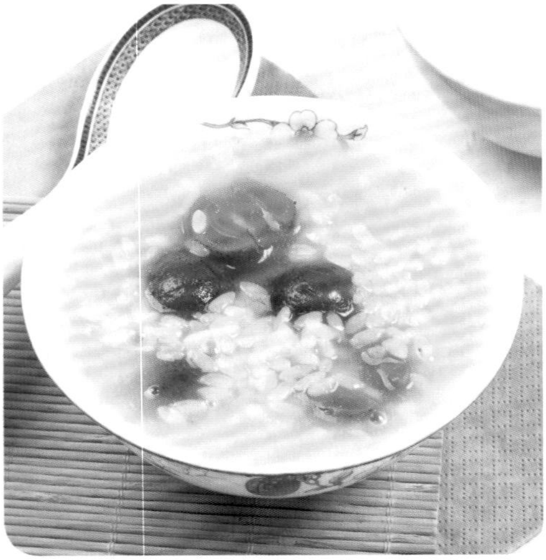

山楂粥 ⓇⓌ

食材： 白米 80 克、鮮山楂 50 克、冰糖 5 克。

做法：

1. 鮮山楂洗淨，去蒂，切開；白米清洗乾淨。
2. 砂鍋置火上，放入山楂和適量清水慢煎取濃汁，去渣，倒入湯鍋中，再加適量清水燒開，加入白米煮至米粒熟爛的稠粥狀，加冰糖煮至化開即可。

烹飪小幫手

1. 山楂粥不宜空腹食用。
2. 鮮山楂可以換成 30 克的乾山楂片。

清炒蝦仁 ⒼⓇⓌ

食材： 鮮蝦仁 150 克，胡蘿蔔、黃瓜各 50 克。

調味料： 鹽 4 克，米酒 5 克，太白粉適量，香油各少許。

做法：

1. 蝦仁挑去腸泥，洗淨，加米酒和澱粉拌勻，醃漬 20 分鐘；胡蘿蔔、黃瓜分別洗淨，切丁。
2. 鍋置火上，倒油燒至五成熱，放入胡蘿蔔丁、蝦仁炒熟，再放入黃瓜丁翻炒，盛入盤中；原鍋倒入 100 克的清水燒開，加鹽和香油調味，用太白粉勾芡，將調味汁淋在盤中的蝦仁上即可。

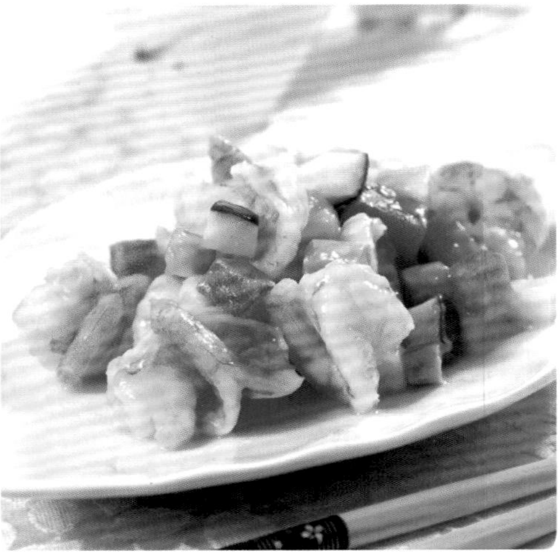

烹飪小幫手

蝦仁烹調前，加米酒醃漬至少 5 分鐘，能減少腥味。

高血壓併發腎功能減退

高血壓與腎臟關係密切。腎臟病若無法有效控制會引起高血壓，反之，如果血壓控制不好又會損害腎臟。高血壓併發腎功能減退患者的飲食以保護腎功能、預防腎功能減退為主，以均衡有規劃的飲食來減輕腎臟的負擔，提高患者的生活品質。

高血壓併發腎功能減退患者飲食原則

1. 適當限制蛋白質的攝取量，一般為每日30至50克，以減輕腎臟的負擔，適當的蛋白質攝取量，以腎功能指標為標準。若腎功能正常，含蛋白質的食物也不能吃得太少，否則會消耗身體的肌肉，在腎臟能承受的蛋白質數量內，必須攝取質優且營養價值高的動物性蛋白質食物，如魚肉、瘦肉、雞蛋、乳製品等。
2. 如果有血鉀增高的情況，盡量少吃富含鉀的食物。鉀廣泛存在於肉類、深綠色蔬菜水果及乾豆類。腎功能減退時，腎小管的再吸收功能減弱，腎臟清除率減低，多吃含鉀的食物易造成血鉀蓄積，出現無力、心律不整等不適感。
3. 採用薯類和麥澱粉（將小麥粉中的蛋白質抽提分離去掉，抽提後的小麥粉中蛋白質含量從9.9％降低至0.6％以下）來代替部分主食，用以減少主食中非油脂蛋白質的量，有助於保護腎功能。
4. 不吃甜食、高糖水果，不飲用甜飲料。
5. 控制飲食中的鈉鹽，保持低鹽的飲食習慣。忌吃鹹魚、醬菜等鹽醃食物。
6. 減少脂肪的攝取量，特別是來自陸地動物的飽和脂肪。
7. 應常吃些富含維生素B_1、維生素B_2、葉酸、維生素B_6、維生素C、維生素D的食物。
8. 不宜攝取過多水分。當出現排尿減少時，水分會積在體內，使心臟和血管的負荷增加，不利於高血壓的控制。
9. 飲酒應適量，每週不超過3至6份酒精，每份酒精量約為12克，即270克啤酒、100克葡萄酒、30克中等酒精度的白酒。

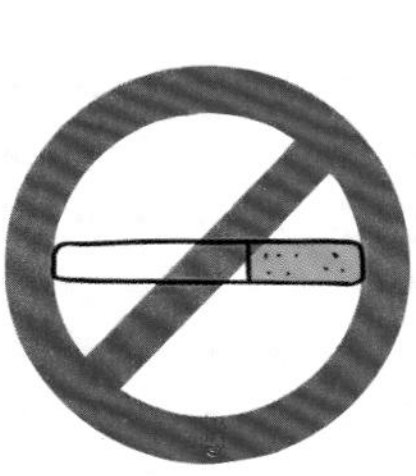

吸菸對腎臟會造成很大的負擔。

不容忽視的飲食細節

❶豆漿、豆腐等豆製品，因為富含植物蛋白，對腎功能較不利，必須在營養師的指導下限量食用。

❷蔬菜的含鉀量較高，避免生吃，烹調時可先用沸水汆燙一下，撈出後再用油炒，可減少鉀的攝取量。

❸麵包、餅乾、碳酸性飲料，其製作過程中加入的「蘇打」，也是鈉鹽。話梅這類的乾果，也含有較高的鈉鹽，這些食品要限量食用。

食物選擇

宜吃食物

山藥、芋頭、蓮藕、藕粉、粉絲等薯類及澱粉類食物；大白菜、包心菜、芹菜、苦瓜、絲瓜、冬瓜、黃瓜、南瓜、番茄、茄子等蔬菜；蘋果、梨、橘子、草莓、桃子、西瓜、奇異果、葡萄、芒果、木瓜等水果。

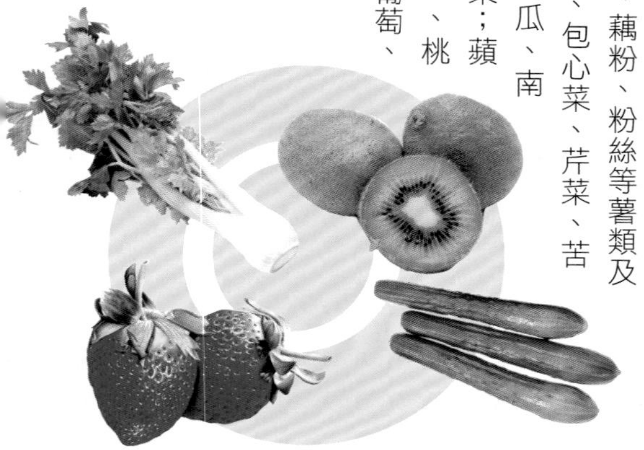

限量吃的食物

麵粉、白米、黑米、糯米等糧穀類食物；瘦肉、雞肉、鴨肉、魚、蝦及蛋類食物；綠豆、紅豆、黃豆、黑豆等豆類及其製品；牛奶及其製成品。

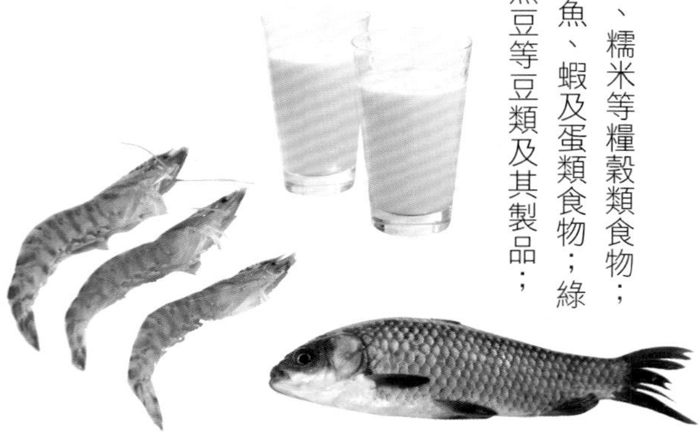

忌吃的食物

動物內臟（心、肝、腎、腸等）、動物腦、肥肉、肉皮、動物油、蛋黃、鹹肉、鹹蛋、鹹魚、鹹榨菜、腐乳、香腸、火腿、臘肉等。

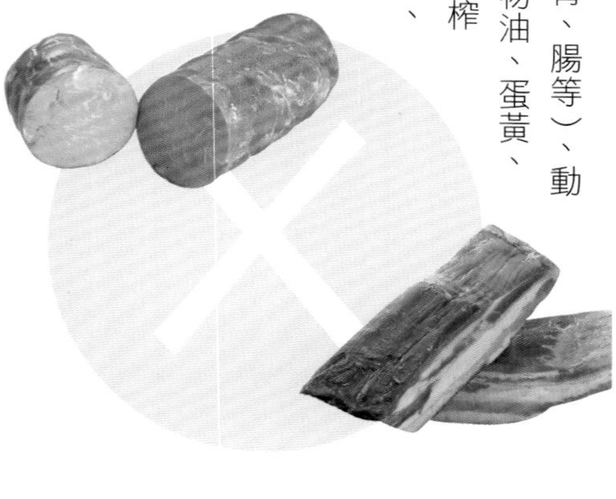

高血壓併發腎功能減退自我簡易按摩調養

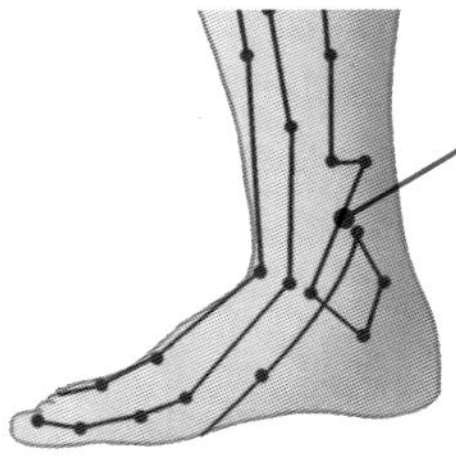

按摩太溪穴

太溪穴位於足部內側，內踝後方與腳跟骨筋腱之間的凹陷處。每天按摩1至2次，每次按摩3至5分鐘。太溪穴處腎經的經氣最旺處，可以明顯地提高腎代謝功能的作用。高血壓併發腎功能減退的患者經常按摩太溪穴，可使血壓有一定程度的降低。

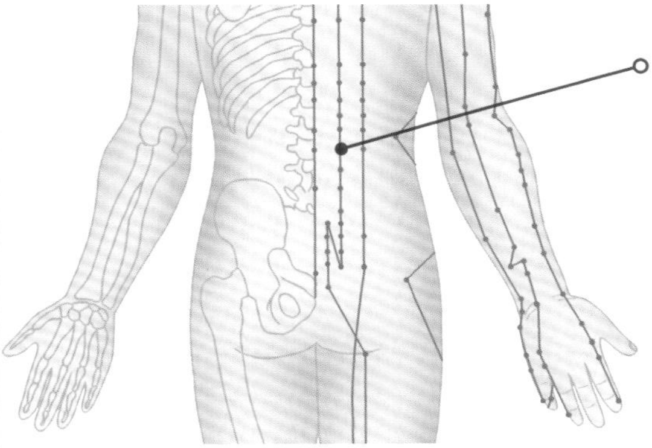

摩擦腎俞穴

腎俞穴位於人體的腰部，當第二腰椎棘突下，左右二指寬處。每晚臨睡前，坐於床邊垂足，閉氣，舌抵上齶，目視上方，兩手摩擦雙側的腎俞穴，每次3至5分鐘。摩擦腎俞穴能夠改善腎臟的血液循環，加速腎臟排毒，具有保護腎功能的作用。

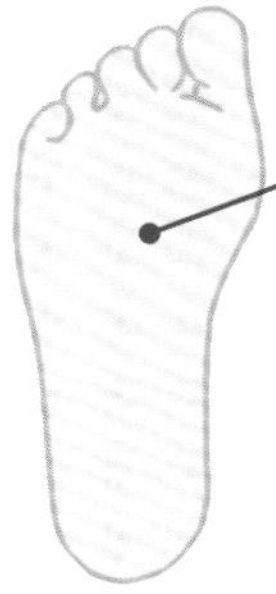

按壓湧泉穴

湧泉穴位於足底的前部凹陷處第二、三趾趾縫紋頭端，與足跟連線的前三分之一處。按摩時盤腿端坐，赤足，用左手拇指按壓右足湧泉穴，左旋按壓30次，右旋按壓30次，然後用右手拇指按壓左足湧泉穴，手法同前。經常按摩湧泉穴，能調養腎臟，提高腎功能。

降壓強腎常備菜食譜

Ⓖ綠色食物 Ⓡ紅色食物 Ⓨ黃色食物 Ⓦ白色食物 Ⓑ黑色食物

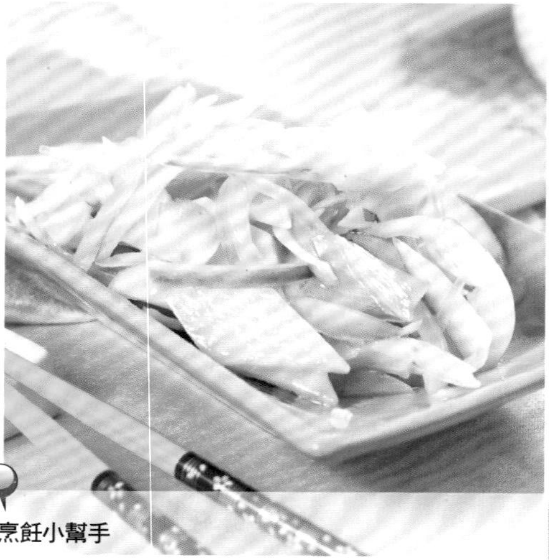

洋蔥炒馬鈴薯片 Ⓦ

食材： 洋蔥 250 克，馬鈴薯 100 克。

調味料： 薑絲、鹽各 3 克，植物油 4 克。

做法：

1. 洋蔥剝去外皮薄膜，去蒂，洗淨，切絲；馬鈴薯去皮，洗淨，切片。
2. 炒鍋置火上，倒入適量植物油，待油溫燒至七成熱，放入薑絲炒出香味。
3. 倒入馬鈴薯片翻炒均勻，加適量水燒熟，放入洋蔥絲炒熟，用鹽調味即可。

烹飪小幫手

切洋蔥前，先將其放水中浸泡一下，就不會過度地刺激眼睛。

雞絲粉皮 ⒼⓇⓌ

食材： 粉皮150克，雞胸肉50克，青椒、紅椒各25克。

調味料： 芝麻醬15克，蔥末、蒜末、香菜末各5克，醬油、醋、白糖各3克。

做法：

1. 粉皮洗淨，切條；雞胸肉洗淨，煮熟，撈出，瀝乾水分，撕成絲；青椒、紅椒洗淨，去蒂，除籽，切絲。
2. 麻醬用涼開水調稀，加入醬油、醋、白糖、蔥末、蒜末攪拌均勻，製成調味汁。
3. 取盤，放入粉皮、雞絲、青椒絲、紅椒絲，淋入調味汁拌勻，撒上香菜末即可。

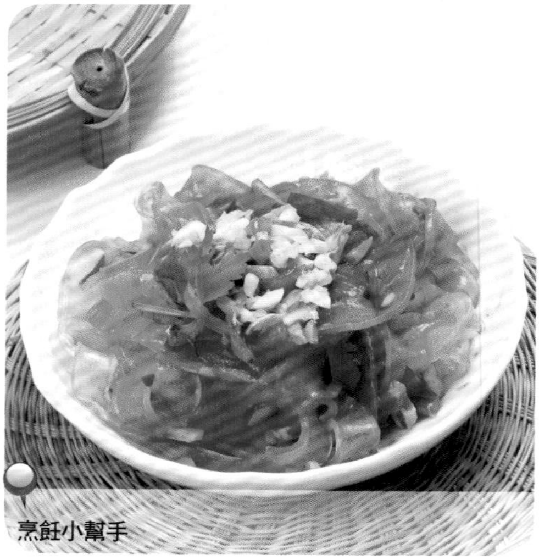

烹飪小幫手

粉皮會沾黏，先放入水中浸泡 1 至 2 分鐘，沾黏的部分就很容易剝開。

降壓強腎常備菜食譜

Ⓖ綠色食物 Ⓡ紅色食物 Ⓨ黃色食物 Ⓦ白色食物 Ⓑ黑色食物

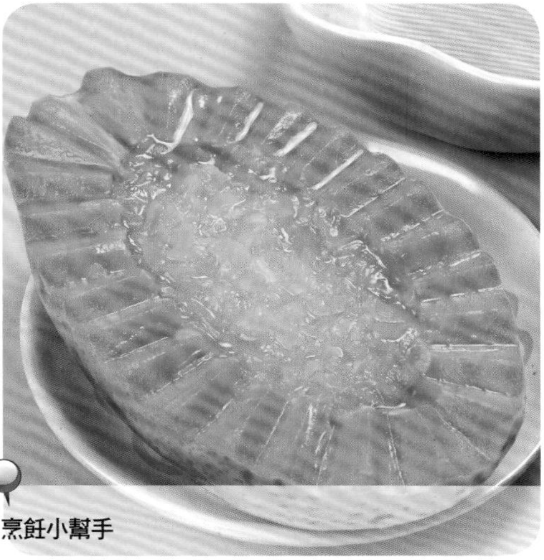

木瓜蒸燕窩 Ⓨ

食材：木瓜 1 個（中等大小），燕窩 10 克。

調味料：冰糖 5 克。

做法：

燕窩用溫水泡發，撿去雜質、絨毛，用清水洗淨；冰糖用少許溫水化開；木瓜洗淨，從中間切成兩半，去籽，切口朝上放在蒸盤中，放入燕窩和冰糖水，放入已燒開的蒸鍋蒸至燕窩軟熟即可。

烹飪小幫手

不要選太過熟透的木瓜，宜選熟透度中等、觸摸時，木瓜的手感較硬實，此木瓜不容易被蒸塌。

菠菜麵 ⒼⓎⓌ

食材：麵粉 150 克，菠菜 100 克，雞蛋 1 顆。

調味料：香菜末 10 克，醬油、醋各 3 克，鹽 2 克，香油少許。

做法：

1. 麵粉淋入適量清水揉成軟硬適中的麵團，蓋上保鮮膜，靜置醒麵約 15 至 20 分鐘後，擀成大張的薄麵片，切寬條，揪成小片；菠菜清洗乾淨，放入沸水中汆燙 約 1 分鐘，撈出，切段。
2. 鍋置火上，倒入適量清水燒開，加入麵片，加入雞蛋煮熟，放入菠菜，加醬油、醋、鹽調味，淋上香油，撒上香菜末即可。

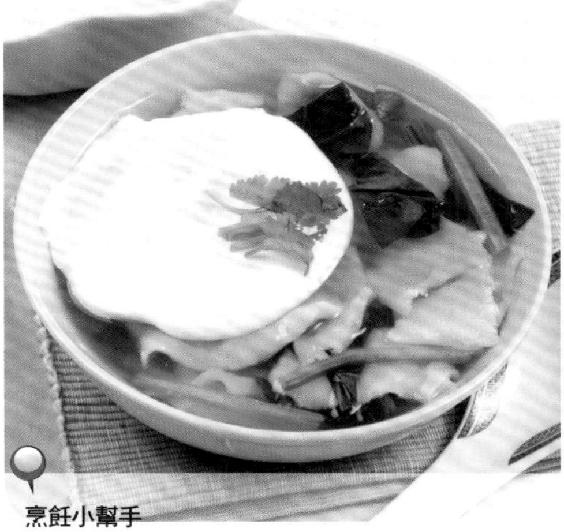

烹飪小幫手

如果不喜歡吃整顆蛋，也可以將雞蛋打入碗中打散後，淋入湯中攪成蛋花湯。

高血壓併發中風

中風是腦出血的俗稱，又叫腦血管意外，可分為出血性中風和缺血性中風，但不管是哪一種中風，都會有不同程度、不同部位的腦損傷，爾後產生多種精神症狀，會出現在身體某一部位或多個部位發生功能障礙。所以中風是高血壓患者致死、致殘的主要原因，嚴重威脅著高血壓患者的生命安全。在飲食上的特殊需求與其他併發症有較大的區別。

高血壓併發中風患者飲食原則

1. 控制總熱量的攝取，保持適宜的體重。
2. 碳水化合物仍是能量的主要來源，每天的攝取量應占總熱量的50至60%。
3. 適量食用魚肉、雞肉、鴨肉、鴿肉等含優質蛋白質的食物，不僅對維持正常血管彈性及改善腦血流有益，還能促進鈉鹽的排泄，有利於防止中風再次發生。在無肝、腎功能不全的情況下，每日的蛋白質攝取量占總熱量的12至15%。
4. 飲食宜清淡，限量使用油脂，不吃肥禽、肥肉。患者消化功能正常時，每日的脂肪攝取量應占總熱量的20至25%。
5. 飲食不宜過甜，甜食含糖量高，會在體內轉化成脂肪，容易發生動脈硬化。
6. 忌吃醃漬、臘味等鹹味過重的食物，這些食物含鈉量較高，對中風患者的健康不利。
7. 三餐定時定量，每餐葷素均衡搭配，不可偏食。
8. 常吃些番茄、洋蔥等富含類黃酮與番茄紅素的食物，對防止血管狹窄和血凝塊堵塞腦血管有較大幫助。
9. 吞咽功能正常的患者，所吃的食物仍需要軟、爛且易於咀嚼。
10. 喪失吞咽功能的患者，應給予全流質鼻管餵食，可選用高血壓患者專用腸內營養製劑，也可自己製作，然後經鼻胃管餵給患者。

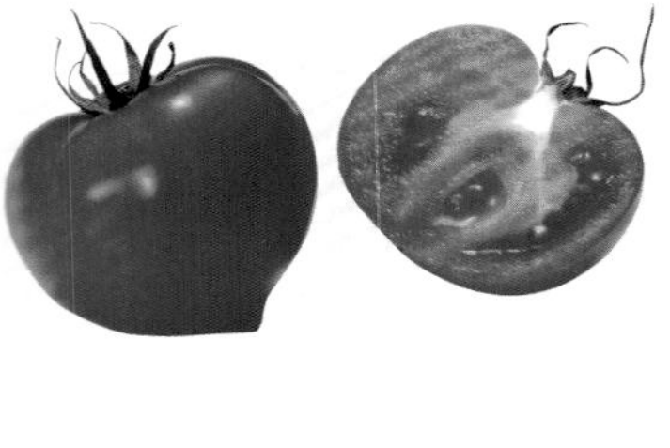

不容忽視的飲食細節

1. 患者餵食的全流質食物，其數量要接近於患者平時能量的範圍，或稍低於平時的飲食量，每天約6餐，進食數量應先從少量開始，然後根據患者的消化功能，調整合適的用量。
2. 應避免堅硬、大塊、多渣及有骨、刺的食物。
3. 進食有困難的患者，家屬必須在營養師的指導下製作飲食配方，否則患者非常容易發生營養不良。
4. 全流質鼻管進食食物的製作方法：將去除不可食用部分，且清洗乾淨的食物切成小塊煮熟，再與作為主食的米飯或饅頭混合，倒入乾淨的家用攪碎機中，加適量清水（葉菜可切碎後直接放入），攪成無顆粒的糊狀，倒入乾淨的鍋內燒開，轉小火再煮3至5分鐘，同時攪動均勻，加鹽和油調味（每天用鹽量3至6克、食用油不超過25克），完成後先倒入消毒過的容器中，過濾去渣後備用。一次製作量較多時，可裝入消毒過的密閉容器中，放於冰箱冷藏，下次食用前，需煮沸後再灌餵。

食物選擇

宜吃食物

白米、麵粉、燕麥、玉米等及其品；大白菜、菠菜、生菜、青江菜等綠葉蔬菜及番茄、茄子、冬瓜、黃瓜、苦瓜等蔬菜；各種新鮮水果；木耳、銀耳、香菇、海帶、紫菜等菌藻類；低脂奶、脫脂奶及低脂乳酪等；瘦肉、去掉肉皮和肥肉的禽肉、魚、蝦及蛋白等。

少吃或不吃的食物

肥肉、炸雞腿等油脂含量較高的食物；動物內臟、蛋黃、魷魚、蟹黃等富含膽固醇的食物；香腸、火腿等加工肉食；鹹菜、鹹魚、鹹蛋、臘肉、臘魚等鹽醃食物；蛋糕、蜜餞、霜淇淋、甜飲料等甜食。

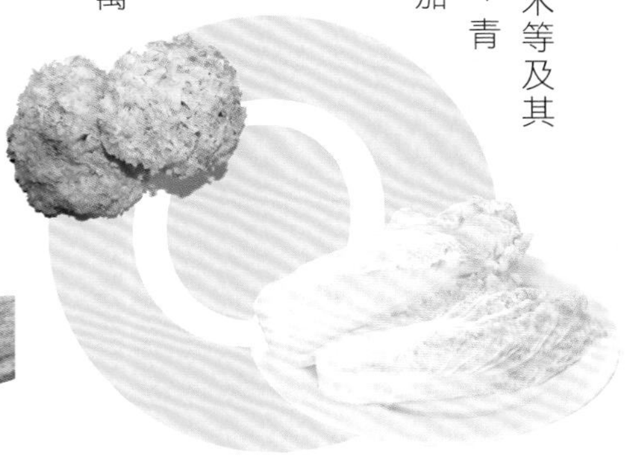

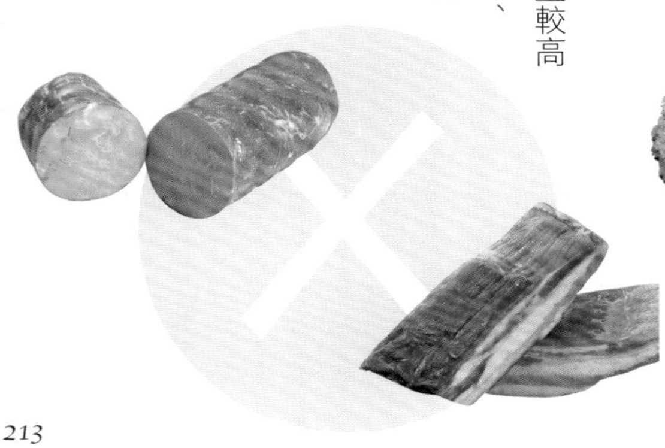

高血壓併發中風自我簡易按摩調養

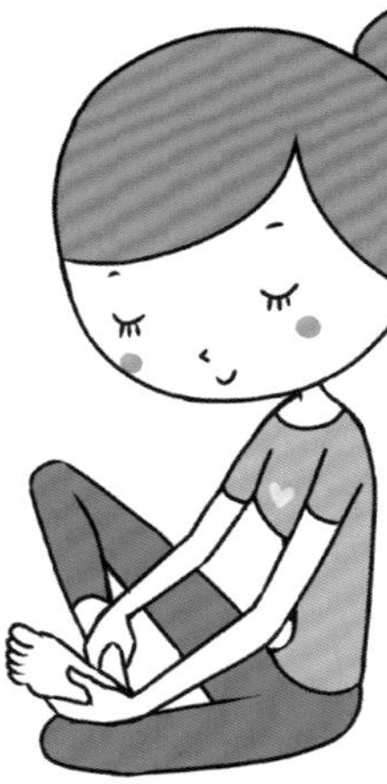

搓腳

患者取坐姿，操作者先用大拇指從患者腳後跟的部位向腳心部位抹、掐到腳趾尖端，再用大拇指和食指的指甲掐患者的腳掌部位，連續掐數次，然後用大拇指和食指的指甲掐患者的腳趾數遍，最後用手掌揉搓患者腳面。此方法具有行氣活血、通經活絡的功效，有助於改善中風患者的腳部血液循環。

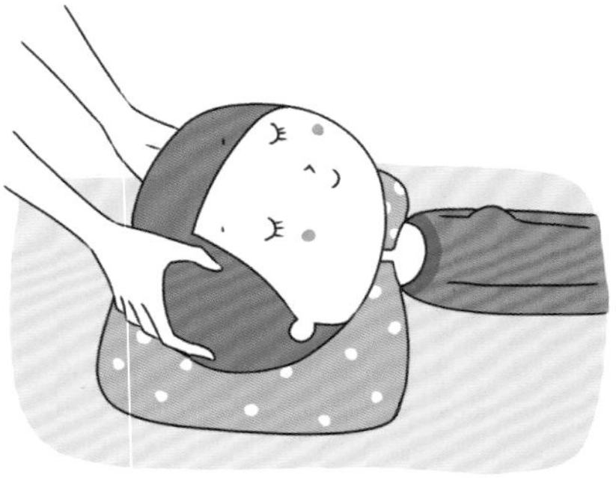

摩擦頭皮

患者取坐姿或躺臥，操作者用雙手摩擦患者的頭皮，手法宜輕而柔，每次摩擦10分鐘。此法對中風伴有失眠心慌、肢體麻木、血壓不穩者，均有較明顯的改善作用。急性期不適用，恢復期或後遺症期可用。

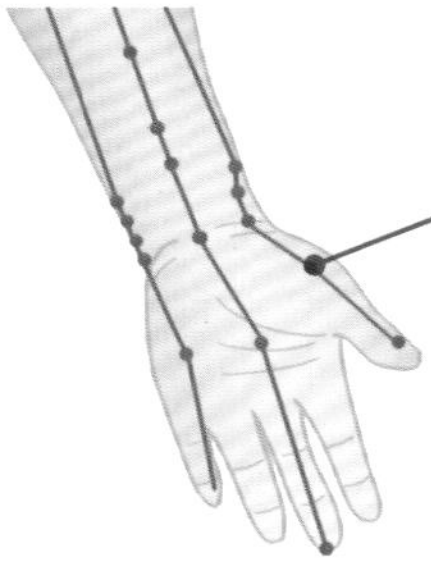

掐手(魚際穴)

操作者一手托住患者的手背，用另一手的大拇指和食指的指甲掐著患者的掌根、掌心、大小魚際、各指節和指尖的部位。掐完上述部位後，再用雙掌對揉這些穴位。此法具有通經、活血的功效，有助於中風患者手部功能喪失的功能康復。

降壓防中風常備菜食譜

Ⓖ綠色食物 Ⓡ紅色食物 Ⓨ黃色食物 Ⓦ白色食物 Ⓑ黑色食物

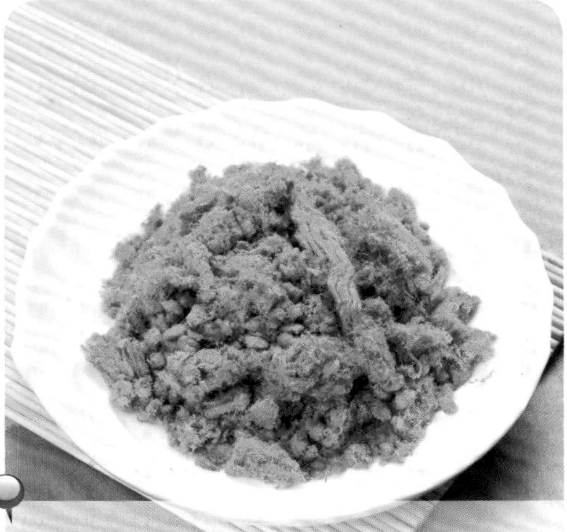

烹飪小幫手

可以一次多做些，放在密閉的容器中保存，隨吃隨取。

低鹽肉鬆 Ⓡ

食材：豬里肌肉 500 克。

調味料：薑片、蔥段、醬油、米酒各 5 克，鹽 1 克，白糖、花椒粉各 3 克，茴香、桂皮少許。

做法：

1. 豬里肌肉洗淨，切條，放入沸水中汆燙去除血水，撈出。
2. 湯鍋置火上，放入汆好的豬肉、醬油、鹽、白糖、薑片、蔥段、米酒、茴香、桂皮和清水（水量超過食材）以大火煮沸，轉小火煮至豬肉熟爛，撈出，瀝乾水分。
3. 炒鍋燒熱後，倒入豬肉用小火翻炒，炒至肉脫水、肉絲散碎、顏色成灰黃色，關火，撒上花椒粉拌勻即可。

蝦肉餛飩 ⒼⓌⒷ

食材：餛飩皮 300 克，蝦仁 150 克，韭菜 100 克，紫菜 5 克。

調味料：香菜末、蔥末各 10 克，鹽 2 克，花椒粉、雞粉各 1 克，米酒、薄鹽醬油各 3 克，香油少許。

做法：

1. 韭菜擇洗乾淨，切末；蝦仁挑去腸泥，洗淨，剁成蝦泥，加韭菜末、蔥末、花椒粉、米酒、醬油、香油、雞粉，朝一個方向攪打至出筋，製成餛飩餡。
2. 取餛飩皮，包入適量餛飩餡，製成餛飩；取碗，放入鹽、香菜末、紫菜、香油。
3. 湯鍋置火上，倒入適量清水燒沸，放入生餛飩煮開後再煮約 8 至 10 分鐘，連湯盛入碗中即可。

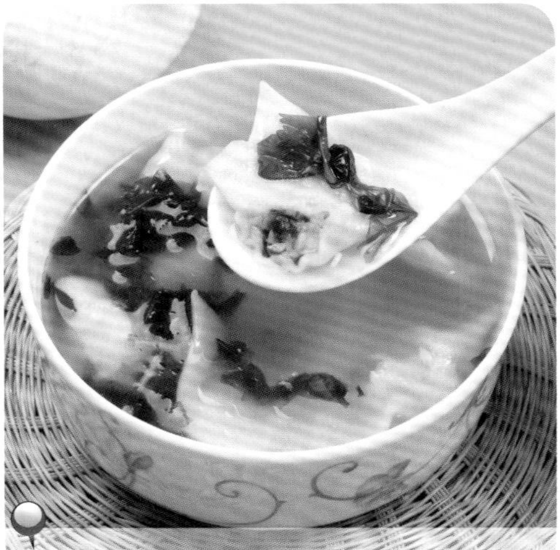

烹飪小幫手

餛飩皮包入餡料封口時，宜在麵皮的捏口處塗少許清水，麵皮會捏合得比較牢，煮的過程中不易散開。

降壓防中風常備菜食譜

Ⓖ綠色食物 Ⓡ紅色食物 Ⓨ黃色食物 Ⓦ白色食物 Ⓑ黑色食物

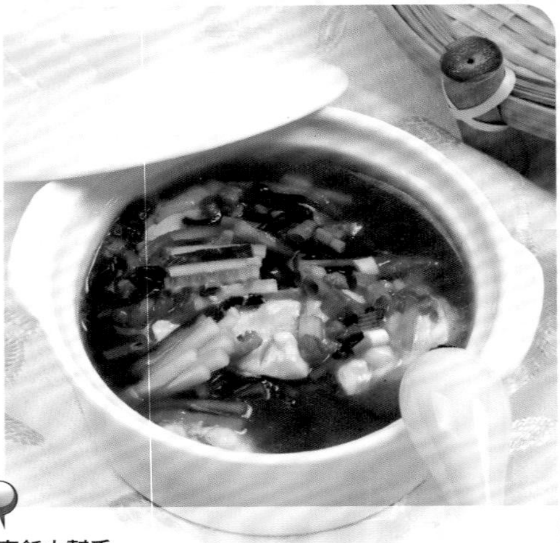

烹飪小幫手

澆芡汁前，先倒掉碗中的蒸汁，以避免減淡芡汁的味道。

鹹豆腐腦 ⒼⓇⓌⒷ

食材： 嫩豆腐 1 盒，牛瘦肉 50 克，胡蘿蔔、黃瓜各 25 克，木耳 20 克。

調味料： 蔥花 5 克，醬油 3 克，鹽 2 克，太白粉少許。

做法：

1. 牛瘦肉洗淨，剁成肉末；胡蘿蔔、黃瓜洗淨，切絲；木耳清洗乾淨，切絲；嫩豆腐倒入蒸碗中，放入燒開的蒸鍋蒸 8 分鐘，取出，倒掉蒸汁。
2. 鍋置火上，倒油燒至六成熱，蔥花爆香，放入肉末煸熟，倒入胡蘿蔔、木耳翻炒均勻，加適量清水，淋入醬油燒沸，加鹽調味，加入黃瓜絲，加太白粉勾芡，澆在豆腐上即可。

菠菜馬鈴薯肉末粥 ⒼⓇⓌ

食材： 白米 80 克，菠菜、馬鈴薯、豬瘦肉各 50 克。

調味料： 鹽 2 克，香油少許。

做法：

1. 馬鈴薯洗淨，蒸熟，去皮，碾成馬鈴薯泥；豬瘦肉洗淨，煮熟，剁成肉末；菠菜清洗乾淨，用沸水汆燙 1 分鐘，撈出，擰去多餘水分，切末；白米清洗乾淨。
2. 鍋置火上，倒入適量清水燒開，倒入白米煮至米粒熟爛的稀粥狀，加入馬鈴薯泥、肉末、菠菜末略煮，加鹽和香油調味即可。

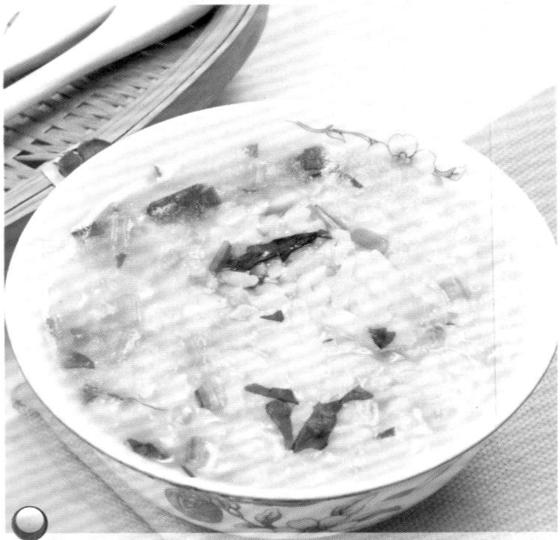

烹飪小幫手

馬鈴薯泥也可以換成熟的胡蘿蔔泥或南瓜泥。

附錄1 高血壓中醫簡易調養法

按摩調養法

按摩法釋義

用手掌或手指的指腹按、揉、壓、點、推、捏、掐人體的穴位、經絡等處，達到疏通經絡，改善局部或全身的血液循環，調節代謝的作用。

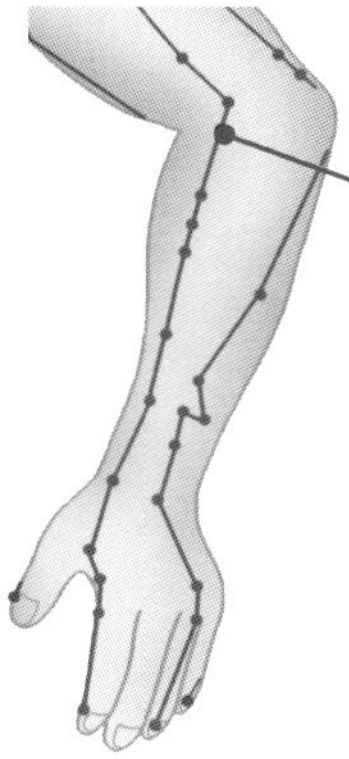

按摩調養法 step by step

❶取穴：曲池穴。

操作方法：取該穴時，患者採用正坐側腕的取穴姿勢，曲肘，橫紋盡處，即肱骨外上髁內緣凹陷處。

作用：曲池穴可以增強心肌收縮力，並可減緩心率。對於血管舒縮功能有調節作用，輕刺激可引起血管收縮，重刺激多引起血管擴張。

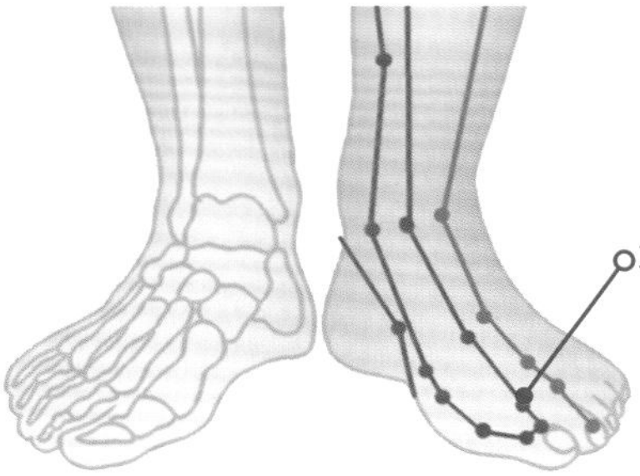

❷取穴：太沖穴。

操作方法：患者取坐姿，按摩時，用拇指或中指直接按壓左右腳背的太沖穴即可，早晚各按壓3分鐘。

作用：高血壓患者在生氣或情緒激動時，可以坐下自行按摩太沖穴，能達到「消氣」的作用。

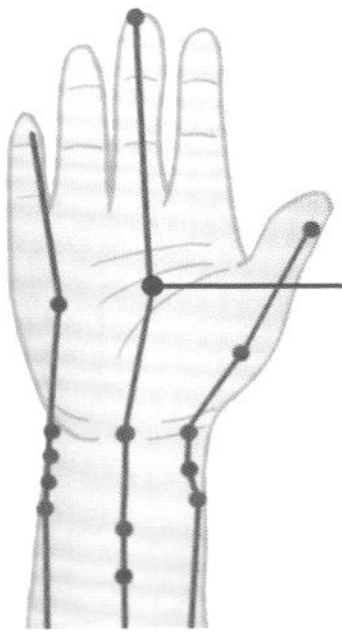

❸取穴：勞宮穴。

操作方法：用拇指指腹反覆按壓或按揉雙手的勞宮穴，或雙手握拳，以中指尖按壓此穴，或雙手間夾一個核桃或鋼球之類的東西，使其在勞宮穴上旋轉按摩。

作用：具清肝降血壓的功效，適合肝火較盛的高血壓患者。

刮痧調養法

刮痧法釋義

用手掌或手指的指腹按、揉、壓、點、推、捏、掐人體的穴位、經絡等部位，達到疏通經絡，改善局部或全身的血液循環，調節身體代謝的作用。

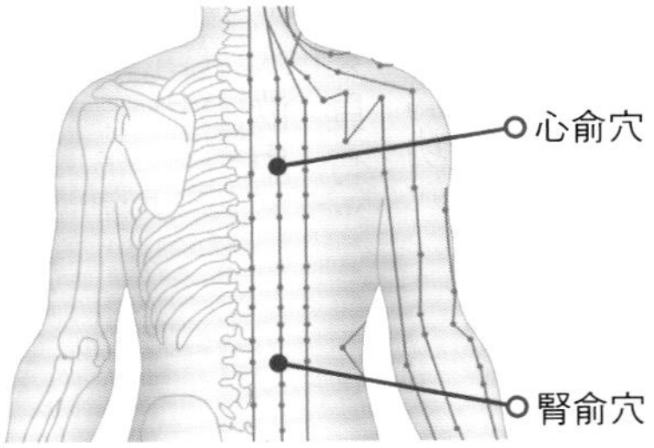

刮痧調養法 step by step

❶**取穴：心俞穴**（第五胸椎棘突、旁開1～5寸處）、**腎俞穴**（兩手叉腰，大拇指按向後背處）。

操作方法：被刮痧者取站姿，從背部的心俞穴刮至腎俞穴，刮痧操作時間，不宜超過6分鐘。力度適中，頻率不宜太快。

作用：暢通心腎，改善目眩、耳鳴、心悸、胸悶、失眠、潮熱盜汗、食慾減退等症狀。

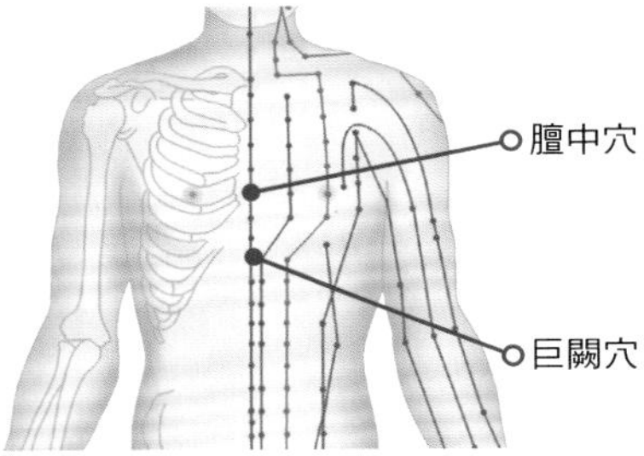

❷**取穴：巨闕穴**（位於上腹部，前正中線上，當臍中上6寸）、**膻中穴**（兩乳頭連線中點處）。

操作方法：被刮痧者取坐姿，分別刮拭巨闕穴和膻中穴，每穴的刮拭時間，不宜超過3分鐘。力度適中，頻率不宜太快。

作用：活血化淤，通絡止痛。適合有眩暈、健忘、心悸失眠、心痛時作等症狀的淤血阻脈型高血壓患者。

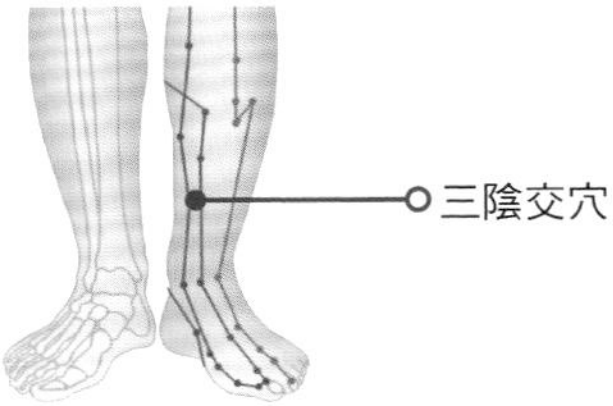

❸**取穴：三陰交穴**（位置見204頁「按揉三陰交穴」）。

操作方法：被刮痧者取坐姿，刮拭三陰交穴，刮拭時間不宜超過3分鐘。力度適中，頻率不宜太快。

作用：健脾補血，調補肝腎，使血壓保持穩定。

刮痧法注意事項

身體有孔的部位及傷口都不宜刮痧，例如眼睛、鼻子、乳頭、肚臍等。刮痧時，要注意保暖，順著同一個方向刮拭，不要來回刮。刮痧後，應擦去潤滑油及水漬，讓患者飲1杯溫白開水，休息片刻再離開。

刮痧後3、4小時才能洗澡，禁洗冷水澡。如果刮痧同一部位，應間隔3至5天。刮痧後休息30分鐘方可活動。

禁食生冷、油膩的食物。皮膚癤腫、潰破、瘢痕以及傳染性皮膚病的病灶部位也不宜刮痧；有出血傾向、伴有嚴重的心臟病以及年老體弱的高血壓患者，不可以刮痧；對紅花油、萬花油、藥酒等潤滑劑過敏者也忌使用刮痧調養法。

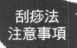

附錄2 一學就會的降血壓茶飲

玉米鬚茶

每天可用玉米鬚泡茶飲用數次，每次取鮮玉米鬚25至30克，洗淨後放入大杯中，沖入適量清水，蓋上杯蓋，燜10至15分鐘，代茶飲用即可。玉米鬚茶不僅具有較好的降血壓功效，而且止血、止瀉、養胃、利尿、消腎炎水腫的功效較佳。

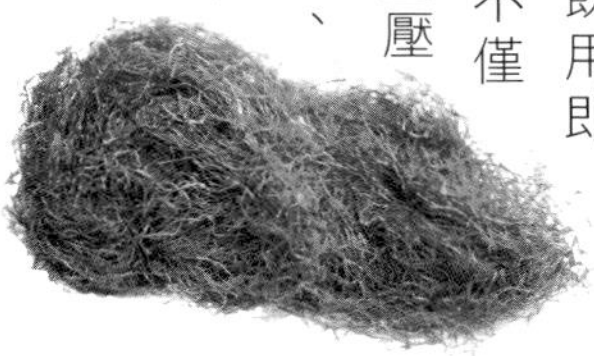

芹菜汁茶

每天取500克新鮮帶根莖葉的芹菜洗淨，切小丁，放入一般家用榨汁機中榨汁，代茶分3次飲用。芹菜汁茶具有平肝降血壓的功效，適用於各種類型的高血壓患者。

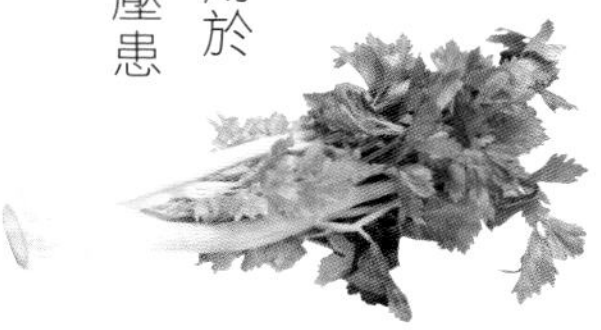

苦瓜茶

取100克鮮苦瓜洗淨，去蒂，切開，除瓤去籽，切片後曬乾，與2克綠茶一同放入砂鍋中，加水500克，煎取濃汁約250克，即可代茶飲用，每天1杯。苦瓜茶具清肝降血壓的功效，適合肝火較盛的高血壓患者飲用。

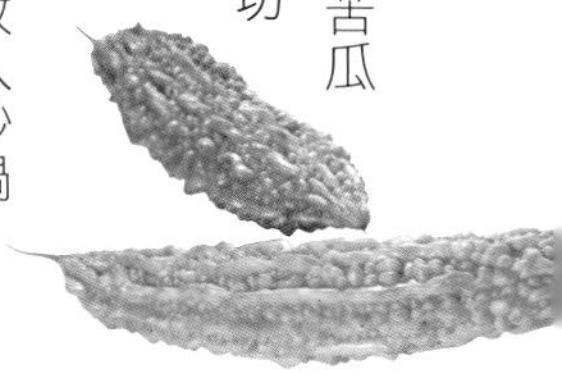

薺菜茶

取60至90克新鮮薺菜，洗淨，切碎，沖入適量清水，蓋上杯蓋，燜10至15分鐘，代茶飲用即可，每日1杯。薺菜茶不但具有較好的降血壓、預防眼底出血的效果，而且能解毒清熱、止血。

山楂茶

每天可用新鮮山楂泡茶飲用數次，每次取1或2粒新鮮山楂，洗淨，去蒂，切開，除核，放入大杯中，沖入適量清水，蓋上杯蓋，燜10至15分鐘，代茶飲用即可。山楂茶具有較好的擴張血管、輔助降血壓的功效，還能調血脂。

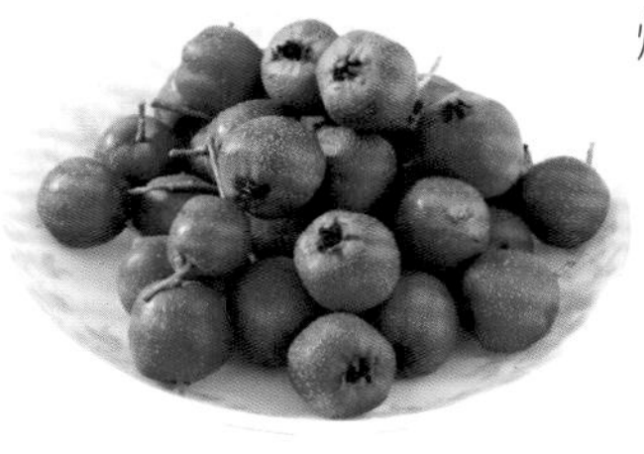

荷葉茶

取半張新鮮荷葉洗淨，切碎，放入大杯中，沖入適量清水，蓋上杯蓋，燜10至15分鐘，代茶飲用即可。荷葉茶具有擴張血管及降血壓的功效，為減脂去肥的良藥。

槐花茶

可摘取槐樹所綻放的槐花泡茶飲用數次，每次取15至20

克，洗淨，瀝乾水分後放入大杯中，沖入適量清水，蓋上杯蓋，燜10至15分鐘，代茶飲用即可。槐花茶對高血壓病患者可達到較好的降血壓效果。

黑芝麻茶

取10克黑芝麻炒熟，搗碎，與3克綠茶一起放入大杯中，沖入適量清水，蓋上杯蓋，燜10至15分鐘，飲用即可，每日1杯。黑芝麻茶具有養血降血壓、滋補肝腎的作用，尤其適合肝腎陰虛的高血壓患者。

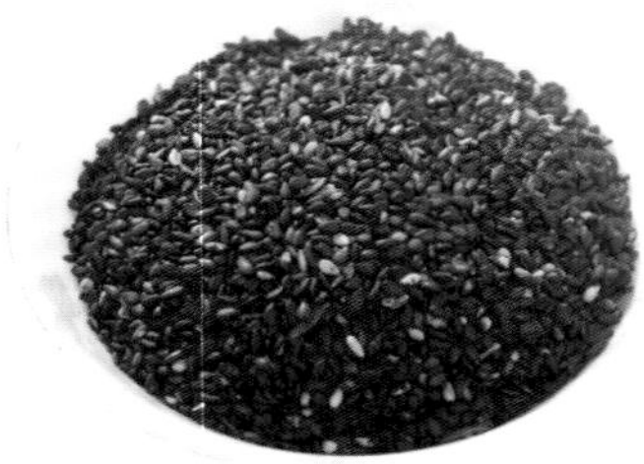

蠶豆花茶

取40克新鮮蠶豆花（乾花以20克為準）洗淨，放入大杯中，沖入適量清水，蓋上杯蓋，燜至15分鐘，代茶飲用即可，一般約可沖泡3至5次。蠶豆花茶具有平肝降血壓的功效，適合各種類型的高血壓患者飲用，對肝火較盛的高血壓患者尤其適合。

柿子葉茶

每年7至9月可收集到柿子葉，曬乾後研成粗末，取10克（新鮮柿子葉以20克為準）放入大杯中，沖入適量清水，蓋上杯蓋，燜10至15分鐘，放涼至溫熱，再加5克蜂蜜攪拌均勻後當茶飲用，一般可沖泡2至3次。

白菊花茶

每天取10克白菊花放入大杯中，沖入適量清水，蓋上杯蓋，大約燜10至15分鐘，代茶飲用即可，一般可沖泡3至5次。白菊花具有平肝降血壓的功效，肝火較盛的高血壓患者尤為適合。

蓮子心茶

取12克蓮子心放入大杯中，沖入適量清水，蓋上杯蓋，燜10至15分鐘，代茶飲用即可，每天早晚各飲1次。蓮子心茶能降低血壓，還有較好的去脂、安神、強心的功效。

決明子茶

取15至20克決明子放入大杯中，沖入適量清水，蓋上杯蓋，燜10至15分鐘，代茶飲用即可，每天數次。決明子

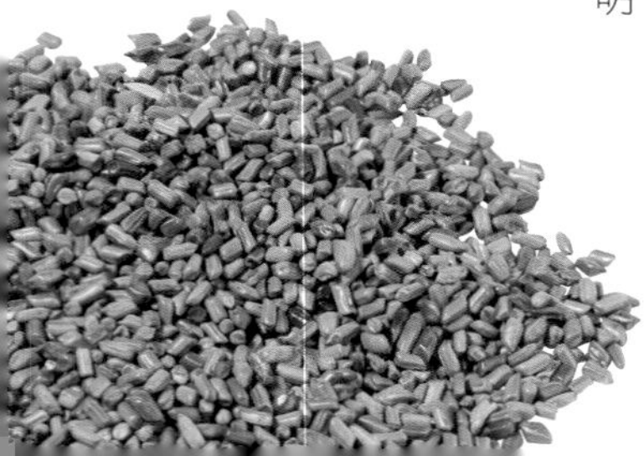

茶尤為適合有頭暈、目眩症狀的高血壓患者。

龍膽草茶

取2克龍膽草放入大杯中，沖入適量清水，蓋上杯蓋，燜10至15分鐘，每天分三次代茶飲用。龍膽草茶具有清肝、降火的功效，尤為適合有頭痛目赤、面部易紅易燥熱的高血壓患者。

葛根茶

每天取30克葛根片，放入砂鍋中，倒入適量清水浸泡30分鐘，然後置火上用大火燒開後，取煎汁代茶飲用即可。葛根茶能改善頭部的血液循環，非常適合有頭暈、目眩、耳鳴症狀的高血壓患者。

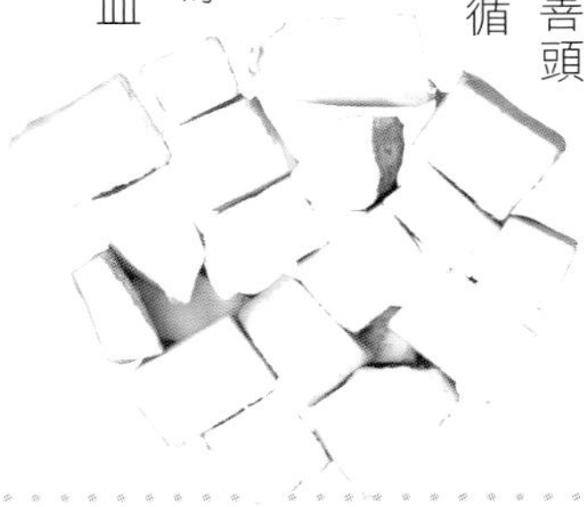

首烏茶

每天取20至30克制首烏，放入砂鍋中，倒入適量清水浸泡30分鐘，然後置火上，大火燒開後轉小火煎煮30分鐘，取煎汁代茶飲用即可。首烏茶具有減少血栓形成的功效，還能幫助併發血脂異常的患者調血脂。

桑寄生茶

取15克乾桑寄生放入砂鍋中，倒入適量清水浸泡30分鐘，然後置火上，大火燒開後轉小火煎煮15分鐘，取煎汁代茶飲用即可，每天早晚各一次。桑寄生茶具有較好的降血壓效果，而且能補腎、補血。

蔥白紅棗茶

取7棵帶根鬚的蔥白洗淨，掰成段；小紅棗20枚洗淨，用溫水泡發，放入砂鍋中，放入適量清水大火燒開，轉小火煎煮20分鐘，放入蔥白繼續煎煮10分鐘，放涼至溫熱後吃棗喝湯，連續飲用15日為1個療程。蔥白紅棗茶最適合有胸悶、失眠症狀的高血壓患者。

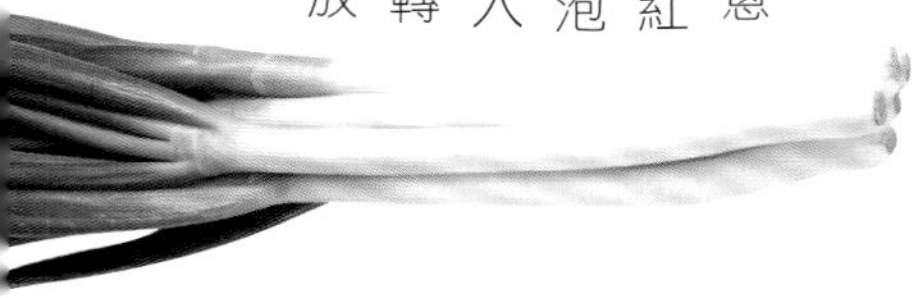

花草茶

取10克金銀花、30克夏枯草放入大杯中，倒入約2000克開水，蓋上杯蓋，燜10至15分鐘，代茶飲用即可，飲用的次數和數量不限。花草茶具有平肝降血壓的作用，適宜肝火較盛的高血壓患者飲用。

黃芩地龍茶

取20克黃芩和20克地龍，放入砂鍋中，倒入適量清水浸泡30分鐘，然後置火上，大火燒開後轉小火煎煮30分鐘，取煎汁代茶飲用即可，每天1杯。黃芩地龍茶具有清熱降血壓的功效，適宜肝火較盛的高血壓患者飲用。

附錄3　一做見效的降血壓運動

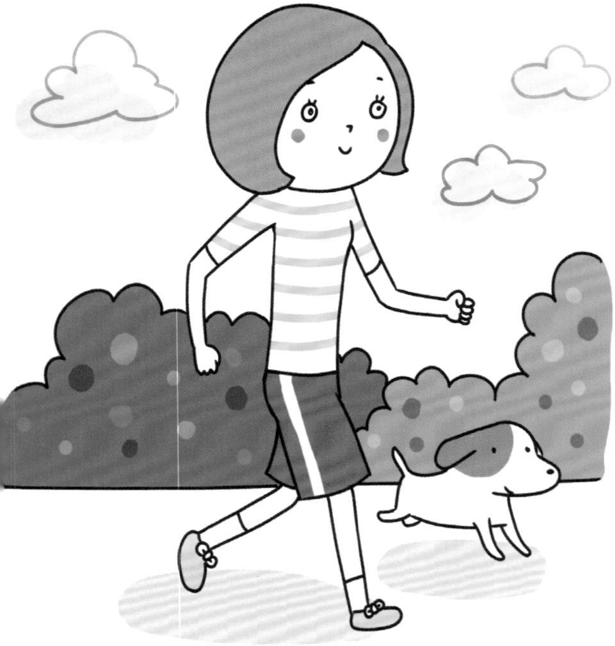

散步

散步是防治高血壓的有效方法之一，散步的優點為患者不易受傷且動作柔和，特別適合肥胖及老年患者。散步，幾乎對所有的高血壓患者均適用，即使伴有心、腦、腎併發症患者也能獲到較好的治療效果。據長期觀察，高血壓患者在平地上做長時間的步行，能夠使舒張壓明顯下降。

高血壓患者在散步前，必須先適當活動身體四肢，調勻呼吸。散步時，雙肩要平、背部要挺直，挺胸抬頭，目視前方，雙手的手臂自然擺動，手腳合拍。另外，散步的同時，也可進行有節奏地擺臂擴胸，也可配合擦雙手、捶打腰背、揉摩胸腹、拍打全身等動作，有利於疏通氣血。

高血壓患者每次宜散步10至30分鐘，每天一至二次。可採取慢速散步（每分鐘約60至70步）、中速散步（每分鐘約80至90步）、快速散步（每分鐘90步以上）這三種方式。也可依據個人體力規畫，散步時間的長短及速度快慢。

散步的場地以空氣品質較好的平地或公園為宜。散步時請穿運動鞋，絕不能穿皮鞋和高跟鞋。併發心、腦、腎病變的高血壓患者不宜選擇快速散步。如果在飯後散步，最好在進餐30分鐘後再出門散步。

慢跑

慢跑（每分鐘約１２０至１４０公尺）能夠有效地減輕體重、降低血脂，有助於降低血壓。慢跑也可以提高人體的代謝，調節大腦皮質功能，改善或消除高血壓患者頭暈、頭痛、失眠等症狀。慢跑較適合輕度高血壓患者。

高血壓患者在慢跑前，一定要先做數分鐘的暖身活動，鮮活動身體肢體的各個關節，然後由步行逐漸加快至慢跑，剛開始跑時，距離可縮短。

慢跑時，雙手輕輕微握，上臂和前臂肘關節屈曲成90度左右，全身肌肉放鬆，上身略向前傾，雙臂自然下垂擺動，雙腿不宜抬得太高。

身體重心一定要穩，呼吸深長而均勻，與步伐有節奏地配合。不能用腳跟先著地，要前腳掌先著地。

慢跑時，可採取慢跑與步行交替的方法進行，以身體不會感覺難受、不會喘大氣、頭不暈、最高心率以每分鐘120至130次為宜。

慢跑要在空氣清新且平整的慢跑道路上進行。慢跑時，最好用鼻子呼吸，避免用口呼吸，防止引起噁心、嘔吐、咳嗽等不適感。慢跑中，如果出現呼吸困難、胸痛、心悸、腹痛等症狀，應立即減速或停止跑步改成快走後慢行。不可以在飯後立即跑步，也不宜在跑步後立即進食。慢跑結束前，要逐漸減速或改為步行，切忌突然停止，以免出現身體不適。

游泳

游泳能夠全面提高身體的心肺功能，有效緩解大腦的緊張程度，具有預防和治療高血壓的作用。游泳對於中、老年人因動脈硬化所造成的高血壓，有較好的輔助調養作用。游泳適宜於原發性高血壓一期且症

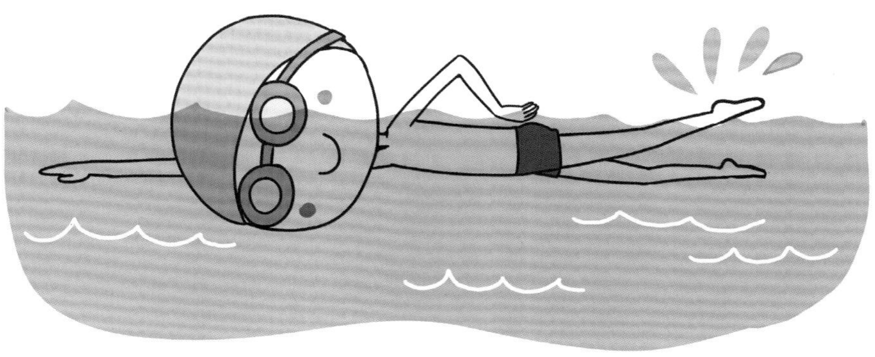

狀並不嚴重者，尤其適合老年或肥胖的高血壓患者。

高血壓患者在游泳前，一定要做暖身運動，例如用冷水擦浴、徒手操、肢體伸展運動，務必使肌肉和關節活動打開，以防止受傷、抽筋等意外事件的發生。游泳速度不可過快，也不要過猛。游泳時間不宜過長，一般在水中停留30至60分鐘為宜。

空腹和飯後都不可以游泳。若有心、腦、腎等併發症（如高血壓二期、三期），或是早期的高血壓患者，在症狀比較明顯時，最好不要游泳，以免發生中風等危險。高血壓患者若要冬泳，必須先了解身體狀況是否適合，建議先詢問醫生意見。

釣魚

人在垂釣時，容易集中注意力，忘記許多煩心事，可以讓情緒穩定，有助於增強身體免疫力，對於平衡血壓也有很大的輔助作用，釣魚是高血壓患者不錯的選擇。

此外，由於垂釣的環境應選擇幽靜的水邊，垂釣者才會有腦清目明、神清氣爽的感覺。在大自然中吸入清新的空氣，可以改善高血壓患者的心肺功能，對輔助治療高血壓有很大的益處。若是吵雜及空氣流通不佳的釣蝦場或釣魚場，則應該避免前往，以免因環境及空氣汙染造成頭昏、氣喘等身體不適的症狀。

高血壓患者垂釣時應心無雜慮，心中只須專注想著魚兒咬鉤。等待魚上鉤時可以靜坐，注意力高度集中，坐著垂釣1小時後，可以把魚竿架好，起身四處走動，並適時閉目休息或向遠處眺望，在收竿換餌之間，活動四肢使全身得到鍛鍊。另外，在流水水域垂釣比在靜水水域垂釣療效更為理想，因為在流水水域裏釣魚變化莫測，妙趣橫生，更利於高血壓患者的心理調節。

高血壓患者不宜在土質鬆軟的岸邊懸竿垂釣，以免發生落水意外。魚咬鉤後要耐心放線回鉤，慢慢與魚周旋，千萬不能心急要抓住魚，否則往往會有失足落水的危險。在水草茂密的地方垂釣時要注意是否會有蛇類的侵襲。垂釣應避開正午，選在早晚降溫時，並要做好防曬準備，最好戴一頂遮陽帽或茶色的太陽眼鏡。

金針菇

- 雞肉 + 金針菇 ✓ 減輕胃腸負擔，防治胃腸疾病
- 菠菜 + 金針菇 ✓ 降低膽固醇，防治心腦血管疾病
- 番茄 + 金針菇 ✓ 促進血液循環

黑木耳

- 豬肝 + 黑木耳 ✓ 補血
- 黃瓜 + 黑木耳 ✓ 補鐵
- 雞蛋 + 黑木耳 ✓ 強健骨骼和牙齒

海帶

- 生菜 + 海帶 ✓ 補鐵
- 芝麻 + 海帶 ✓ 美容、抗衰老

紫菜

- 豆腐 + 紫菜 ✓ 使體內碘元素處於平衡狀態

牛瘦肉

- 馬鈴薯 + 牛瘦肉 ✓ 提高營養價值
- 南瓜 + 牛瘦肉 ✓ 健胃益氣

雞肉

- 豌豆 + 雞肉 ✓ 有利於蛋白質吸收
- 栗子 + 雞肉 ✓ 補血養身
- 山楂 + 雞肉 ✓ 促進蛋白質的吸收
- 竹筍 + 雞肉 ✓ 暖胃益氣

鴨肉

- 山藥 + 鴨肉 ✓ 消除油膩，滋陰補肺

雞蛋

- 青椒 + 雞蛋 ✓ 獲得更全面的營養

海蜇

- 醋 + 海蜇 ✓ 預防急性胃腸炎

甲魚

- 枸杞子 + 甲魚 ✓ 滋補肝腎、改善頭暈氣短、貧血等症
- 冬瓜 + 甲魚 ✓ 健膚、明目、減肥

蝦皮

- 豆腐 + 蝦皮 ✓ 提高營養價值

常用食材搭配宜忌速查表

玉米

食材		食材	宜忌	效果
豆類	+	玉米	✓	預防皮膚粗糙
橘子	+	玉米	✓	有利於吸收維生素
可樂	+	玉米	✗	干擾鈣吸收

蕎麥

食材		食材	宜忌	效果
白米	+	蕎麥	✓	營養更均衡
優酪乳	+	蕎麥	✓	降低膽固醇
黃魚	+	蕎麥麵	✗	消化不良

燕麥

食材		食材	宜忌	效果
白米	+	燕麥	✓	控制餐後血糖
蝦	+	燕麥	✓	有利於牛磺酸的合成
香蕉	+	燕麥	✓	改善睡眠

小米

食材		食材	宜忌	效果
肉類	+	小米	✓	補充賴氨酸
黃豆	+	小米	✓	保護皮膚、護眼
南瓜	+	小米	✓	輔助降低血壓

薏仁

食材		食材	宜忌	效果
紅豆	+	薏仁	✓	適合脾胃虛弱型高血壓患者

番薯

食材		食材	宜忌	效果
白米	+	番薯	✓	減輕食用番薯後出現的脹氣等不適

黃豆

食材		食材	宜忌	效果
玉米	+	黃豆	✓	更好吸收蛋白質
茄子	+	黃豆	✓	潤燥消腫
芹菜	+	黃豆	✗	影響人體對鐵的吸收